景岳全书系列之九

# 八阵方

明·张景岳 著

中国医药科技出版社

# 内 容 提 要

本书为《景岳全书》卷五十至六十四，全书依次为新方八阵、古方八阵、妇人方、小儿方、痘疹方及外科方。共收录新方 186 方，古方 1533 方，妇人方 186 方，小儿方 199 方，痘疹方 173 方，外科方 374 方及砭法、灸法 12 种。创制了新方八阵，精于辨证，重视温补。适合中医从业者、中医药理论研究者及中医爱好者参考学习。

## 图书在版编目（CIP）数据

八阵方／（明）张景岳著 . —北京：中国医药科技出版社，2017.9

（景岳全书系列）

ISBN 978 - 7 - 5067 - 9493 - 0

Ⅰ . ①八…　Ⅱ . ①张…　Ⅲ . ①方书—中国—明代　Ⅳ . ①R289. 348

中国版本图书馆 CIP 数据核字（2017）第 197589 号

**美术编辑**　陈君杞
**版式设计**　南博文化

出版　中国医药科技出版社
地址　北京市海淀区文慧园北路甲 22 号
邮编　100082
电话　发行：010 - 62227427　邮购：010 - 62236938
网址　www. cmstp. com
规格　880×1230mm $^{1}/_{32}$
印张　17 $^{1}/_{4}$
字数　403 千字
版次　2017 年 9 月第 1 版
印次　2020 年 10 月第 2 次印刷
印刷　三河市双峰印刷装订有限公司
经销　全国各地新华书店
书号　ISBN 978 - 7 - 5067 - 9493 - 0
**定价　28. 00 元**

# 景岳全书系列
## 编 委 会

# 出版者的话

　　《景岳全书》为明代著名医家张景岳所著，成书于 1640 年，共 64 卷。本次整理为了便于读者检阅，特将全书分为 9 个分册，原卷一至卷六合为《传忠录》，论阴阳六气；卷四至卷六合为《脉神章》，论诸家脉法精要；卷七与卷八合为《伤寒典》，论四时外感证治；卷九至卷三十七合为《杂证谟》，详论杂证；卷三十八至三十九合为《妇人规》，论女子经带孕胎产之病；卷四十至四十五合为《小儿则》，论述小儿常见病及痘疹之病的证治；卷四十六至四十七合为《外科钤》，论述外科病的治则、治法与方药；卷四十八至四十九《本草正》，载常用药 300 种，详述其性味、功效、禁忌等；卷五十至卷六十四合为《八阵方》，依次为新方八阵、古方八阵、妇人方、小儿方、痘疹方及外科方。

　　张景岳（1563～1640），字会卿，名介宾，别号通一子，明代著名医家。因其善用熟地，又被称为"张熟地"，其为古代中医温补学派的代表人物，被称为"医中杰士""仲景之后，千古一人"。著有《类经》《类经附翼》《景岳全书》《质疑录》等书。

　　本次整理，以岳峙楼本为底本，以四库本为校本。若底本与校本有文字互异处，则择善而从。具体原则如下。

　　1. 全书加用标点符号，采用简体横排。底本中繁体字、异体字径改为简化字，古字以今字律齐，方位词右、左改为上、下。

1

2. 凡底本、校本中明显的错字、讹字、避讳字，或笔画略有舛误，经核实无误后予以径改，不再出注。

3. 凡底本、校本不一致的情况，据文义酌情理校。

4. 书中中医专用名词规范为目前通用名称。如"龟板"改为"龟甲"，"杏人"改为"杏仁"，"栝楼"改为"瓜蒌"等。

5. 凡入药成分涉及国家禁猎和保护动物的（如犀角、虎骨等），为保持古籍原貌，原则上不改。但在临床运用时，应使用相关的代用品。

恐书中难免有疏漏之处，敬祈同仁惠予教正，是为至盼。

中国医药科技出版社

2017 年 7 月

# 序　一

　　人情莫不欲寿，恒讳疾而忌医，孰知延寿之方，非药石不为功；得病之由，多半服食不审，致庸医之误人，曰药之不如其勿药，是由因噎废食也。原夫天地生物，以好生为心，草木、金石、飞潜、溲渤之类，皆可已病，听其人之自取。古之圣人，又以天地之心为己心，著为《素问》《难经》，定为君臣佐使方旨，待其人善用之。用之善，出为良医，药石方旨，惟吾所使，寿夭荣谢之数，自我操之，如执左券，皆稽古之力也。庸医反是，执古方，泥古法，罔然不知病所自起，为表、为里，为虚、为实，一旦杀人，不知自反，反归咎于食忌，洗其耻于方册，此不善学者之过也。故曰：肱三折而成良医，言有所试也。不三世不服其药，言有所受之也。假试之知而不行，受之传而不习，己先病矣，己之不暇，何暇于已人之病？是无怪乎忌医者之纷纷也。

　　越人张景岳，豪杰士也。先世以军功起家，食禄千户，世袭指挥使。结发读书，不呫呫章句。初学万人敌，得鱼腹八阵不传之秘，仗策游侠，往来燕冀间，慨然有封狼胥、勒燕然之想，榆林、碣石、凤城、鸭江，足迹几遍。投笔弃繻，绝塞失其天险；谈兵说剑，壮士逊其颜色。所遇数

1

奇，未尝浼首求合也。由是落落难偶，浩歌归里，肆力于轩岐之学，以养其亲。遇有危证，世医拱手，得其一匕，矍然起矣。常出其平生之技，著为医学全书，凡六十有四卷。语其徒曰：医之用药，犹用兵也。治病如治寇攘，知寇所在，精兵攻之，兵不血刃矣。故所著书，仿佛八阵遗意。古方，经也；新方，权也。经权互用，天下无难事矣。书既成，限于赀，未及流传而殁，遗草属诸外孙林君曰蔚。蔚载与南游，初见赏于方伯鲁公，捐赀付梓。板成北去，得其书者，视为肘后之珍，世罕见之。余生平颇好稽古，犹专意于养生家言，是书诚养生之秘笈也。惜其流传不广，出俸翻刻，公诸宇内。善读其书者，庶免庸医误人之咎，讳疾忌医者，毋因噎而废食也可。

时康熙五十年岁次辛卯孟春两广运使
瀛海贾棠题于羊城官舍之退思堂

# 序 二

我皇上御极五十年，惠政频施，仁风洋溢，民尽雍熙，物无夭札，故无借于《灵枢》《素问》之书，而后臻斯于寿域也。虽然，先文正公有言：不为良相，当为良医。乃知有圣君不可无良相，而良医之权又于良相等，医之一道，又岂可忽乎哉！自轩辕、岐伯而下，代有奇人，惟长沙张仲景为最著。厥后，或刘、或李、或朱，并能以良医名，然其得力处，不能不各循一己之见，犹儒者尊陆、尊朱，异同之论，纷纷莫一。

越人张景岳，盖医而良者也。天分既高，师古复细，是能融会百家，而贯通乎诸子者。名其书曰"全"，其自负亦可知矣。他不具论，观其逆数一篇，逆者得阳，顺者得阴，降以升为主，此开阴阳之秘，盖医而仙者也。世有以仙为医，而尚不得谓之良哉？而或者曰：医，生道也；兵，杀机也。医以阵名，毋乃不伦乎？不知元气盛而外邪不能攻，亦犹壁垒固而侵劫不能犯也。况兵之虚实成败，其机在于俄顷；而医之寒热攻补，其差不容于毫发。孰谓医与兵之不相通哉？若将不得人，是以兵与敌也；医不得人，是以人试药也，此又景岳以"阵"名篇之微意也。

1

是书为谦庵鲁方伯任粤时所刻，纸贵五都，求者不易。转运使贾君，明于顺逆之道，精于升降之理，济世情殷，重登梨枣。余于庚寅孟冬，奉天子命，带星就道，未获观其告竣。阅两月，贾君以札见示，《景岳全书》重刻已成，命余作序。余虽不敏，然以先文正公良医良相之意广之，安知昔日之张君足为良医，而异日之贾君不为良相，以佐我皇上万寿无疆之历服耶？故为数语以弁卷首。

　　　　　　　　　　　　闽浙制使沈阳范时崇撰

# 序 三

天地之道，不过曰阴与阳，二气之相宣，而万物于以发育。人固一物耳，皆秉是气以生，赋以成形，不能无所疵疠，而况物情之相感，物欲之相攻，此疾疢之所由兴，往往至于夭札而莫之拯。有古圣人者起，为斯民忧，调健顺之所宜，酌刚柔之所济，分疏暑寒燥湿之治理，而著之为经，至今读《灵枢》《素问》诸篇，未尝不叹圣人之卫民生者远也。及览《汉史·方技传》，若仓公、扁鹊之流，多传其治疾之神奇而其方不著。洎仲景、立斋、丹溪、东垣辈出，多探其精微，勒为成书，以嬗后世及诸家踵接，各祖所传，同途异趋，且致抵牾，即有高识之士，览之茫无津涯，欲求其会归，卒未易得也。越人张景岳者，少负经世才，晚专于医，能决诸家之旨要，乃著集六十有四卷，以集斯道之大成。其甥林汝晖携之至岭外，为鲁谦庵方伯所赏识，始为之梓行，凡言医之家，莫不奉为法守。后其板浸失，贾青南都运复刊之，寻挟以北归，其行未广。余族子礼南客粤，以其才鸣于时，而尚义强仁，有古烈士之概。慨是书之不广暨也，毅然倡其同志诸君，酿金以授梓人，锓板摹发。会余奉命典试，事竟，礼南从余游，出其书视

1

余，请为弁首。余读其集分八阵，阵列诸科，科次以方，方征诸治，其义简，其法该，其功用正而神，是为百氏之正轨，而其究盈虚之理数，析顺逆之经权，则又与大《易》相参，而阴阳之道备是矣。学者苟得其体用，随宜而措施，则足以利济群黎，可无夭札之患。且今圣天子方臻仁寿，保合太和，至泽之涵濡，使天下咸登寿域。更得是书而广其术，行之四方，其于天地生物之心，圣人仁民之化，赞襄补益，厥用良多，而礼南诸君乐善之功，亦将与是集共传不朽。

**癸巳科广东典试正主考翰林院编修查嗣瑮撰**

# 全书纪略

先外祖张景岳公，名介宾，字会卿。先世居四川绵竹县，明初以军功世授绍兴卫指挥，卜室郡城会稽之东。生颖异，读书不屑章句，韬钤轩岐之学，尤所淹贯。壮岁游燕冀间，从戎幕府，出榆关，履碣石，经凤城，渡鸭绿，居数年无所就，亲益老，家益贫，翻然而归。功名壮志，消磨殆尽，尽弃所学而肆力于轩岐，探隐研神，医日进，名日彰，时人比之仲景、东垣云。苦志编辑《内经》，穷年缕析，汇成《类经》若干卷问世，世奉为金匮玉函者久矣。《全书》者，博采前人之精义，考验心得之玄微，以自成一家之书。首传忠录，统论阴阳六气、先贤可否，凡三卷；次脉神章，择诸家珍要精髓，以测病情，凡三卷；著伤寒为典，杂证为谟，妇人为规，小儿为则，痘疹为诠，外科为钤，凡四十一卷；采药味三百种，人参、附子、熟地、大黄为药中四维，更推参、地为良相，黄、附为良将，凡二卷；创药方，分八阵，曰补，曰和，曰寒，曰热，曰固，曰因，曰攻，曰散，名新方八阵，凡二卷；集古方，分八阵，名古方八阵，凡八卷；别辑妇人、小儿、痘疹、外科方，总皆出入古方八阵以神其用，凡四卷，共六十四卷，名《景岳全书》。是书也，继往开来，功岂小补哉！以兵法部署方略者，古人用药如用兵也。或云：公生平善韬钤，不得遂其幼学壮行之志，而寓意于医，以发泄其五花八门

1

之奇。余曰：此盖有天焉，特老其才，救世而接医统之精传，造物之意，夫岂其微欤？是编成于晚年，力不能梓，授先君，先君复授日蔚。余何人斯，而能继先人之遗志哉？岁庚辰，携走粤东，告方伯鲁公。公曰：此济世慈航也！天下之宝，当与天下共之。捐俸付剞劂，阅数月工竣。不肖得慰藉先人，以慰先外祖于九原，先外祖可不朽矣。

外孙林日蔚跋

# 目 录

4

## 寒 阵 / 208

# 小 儿 / 367

# 新方八略引

药不执方，合宜而用，此方之不必有也。方以立法，法以制宜，此方之不可无也。夫方之善者，得其宜也，得其宜者，可为法也；方之不善者，失其宜也，失其宜者，可为鉴也。第法有善不善，人有知不知，必善于知方者，斯可以执方，亦可以不执方，能执方能不执方者，非随时之人不能也。此方之所不可废者，正欲以启发其人耳。余因选古方之得宜者共若干首，列为八阵，已不为不多矣，第以余观之，若夫犹有未尽，因复制新方八阵，此其中有心得焉，有经验焉，有补古之未备焉。凡各方之下，多附加减等法及分两之数，俱有出入不一者，正以见方之不可执也；八阵之中，如攻方、寒方之不多及者，以古法既多，不必更为添足也。大都方宜从简，而余复冗之，不尤鄙乎？正意在冗中求简耳，此制方之意也。然用方之意，则犹有说焉：夫意贵圆通，用嫌执滞，则其要也。若但圆无主，则杂乱生而无不可矣，不知疑似间自有一定不易之道，此圆通中不可无执持也；若执一不反，则偏拗生而动相左矣，不知倏忽间每多三因难测之变，此执持中不可无圆活也。圆活宜从三思，执持须有定见，既能执持，又能圆活，其能方能圆之人乎，而人其为谁哉！

## 一、补略

补方之制，补其虚也。凡气虚者，宜补其上，人参、黄芪之属是也；精虚者，宜补其下，熟地、枸杞之属是也；阳虚者，宜补而兼暖，桂、附、干姜之属是也；阴虚者，宜补而兼清，门冬、芍药、生地之属是也。此固阴阳之治辨也。其有气因精而虚者，自当补精以化气；精因气而虚者，自当补气以生精。又有阳失阴而离者，不补阴何以收散亡之气？水失火而败者，不补火何以苏垂寂之阴？此又阴阳相济之妙用也。故善补阳者，必于阴中求阳，则阳得阴助而生化无穷；善补阴者，必于阳中求阴，则阴得阳升而源泉不竭。余故曰：以精气分阴阳，则阴阳不可离；以寒热分阴阳，则阴阳不可混，此又阴阳邪正之离合也。故凡阳虚多寒者，宜补以甘温，而清润之品非所宜；阴虚多热者，宜补以甘凉，而辛燥之类不可用。知宜知避，则不惟用补，而八方之制，皆可得而贯通矣。

## 二、和略

和方之制，和其不和者也。凡病兼虚者，补而和之；兼滞者，行而和之；兼寒者，温而和之；兼热者，凉而和之。和之为义广矣，亦犹土兼四气，其于补泻温凉之用，无所不及，务在调平元气，不失中和之为贵也。故凡阴虚于下而精血亏损者，忌利小水，如四苓、通草汤之属是也；阴虚于上而肺热干咳者，忌用辛燥，如半夏、苍术、细辛、香附、芎、归、白术之属是也；阳虚于上忌消耗，如陈皮、砂仁、木香、槟榔之属是也；阳虚于下者忌沉寒，如黄柏、知母、栀子、木通之属是也。大便溏泄者忌滑利，如二冬、牛膝、苁蓉、当归、柴胡、童便之属是也；表邪未解者忌收敛，如五味、枣仁、地榆、文蛤之属是也。气滞者忌闭塞，如黄芪、白术、薯蓣、甘草之属是也。经滞者忌寒凝，如门冬、生地、石斛、芩、连之属是也。凡邪火在上者不宜升，火得升而愈炽矣；沉寒在下者不宜降，阴被降而愈亡矣。诸动者不宜再动，如火动者忌温暖，血动者忌辛香，汗动者忌苏散，神动者忌耗伤，凡性味之不静者皆所当慎，其于刚暴更甚者，则又在不言可知也。诸静者不宜再静，如沉微细弱者脉之静也，神昏气

怯者阳之静也，肌体清寒者表之静也，口腹畏寒者里之静也，凡
性味之阴柔者，皆所当慎，其于沉寒更甚者，又在不言可知也。
大阳主动，以动济动，火上添油也，不焦烂乎？阴主静，以静益
静，雪上加霜也，不寂灭乎？凡前所论，论其略耳，而书不尽
言，言不尽意，能因类而广之，则存乎其人矣。不知此义，又何
和剂之足云？

## 三、攻略

攻方之制，攻其实也。凡攻气者攻其聚，聚可散也。攻血者
攻其瘀，瘀可通也。攻积者攻其坚，在脏者可破可培，在经者可
针可灸也。攻痰者攻其急，真实者暂宜解标，多虚者只宜求本
也。但诸病之实有微甚，用攻之法分重轻。大实者，攻之未及，
可以再加；微实者，攻之太过，每因致害，所当慎也。凡病在阳
者，不可攻阴，病在胸者，不可攻脏，若此者，邪必乘虚内陷，
所谓引贼入寇也。病在阴者勿攻其阳，病在里者勿攻其表，若此
者，病必因误而甚，所谓自撤藩蔽也。大都治宜用攻，必其邪之
甚者也。其若实邪果甚，自与攻药相宜，不必杂之补剂。盖实不
嫌攻，若但略加甘滞，便相牵制；虚不嫌补，若但略加消耗，偏
觉相妨，所以寒实者最不喜清，热实者最不喜暖。然实而误补，
不过增病，病增者可解；虚而误攻，必先脱元，元脱者无治矣，
是皆攻法之要也。其或虚中有实，实中有虚，此又当酌其权宜，
不在急宜攻、急宜补者之例。虽然，凡用攻之法，所以除凶剪暴
也，亦犹乱世之兵，必不可无，然惟必不得已乃可用之，若或有
疑，宁加详慎。盖攻虽去邪，无弗伤气，受益者四，受损者六。
故攻之一法，实自古仁人所深忌者，正恐其成之难，败之易耳。
倘任意不思，此其人可知矣。

## 四、散略

用散者，散表证也。观仲景太阳证用麻黄汤，阳明证用升麻葛根汤，少阳证用小柴胡汤，此散表之准绳也。后世宗之，而复不能用之，在不得其意耳。盖麻黄之气，峻利而勇，凡太阳经阴邪在表者，寒毒既深，非此不达，故制用此方，非谓太阳经药必须麻黄也。设以麻黄治阳明、少阳之证，亦寒无不散，第恐性力太过，必反伤其气，岂谓某经某药必不可移易，亦不过分其轻重耳。故如阳明之升麻、干葛，未有不走太阳、少阳者；少阳之柴胡，亦未有不入太阳、阳明者。但用散之法，当知性力缓急，及气味寒温之辨，用得其宜，诸经无不妙也。如麻黄、桂枝，峻散者也；防风、荆芥、紫苏，平散者也；细辛、白芷、生姜，温散者也；柴胡、干葛、薄荷，凉散者也；羌活、苍术，能走经去湿而散者也；升麻、川芎，能举陷上行而散者也。第邪浅者，忌峻利之属；气弱者，忌雄悍之属；热多者，忌温燥之属；寒多者，忌清凉之属。凡热渴烦躁者喜干葛，而呕恶者忌之；寒热往来者宜柴胡，而泄泻者忌之；寒邪在上者，宜升麻、川芎，而内热炎升者忌之，此性用之宜忌，所当辨也。至于相配之法，则尤当知要，凡以平兼清，自成凉散；以平兼暖，亦可温经。宜大温者，以热济热；宜大凉者，以寒济寒。此其运用之权，则毫厘进退，自有伸缩之妙，又何必胶柱刻舟，以限无穷之病变哉？此无他，在不知仲景之意耳。

## 五、寒略

寒方之制，为清火也，为除热也。夫火有阴阳，热分上下。据古方书，咸谓黄连清心，黄芩清肺，石斛、芍药清脾，龙胆清肝，黄柏清肾，今之用者，多守此法，是亦胶柱法也。大凡寒凉之物，皆能泻火，岂有凉此而不凉彼者，但当分其轻清重浊，性力微甚，用得其宜则善矣。夫轻清者宜以清上，如黄芩、石斛、连翘、天花之属是也；重浊者宜于清下，如栀子、黄柏、龙胆、滑石之属也；性力之厚者能清大热，如石膏、黄连、芦荟、苦参、山豆根之属也；性力之缓者能清微热，如地骨皮、玄参、贝母、石斛、童便之属也。以攻而用者，去实郁之热，如大黄、芒硝之属也；以利而用者，去癃闭之热，如木通、茵陈、猪苓、泽泻之属也；以补而用者，去阴虚枯燥之热，如生地、二冬、芍药、梨浆、细甘草之属也。方书之分经用药者，意正在此，但不能明言其意耳。然火之甚者，在上亦宜重浊；火之微者，在下亦可轻清。夫宜凉之热，皆实热也。实热在下，自宜清利；实热在上，不可升提。盖火本属阳，宜从阴治，从阴者宜降，升则反从其阳矣。经曰：高者抑之，义可知也。外如东垣有升阳散火之法，此以表邪生热者设，不得与伏火内炎者并论。

## 六、热略

热方之制，为除寒也。夫寒之为病，有寒邪犯于肌表者，有生冷伤于脾胃者，有阴寒中于脏腑者，此皆外来之寒，去所从来，则其治也，是皆人所易知者。至于本来之寒，生于无形无响之间，初无所感，莫测其因，人之病此者最多，人之知此者最少，果何谓哉？观丹溪曰：气有余便是火。余续之曰：气不足便是寒。夫今人之气有余者，能十中之几？其有或因禀受，或因丧败，以致阳气不足者，多见寒从中生，而阳衰之病，无所不致。第其由来者渐，形见者微，当其未觉也，孰为之意？及其既甚也，始知治难。矧庸医多有不识，每以假热为真火，因复毙于无形无响者，又不知其几许也，故惟高明见道之士，常以阳衰根本为忧，此热方之不可不预也。

凡用热之法，如干姜能温中，亦能散表，呕恶无汗者宜之。肉桂能行血，善达四肢，血滞多痛者宜之。吴茱萸善暖下焦，腹痛泄泻者极妙。肉豆蔻可温脾肾，飧泄滑利者最奇。胡椒温胃和中，其类近于荜茇。丁香止呕行气，其暖过于豆仁。补骨脂性降而散闭，故能纳气定喘，止带浊泄泻。制附子性行如酒，故无处不到，能救急回阳。至若半夏、南星、细辛、乌药、良姜、香附、木香、茴香、仙茅、巴戟之属，皆性温之当辨者。然用热之法，尚有其要：以散兼温者，散寒邪也；以行兼温者，行寒滞也；以补兼温者，补虚寒也。第多汗者忌姜，姜能散也；失血者忌桂，桂动血也；气短气怯者忌补骨脂，补骨脂降气也。大凡气香者，皆不利于气虚证；味辛者，多不利于见血证，所当慎也，是用热之概也。

至于附子之辨，凡今之用者，必待势不可为，不得已然后用之，不知回阳之功，当用于阳气将去之际，便当渐用，以望挽回，若用于既去之后，死灰不可复燃矣，尚何益于事哉？但附子性悍，独任为难，必得大甘之品如人参、熟地、炙甘草之类，皆足以制其刚而济其勇，以补倍之，无往不利矣。此壶天中大将军也，可置之无用之地乎？但知之真而用之善，斯足称将将之手矣。

## 七、固略

固方之制，固其泄也。如久嗽为喘，而气泄于上者，宜固其肺；久遗成淋，而精脱于下者，宜固其肾；小水不禁者，宜固其膀胱；大便不禁者，宜固其肠脏；汗泄不止者，宜固其皮毛；血泄不止者，宜固其营卫。凡因寒而泄者，当固之以热；因热而泄者，当固之以寒。总之，在上者在表者，皆宜固气，气主在肺也；在下者在里者，皆宜固精，精主在肾也。然虚者可固，实者不可固；久者可固，暴者不可固。当固不固，则沧海亦将竭；不当固而固，则闭门延寇也。二者俱当详酌之。

## 八、因略

因方之制，因其可因者也。凡病有相同者，皆可按证而用之，是谓因方。如痈毒之起，肿可敷也；蛇虫之患，毒可解也；汤火伤其肌肤，热可散也；跌打伤其筋骨，断可续也。凡此之类，皆因证而可药者也。然因中有不可因者，又在乎证同而因不同耳。盖人之虚实寒热，各有不齐，表里阴阳，治当分类，故有宜于此而不宜于彼者，有同于表而不同于里者。所以病虽相类，而但涉内伤者，便当于血气中酌其可否之因，不可谓因方之类，尽可因之而用也。因之为用，有因标者，有因本者，忽因此因字而误认因方之义。

# 补　阵

**大补元煎**一　治男妇气血大坏，精神失守危剧等证。此回天赞化、救本培元第一要方。本方与后右归饮出入互思。

人参补气补阳，以此为主。少则用一二钱，多则用一二两　山药炒，二钱　熟地补精补阴，以此为主。少则用二三钱，多则用二三两　杜仲二钱　当归二三钱，若泄泻者去之　山茱萸一钱，如畏酸吞酸者去之　枸杞二三钱　炙甘草一二钱

水二盅，煎七分，食远温服。如元阳不足多寒者，于本方加附子、肉桂、炮姜之类，随宜用之。如气分偏虚者，加黄芪、白术。如胃口多滞者不必用。如血滞者，加川芎，去山茱萸。如滑泄者，加五味、补骨脂之属。

**左归饮**二　此壮水之剂也。凡命门之阴衰阳胜者，宜此方加减主之。此一阴煎、四阴煎之主方也。

熟地二三钱，或加至一二两　山药二钱　枸杞二钱　炙甘草一钱　茯苓一钱半　山茱萸一二钱，畏酸者少用之

水二盅，煎七分，食远服。如肺热而烦者，加麦冬二钱。血滞者，加丹皮二钱。心热而躁者，加玄参二钱。脾热易饥者，加芍药二钱。肾热骨蒸多汗者，加地骨皮二钱。血热妄动者，加生地二三钱。阴虚不宁者，加女贞子二钱。上实下虚者，加牛膝二钱以导之。血虚而燥滞者，加当归二钱。

**右归饮**三　此益火之剂也。凡命门之阳衰阴胜者，宜此方加减主之。此方与大补元煎出入互用。如治阴盛格阳、真寒假热等证，宜加泽泻二钱，煎成用凉水浸冷服之尤妙。

熟地用如前　山药炒，二钱　山茱萸一钱　枸杞二钱　甘草炙，一

二钱　杜仲姜制，二钱　肉桂一二钱　制附子一二三钱

　　水二盅，煎七分，食远温服。如气虚血脱，或厥或昏，或汗或晕，或虚狂，或短气者，必大加人参、白术，随宜用之。如火衰不能生土，为呕哕吞酸者，加炮干姜二三钱。如阳衰中寒，泄泻腹痛，加人参、肉豆蔻，随宜用之。如小腹多痛者，加吴茱萸五七分。如淋带不止，加补骨脂一钱。如血少血滞，腰膝软痛者，加当归二三钱。

　　**左归丸**四　治真阴肾水不足，不能滋养营卫，渐至衰弱，或虚热往来，自汗盗汗，或神不守舍，血不归原，或虚损伤阴，或遗淋不禁，或气虚昏晕，或眼花耳聋，或口燥舌干，或腰酸腿软，凡精髓内亏，津液枯涸等证，俱速宜壮水之主，以培左肾之元阴，而精血自充矣，宜此方主之。

　　大怀熟八两　山药炒，四两　枸杞四两　山茱萸肉四两　川牛膝酒洗，蒸熟，三两。精滑者不用　菟丝子制，四两　鹿胶敲碎炒珠，四两　龟胶切碎炒珠，四两。无火者不必用

　　上先将熟地蒸烂，杵膏，加炼蜜丸，桐子大。每食前用滚汤或淡盐汤送下百余丸。

　　如真阴失守，虚火炎上者，宜用纯阴至静之剂，于本方去枸杞、鹿胶，加女贞子三两，麦冬三两。如火烁肺金，干枯多嗽者，加百合三两。如夜热骨蒸，加地骨皮三两。如小水不利不清，加茯苓三两。如大便燥结，去菟丝，加肉苁蓉三两。如气虚者，加人参三四两。如血虚微滞，加当归四两。如腰膝酸痛，加杜仲三两，盐水炒用。如脏平无火而肾气不充者，加补骨脂三两，去心莲肉、胡桃肉各四两，龟胶不必用。上凡五液皆主于肾，故凡属阴分之药，无不皆能走肾，有谓必须导引者，皆见之不明耳。

　　**右归丸**五　治元阳不足，或先天禀衰，或劳伤过度，以致命

门火衰，不能生土，而为脾胃虚寒，饮食少进，或呕恶膨胀，或反胃噎膈，或怯寒畏冷，或脐腹多痛，或大便不实，泻痢频作，或小水自遗，虚淋寒疝，或寒侵溪谷而肢节痹痛，或寒在下焦而水邪浮肿。总之，真阳不足者，必神疲气怯，或心跳不宁，或四体不收，或眼见邪祟，或阳衰无子等证，俱速宜益火之源，以培右肾之元阳，而神气自强矣，此方主之。

大怀熟地<sub>八两</sub> 山药<sub>炒，四两</sub> 山茱萸<sub>微炒，三两</sub> 枸杞<sub>微炒，四两</sub> 鹿角胶<sub>炒珠，四两</sub> 菟丝子<sub>制，四两</sub> 杜仲<sub>姜汤炒，四两</sub> 当归<sub>三两。便溏勿用</sub> 肉桂<sub>二两，渐可加至四两</sub> 制附子<sub>自二两渐可加至五六两</sub>

上丸法如前，或丸如弹子大。每嚼服二三丸。以滚白汤送下，其效尤速。

如阳衰气虚，必加人参以为之主，或二三两，或五六两，随人虚实，以为增减。盖人参之功，随阳药则入阳分，随阴药则入阴分，欲补命门之阳，非加人参不能捷效。如阳虚精滑，或带浊便溏，加补骨脂酒炒三两。如飧泄肾泄不止，加北五味子三两，肉豆蔻三两，面炒去油用。如饮食减少，或不易化，或呕恶吞酸，皆脾胃虚寒之证，加干姜三四两，炒黄用。如腹痛不止，加吴茱萸二两，汤泡半日，炒用。如腰膝酸痛，加胡桃肉连皮四两。如阴虚阳痿，加巴戟肉四两，肉苁蓉三两，或加黄狗外肾一二付，以酒煮烂捣入之。

**五福饮**<sub>六</sub> 凡五脏气血亏损者，此能兼治之，足称王道之最。

人参<sub>随宜（心）</sub> 熟地<sub>随宜（肾）</sub> 当归<sub>二三钱（肝）</sub> 白术<sub>炒，一钱半（肺）</sub> 炙甘草<sub>一钱（脾）</sub>

水二盅，煎七分，食远温服。或加生姜三五片。凡治气血俱虚等证，以此为主。或宜温者，加姜、附；宜散者，加升麻、柴、葛，左右逢源，无不可也。

**七福饮**七 治气血俱虚，而心脾为甚者。即前方加枣仁二钱，远志三五分，制用。

**一阴煎**八 此治水亏火胜之剂，故曰一阴。凡肾水真阴虚损，而脉证多阳，虚火发热，及阴虚动血等证，或疟疾伤寒屡散之后，取汗既多，脉虚气弱而烦渴不止，潮热不退者，此以汗多伤阴，水亏而然也，皆宜用此加减主之。

生地二钱　熟地三五钱　芍药二钱　麦冬二钱　甘草一钱　牛膝一钱半　丹参二钱

水二盅，煎七分。食远温服。如火盛躁烦者，入真龟胶二三钱化服。如气虚者，间用人参一二钱。如心虚不眠多汗者，加枣仁、当归各一二钱。如汗多烦躁者，加五味子十粒，或加山药、山茱萸。如见微火者，加女贞子一二钱。如虚火上浮，或吐血或衄血不止者，加泽泻一二钱，茜根二钱，或加川续断一二钱以涩之亦妙。

**加减一阴煎**九 治证如前而火之甚者，宜用此方。

生地　芍药　麦冬各二钱　熟地三五钱　炙甘草五七分　知母地骨皮各一钱

水二盅，煎服。如躁烦热甚便结者，加石膏二三钱。如小水热涩者，加栀子一二钱。如火浮于上者，加泽泻一二钱，或黄芩一钱。如血燥血少者，加当归一二钱。

**二阴煎**十 此治心经有热，水不制火之病，故曰二阴。凡惊狂失志，多言多笑，或疮疹烦热失血等证，宜此主之。

生地二三钱　麦冬二三钱　枣仁二钱　生甘草一钱　玄参一钱半黄连或一二钱　茯苓一钱半　木通一钱半

水二盅，加灯草二十根，或竹叶亦可，煎七分。食远服。如痰胜热甚者，加九制胆星一钱，或天花粉一钱五分。

**三阴煎**十一 此治肝脾虚损，精血不足，及营虚失血等病，故曰三阴。凡中风血不养筋，及疟疾汗多，邪散而寒热犹不能止，是皆少阳、厥阴阴虚少血之病，微有火者，宜一阴煎；无火者，宜此主之。

当归二三钱　熟地三五钱　炙甘草一钱　芍药酒炒，二钱　枣仁二钱　人参随宜

水二盅，煎七分，食远服。如呕恶者，加生姜三五片。汗多烦躁者，加五味子十四粒。汗多气虚者，加黄芪一二钱。小腹隐痛，加枸杞二三钱。如有胀闷，加陈皮一钱。如腰膝筋骨无力，加杜仲、牛膝。

**四阴煎**十二　此保肺清金之剂，故曰四阴。治阴虚劳损，相火炽盛，津枯烦渴，咳嗽吐衄多热等证。

生地二三钱　麦冬二钱　白芍药二钱　百合二钱　沙参二钱　生甘草一钱　茯苓一钱半

水二盅，煎七分。食远服。如夜热盗汗，加地骨皮一二钱。如痰多气盛，加贝母二三钱，阿胶一二钱，天花粉亦可。如金水不能相滋，而干燥喘嗽者，加熟地三五钱。如多汗不眠，神魂不宁，加枣仁二钱。如多汗兼渴，加北五味十四粒。如热甚者，加黄柏一二钱，盐水炒用，或玄参亦可，但分上下用之。如血燥经迟，枯涩不至者，加牛膝二钱。如血热吐衄，加茜根二钱。如多火便燥，或肺干咳咯者，加天门冬二钱，或加童便亦可。如火载血上者，去甘草，加炒栀子一二钱。

**五阴煎**十三　凡真阴亏损，脾虚失血等证，或见溏泄未甚者，所重在脾，故曰五阴。忌用润滑，宜此主之。

熟地五七钱，或一两　山药炒，二钱　扁豆炒，二三钱　炙甘草一二钱　茯苓一钱半　芍药炒黄，二钱　五味子廿粒　人参随宜用　白术炒，一二钱

水二盅，加莲肉去心二十粒，煎服。

**大营煎**十四　治真阴精血亏损，及妇人经迟血少，腰膝筋骨疼痛，或气血虚寒，心腹疼痛等证。

当归二三钱，或五钱　熟地三五七钱　枸杞二钱　炙甘草一二钱　杜仲二钱　牛膝一钱半　肉桂一二钱

水二盅，煎七分。食远温服。如寒滞在经，气血不能流通，筋骨疼痛之甚者，必加制附子一二钱方效。如滞浊腹痛者，加故纸一钱炒用。如气虚者，加人参、白术。中气虚寒呕恶者，加炒焦干姜一二钱。

**小营煎**十五　治血少阴虚，此性味平和之方也。

当归二钱　熟地二三钱　芍药酒炒，二钱　山药炒，二钱　枸杞二钱　炙甘草一钱

水二盅，煎七分，食远温服。如营虚于上，而为惊恐怔忡，不眠多汗者，加枣仁、茯神各二钱。如营虚兼寒者，去芍药，加生姜。如气滞有痛者，加香附一二钱，引而行之。

**补阴益气煎**十六　此补中益气汤之变方也。治劳倦伤阴，精不化气，或阴虚内乏，以至外感不解，寒热疟疾，阴虚便结不通等证。凡属阴气不足而虚邪外侵者，用此升散，无不神效。

人参一二三钱　当归二三钱　山药酒炒，二三钱　熟地三五钱或一二两　陈皮一钱　炙甘草一钱　升麻三五分。火浮于上者，去此不必用　柴胡一二钱。如无外邪者，不必用

水二盅，加生姜三五七片，煎八分。食远温服。

**举元煎**十七　治气虚下陷，血崩血脱，亡阳垂危等证，有不利于归、熟等剂，而但宜补气者，以此主之。

人参　黄芪炙，各三五钱　炙甘草一二钱　升麻五七分，炒用　白术炒，一二钱

水一盅半，煎七八分。温服。如兼阳气虚寒者，桂、附、干姜随宜佐用。如兼滑脱者，加乌梅二个，或文蛤七八分。

**两仪膏**十八　治精气大亏，诸药不应，或以克伐太过，耗损真阴。凡虚在阳分而气不化精者，宜参术膏；若虚在阴分而精不化气者，莫妙于此。其有未至大病而素觉阴虚者，用以调元，尤称神妙。

人参半斤，或四两　　大熟地一斤

上二味，用好甜水或长流水十五碗，浸一宿，以桑柴文武火煎取浓汁。若味有未尽，再用水数碗煎渣取汁，并熬稍浓，乃入瓷罐，重汤熬成膏，入真白蜜四两或半斤收之，每以白汤点服。若劳损咳嗽多痰，加贝母四两亦可。

**贞元饮**十九　治气短似喘，呼吸促急，提不能升，咽不能降，气道噎塞，势剧垂危者。常人但知为气急，其病在上，而不知元海无根，亏损肝肾，此子午不交，气脱证也，尤为妇人血海常亏者最多此证，宜急用此饮以济之缓之，敢云神剂。凡诊此证，脉必微细无神，若微而兼紧，尤为可畏。倘庸众不知，妄云痰逆气滞，用牛黄、苏合及青、陈、枳壳破气等剂，则速其危矣。

熟地黄七八钱，甚者一二两　　炙甘草一二三钱　　当归二三钱

水二盅，煎八分，温服。如兼呕恶或恶寒者，加煨姜三五片。如气虚脉微至极者，急加人参随宜。如肝肾阴虚，手足厥冷，加肉桂一钱。

**当归地黄饮**二十　治肾虚腰膝疼痛等证。

当归二三钱　熟地三五钱　山药二钱　杜仲二钱　牛膝一钱半　山茱萸一钱　炙甘草八分

水二盅，煎八分。食远服。如下部虚寒，加肉桂一二钱，甚者仍加附子。如多带浊，去牛膝，加金樱子二钱，或加补骨脂一钱。如气虚者，加人参一二钱，枸杞二三钱。

**济川煎**二一　凡病涉虚损，而大便闭结不通，则硝黄攻击等

剂必不可用；若势有不得不通者，宜此主之。此用通于补之剂也，最妙最妙。

当归三五钱　牛膝二钱　肉苁蓉酒洗去咸，二三钱　泽泻一钱半
升麻五七分，或一钱　枳壳一钱。虚甚者不必用

水一盅半，煎七八分。食前服。如气虚者，但加人参无碍。如有火，加黄芩。如肾虚，加熟地。

**地黄醴**二二　治男妇精血不足，营卫不充等患，宜制此常用之。

大怀熟取味极甘者，烘晒干以去水气，八两　沉香一钱，或白檀三分亦可　枸杞用极肥者，亦烘晒以去润气，四两

上约每药一斤，可用高烧酒十斤浸之，不必煮，但浸十日之外，即可用矣。凡服此者，不得过饮。服完又加酒六七斤，再浸半月，仍可用。

**归肾丸**二三　治肾水真阴不足，精衰血少，腰酸脚软，形容憔悴，遗泄阳衰等证。此左归、右归二丸之次者也。

熟地八两　山药四两　山茱萸肉四两　茯苓四两　当归三两　枸杞四两　杜仲盐水炒，四两　菟丝子制，四两

炼蜜同熟地膏为丸，桐子大。每服百余丸，饥时或滚水或淡盐汤送下。

**赞化血余丹**二四　此药大补气血，故能乌须发，壮形体，其于培元赞育之功，有不可尽述者。

血余八两　熟地八两，蒸捣　枸杞　当归　鹿角胶炒珠　菟丝子制　杜仲盐水炒　巴戟肉，酒浸，剥，炒干　小茴香略炒　白茯苓乳拌蒸熟　肉苁蓉酒洗，去鳞甲　胡桃肉各四两　何首乌小黑豆汁拌蒸七次，如无黑豆，或人乳、牛乳拌蒸俱妙。四两　人参随便用，无亦可

上炼蜜丸服。每食前用滚白汤送下二三钱许。精滑者，加白术、山药各三两。便溏者，去苁蓉，加补骨脂酒炒四两。阳虚

者，加附子、肉桂。

**养元粉**二五　大能实脾养胃气。

糯米一升，水浸一宿，沥干，慢火炒熟　山药炒　芡实炒　莲肉各三两　川椒去目及闭口者，炒出汗，取红末二三钱

上为末，每日饥时，以滚水一碗，入白糖三匙化开，入药末一二两调服之。或加四君、山楂肉各一二两更妙。

**玄武豆**二六

羊腰子五十个　枸杞二斤　补骨脂一斤　大茴香六两　小茴香六两　肉苁蓉十二两，大便滑者去之　青盐八两，如无苁蓉，此宜十二两　大黑豆一斗，圆净者，淘洗净

上用甜水二斗，以砂锅煮前药七味，至半干，去药渣，入黑豆，匀火煮干为度。如有余汁，俱宜拌渗于内。取出用新布摊晾晒干，瓷瓶收贮。日服之，其效无穷。如无砂锅，即铁锅亦可。若阳虚，加制附子一二两更妙。

**蟠桃果**二七　治遗精虚弱，补脾滋肾最佳。

芡实一斤，炒　莲肉去心，一斤　胶枣肉一斤　熟地一斤　胡桃肉去皮，二斤

上以猪腰六个，掺大茴香蒸极熟，去筋膜，同前药末捣成饼。每日服二个，空心食前用滚白汤或好酒一二盅送下。此方凡人参、制附子俱可随意加用。

**王母桃**二八　培补脾肾，功力最胜。

白术用冬术腿片味甘者佳，苦者勿用。以米泔浸一宿，切片，炒　大怀熟蒸捣。上二味等份　何首乌九蒸　巴戟甘草汤浸，剥，炒　枸杞子上三味减半

上为末，炼蜜捣丸，龙眼大。每用三四丸，饥时嚼服，滚汤送下。或加人参，其功尤大。

**休疟饮**二九　此止疟最妙之剂也。若汗散既多，元气不复，

或以衰老，或以弱质，而疟有不能止者，俱宜用此，此化暴善后之第一方也。其有他证，加减俱宜如法。

人参　白术<sub>炒</sub>　当归<sub>各三四钱</sub>　何首乌<sub>制，五钱</sub>　炙甘草<sub>八分</sub>

水一盅半，煎七分，食远服，渣再煎。或用阴阳水各一盅，煎一盅，渣亦如之。俱露一宿，次早温服一盅，饭后食远再服一盅。如阳虚多寒，宜温中散寒者，加干姜、肉桂之类，甚者或加制附子。如阴虚多热，烦渴喜冷，宜滋阴清火者，加麦冬、生地、芍药，甚者加知母，或加黄芩。如肾阴不足，水不制火，虚烦虚馁，腰酸脚软，或脾虚痞闷者，加熟地、枸杞、山药、杜仲之类，以滋脾肾之真阴。如邪有未净而留连难愈者，于此方加柴胡、麻黄、细辛、紫苏之属，自无不可。如气血多滞者，或用酒、水各一盅煎服，或服药后饮酒数杯亦可。

# 和 阵

**金水六君煎**一 治肺肾虚寒，水泛为痰，或年迈阴虚，血气不足，外受风寒，咳嗽呕恶，多痰喘急等证，神效。

当归二钱 熟地三五钱 陈皮一钱半 半夏二钱 炙甘草一钱 茯苓二钱

水二盅，生姜三五七片，煎七八分。食远温服。如大便不实而多湿者，去当归，加山药。如痰盛气滞，胸胁不快者，加白芥子七八分。如阴寒盛而嗽不愈者，加细辛五七分。如兼表邪寒热者，加柴胡一二钱。

**六安煎**二 治风寒咳嗽，及非风初感，痰滞气逆等证。

陈皮一钱半 半夏二三钱 茯苓二钱 甘草一钱 杏仁一钱。去皮尖，切 白芥子五七分。老年气弱者不用

水一盅半，加生姜三五七片，煎七分。食远服。凡外感风邪咳嗽而寒气盛者，多不易散，宜加北细辛七八分或一钱。若冬月严寒邪甚者，加麻黄、桂枝亦可。若风胜而邪不甚者，加防风一钱，或苏叶亦可。若头痛鼻塞者，加川芎、白芷、蔓荆子皆可。若兼寒热者，加柴胡、苏叶。若风邪咳嗽不止而兼肺胃之火者，加黄芩一二钱，甚者再加知母、石膏。所用生姜，只宜一片。凡寒邪咳嗽痰不利者，加当归二三钱，老年者尤宜。若气血不足者，当以金水六君煎与此参用。凡非风初感，痰胜而气不顺者，加藿香一钱五分。兼胀满者，加厚朴一钱，暂开痰气，然后察其寒热虚实而调补之。若气虚卒倒，及气平无痰者，皆不可用此。

**和胃二陈煎**三 治胃寒生痰，恶心呕吐，胸膈满闷嗳气。

干姜炒，一二钱 砂仁四五分 陈皮 半夏 茯苓各一钱半 甘

草炙，七分

水一盏半，煎七分。不拘时温服。

**苓术二陈煎**四 治痰饮水气停蓄心下，呕吐吞酸等证。

猪苓一钱半 白术一二钱 泽泻一钱半 陈皮一钱 半夏二三钱 茯苓一钱半 炙甘草八分 干姜炒黄，一二钱

水一盏半，煎服。如肝肾兼寒者，加肉桂一二钱。

**和胃饮**五 治寒湿伤脾，霍乱吐泻，及痰饮水气，胃脘不清，呕恶胀满腹痛等证。此即平胃散之变方也。凡呕吐等证，多有胃气虚者，一闻苍术之气，亦能动呕，故以干姜代之。

陈皮 厚朴各一钱半 干姜炮，一二钱 炙甘草一钱

水一盏半，煎七分。温服。此方凡藿香、木香、茯苓、半夏、扁豆、砂仁、泽泻之类，皆可随宜增用之。若胸腹有滞而兼时气寒热者，加柴胡。

**排气饮**六 治气逆食滞胀痛等证。

陈皮一钱五分 木香七分，或一钱 藿香一钱五分 香附二钱 枳壳一钱五分 泽泻二钱 乌药二钱 厚朴一钱

水一盏半，煎七分。热服。如食滞者，加山楂、麦芽各二钱。如寒滞者，加焦干姜、吴茱萸、肉桂之属。如气逆之甚者，加白芥子、沉香、青皮、槟榔之属。如呕而兼痛者，加半夏、丁香之属。如痛在小腹者，加小茴香。如兼疝者，加荔枝核，煨熟捣碎，用二三钱。

**大和中饮**七 治饮食留滞积聚等证。

陈皮一二钱 枳实一钱 砂仁五分 山楂二钱 麦芽二钱 厚朴一钱半 泽泻一钱半

水一盏半，煎七八分。食远温服。胀甚者，加白芥子。胃寒无火或恶心者，加炮干姜一二钱。疼痛者，加木香、乌药、香附之类。多痰者加半夏。

**小和中饮**八　治胸膈胀闷，或妇人胎气滞满等证。

陈皮_一钱五分_　山楂_二钱_　茯苓_一钱半_　厚朴_一钱五分_　甘草_五分_
扁豆_炒，二钱_

水一盅半，加生姜三五片，煎服。如呕者，加半夏一二钱。如胀满气不顺者，加砂仁七八分。如火郁于上者，加焦栀子一二钱。如妇人气逆血滞者，加紫苏梗、香附之属。如寒滞不行者，加干姜、肉桂之属。

**大分清饮**九　方在寒阵五。

**小分清饮**十　治小水不利，湿滞肿胀，不能受补等证，此方主之。

茯苓_二三钱_　泽泻_二三钱_　薏仁_二钱_　猪苓_二三钱_　枳壳_一钱_　厚朴_一钱_

水一盅半，煎七八分。食前服。如阴虚水不能达者，加生地、牛膝各二钱。如黄疸者，加茵陈二钱。如无内热而寒滞不行者，加肉桂一钱。

**解肝煎**十一　治暴怒伤肝，气逆胀满阴滞等证。如兼肝火者，宜用化肝煎。

陈皮　半夏　厚朴　茯苓_各一钱半_　苏叶　芍药_各一钱_　砂仁_七分_

水一盅半，加生姜三五片，煎服。如胁肋胀痛，加白芥子一钱。如胸膈气滞，加枳壳、香附、藿香之属。

**二术煎**十二　治肝强脾弱，气泄湿泄等证。

白术_炒，二钱或三钱_　苍术_米泔浸，炒，一二钱_　芍药_炒黄，二钱_
陈皮_炒，一钱五分_　炙甘草_一钱_　茯苓_一二钱_　厚朴_姜汤炒，一钱_　木香_六七分_　干姜_炒黄，一二钱_　泽泻_炒，一钱半_

水一盅半，煎七分。食远服。

**廓清饮**十三　治三焦壅滞，胸膈胀满，气道不清，小水不利，年力未衰，通身肿胀，或肚腹单胀，气实非水等证。

枳壳二钱　厚朴一钱半　大腹皮一二钱　白芥子五七分，或一二钱　萝卜子生捣，一钱。如中不甚胀，能食者，不必用此　茯苓连皮用，二三钱　泽泻二三钱　陈皮一钱

水一盅半，煎七分。食远温服。如内热多火，小水热数者，加栀子、木通各一二钱。如身黄，小水不利者，加茵陈二钱。如小腹胀满，大便坚实不通者，加生大黄三五钱。如肝滞胁痛者，加青皮。如气滞胸腹疼痛者，加乌药、香附。如食滞者，加山楂、麦芽。

**扫虫煎**十四　治诸虫上攻，胸腹作痛。

青皮一钱　小茴香炒，一钱　槟榔　乌药各一钱半　细榧肉三钱，敲碎　吴茱萸一钱　乌梅二个　甘草八分　朱砂　雄黄各五分，俱为极细末

上将前八味，用水一盅半，煎八分，去渣，随入后二味，再煎三四沸，搅匀，徐徐服之。如恶心作吐，加炒干姜一二钱。或先啖牛肉脯少许，俟一茶顷，顿服之更妙。

**十香丸**十五　治气滞寒滞诸痛。

木香　沉香　泽泻　乌药　陈皮　丁香　小茴香　香附酒炒　荔核煨焦，各等份　皂角微火烧烟尽

为末，酒糊丸，弹子大者磨化服；丸桐子大者，汤引下。癞疝之属，温酒下。

**芍药枳术丸**十六　治食积痞满，及小儿腹大胀满，时常疼痛，脾胃不和等证。此方较之枳术丸，其效如神。

白术二两，面炒　赤芍药二两，酒炒　枳实一两，面炒　陈皮一两

荷叶汤煮黄老米粥为丸，桐子大。米饮或滚白汤任下百余丸。如脏寒，加干姜炒黄者五钱或一二两。如脾胃气虚，加人参一二两。

**苍术丸**十七　治寒湿在脾，泄泻久不能愈者。

云苓四两　白芍药炒黄，四两　炙甘草一两　川椒去闭口者，炒出汗　小茴香炒，各一两　厚朴三两，姜汁炒　真茅山苍术八两。米泔浸一宿，切，炒。如无，即以好白术代之　补骨脂酒浸二日，晒干，炒香，四两

上为末，糯米糊为丸，桐子大。每食远清汤送下七八十丸。

**贝母丸**十八　消痰热，润肺止咳，或肺痈肺痿，乃治标之妙剂。

贝母一两为末，用沙糖或蜜和丸，龙眼大。或噙化，或嚼服之。若欲劫止久嗽，每贝母一两，宜加百药煎、硼砂、天竺黄各一钱佐之尤妙。如无百药煎，即醋炒文蛤一钱亦可，或粟壳亦可酌用。若治肺痈，宜加白矾一钱，同贝母丸服如前，最妙。

**括痰丸**十九　治一切停痰积饮，吞酸呕酸，胸胁胀闷疼痛等证。

半夏制，二两　白芥子二两　干姜炒黄，一两　猪苓二两　炙甘草五钱　陈皮四两。切碎，用盐二钱入水中拌浸一宿，晒干

上为末，汤浸蒸饼为丸，绿豆大。每服一钱许，滚白汤送下。如胸胁疼痛者，加台乌药二两。

**神香散**二十　治胸胁胃脘逆气难解，疼痛呕哕胀满，痰饮膈噎，诸药不效者，惟此最妙。

丁香　白豆蔻或砂仁亦可

二味等份为末。清汤调下五七分，甚者一钱，日数服不拘。若寒气作痛者，姜汤送下。

# 攻 阵

**吐法**一 此方可代瓜蒂、三圣散之属。凡邪实上焦，或痰或食，或气逆不通等证，皆可以此法吐之。

用萝卜子捣碎，以温汤和搅，取淡汤徐徐饮之，少顷即当吐出。即有吐不尽者，亦必从下行矣。又法：以萝卜子为末，温水调服一匙，良久吐涎沫愈。

一法：用盐少许，于热锅中炒红色，乃入以水，煮至将滚未滚之际，搅匀，试其滋味稍淡，乃可饮之。每用半碗，渐次增饮，自然发吐，以去病为度而止。一法：凡诸药皆可取吐，但随证作汤剂，探而吐之，无不可也。

**赤金豆**二 亦名八仙丹。治诸积不行。凡血凝气滞，疼痛肿胀，虫积结聚癥坚，宜此主之。此丸去病捷速，较之硝、黄、棱、莪之类过伤脏气者，大为胜之。

巴霜去皮膜，略去油。一钱半　生附子切，略炒燥，二钱　皂角炒微焦，二钱　轻粉一钱　丁香　木香　天竺黄各三钱　朱砂二钱为衣

上为末，醋浸蒸饼为丸，萝卜子大，朱砂为衣。欲渐去者，每服五七丸。欲骤行者，每服一二十丸。用滚水，或煎药，或姜、醋、茶、蜜、茴香、使君煎汤为引送下。若利多不止，可饮冷水一二口即止。盖此药得热则行，得冷则止也。如治气湿实滞鼓胀，先用红枣煮熟，取肉一钱许，随用七八丸，甚者一二十丸，同枣肉研烂，以热烧酒加白糖少许送下。如治虫痛，亦用枣肉加服，只用清汤送下。

**太平丸**三 治胸腹疼痛胀满，及食积气积血积，气疝血疝，邪实秘滞痛剧等证。此方借些微巴豆以行群药之力，去滞最妙。

如欲其峻，须用巴豆二钱。

陈皮　厚朴　木香　乌药　白芥子　草豆蔻　三棱　蓬术煨
干姜　牙皂炒，断烟　泽泻各三钱

以上十一味俱为细末。

巴豆用滚汤泡去皮心膜，称足一钱，用水一碗，微火煮至半碗，将巴豆捞
起，用乳钵研极细，仍将前汤挼入研匀，然后量药多寡，入蒸饼浸烂捣丸，前药
如绿豆大。每用三分，或五分，甚者一钱。

上随证用汤引送下。凡伤食停滞，即以本物汤下。妇人血气
痛，红花汤或当归汤下。气痛，陈皮汤。疝气，茴香汤。寒气，
生姜汤。欲泻者，用热姜汤送下一钱。未利，再服。利多不止，
用冷水一二口即止。

**敦阜丸**四　治坚顽食积停滞肠胃，痛剧不行等证。

木香　山楂　麦芽　皂角　丁香　乌药　青皮　陈皮　泽泻
各五钱　巴霜一钱

上共为末，用生蒜头一两研烂，加熟水取汁，浸蒸饼捣丸，
绿豆大。每服二三十丸，随便用汤引送下。如未愈，徐徐渐加
用之。

**猎虫丸**五　治诸虫积胀痛黄瘦等病。

芜荑　雷丸　桃仁　干漆炒烟尽　雄黄微炒　锡灰　皂角烧烟
尽　槟榔　使君子各等份　轻粉减半　细榧肉加倍

汤浸蒸饼为丸，绿豆大。每服五七分，滚白汤下，陆续服
之。如虫积坚固者，加巴豆霜与轻粉同。

**百顺丸**六　治一切阳邪积滞。凡气积血积，虫积食积，伤寒
实热秘结等证，但各为汤引，随宜送下，无往不利。

川大黄锦纹者，一斤　牙皂角炒微黄，一两六钱

上为末，用汤浸蒸饼捣丸，绿豆大。每用五分，或一钱，或
二三钱，酌宜用引送下，或用蜜为丸亦可。

# 散　阵

**一柴胡饮**一　一为水数，从寒散也。凡感四时不正之气，或为发热，或为寒热，或因劳因怒，或妇人热入血室，或产后经后因冒风寒，以致寒热如疟等证，但外有邪而内兼火者，须从凉散，宜此主之。

柴胡二三钱　黄芩一钱半　芍药二钱　生地一钱半　陈皮一钱半
甘草八分

水一盅半，煎七八分。温服。如内热甚者，加连翘一二钱随宜。如外邪甚者，加防风一钱佐之。

如邪结在胸而痞满者，去生地，加枳实一二钱。如热在阳明而兼渴者，加天花粉或葛根一二钱。热甚者，加知母、石膏亦可。

**二柴胡饮**二　二为火数，从温散也。凡遇四时外感，或其人元气充实，脏气素平无火，或时逢寒胜之令，本无内热等证者，皆不宜妄用凉药，以致寒滞不散，则为害非浅，宜此主之。

陈皮一钱半　半夏二钱　细辛一二钱　厚朴一钱半　生姜三五七片
柴胡一钱半或二三钱　甘草八分

水一盅半，煎七八分。温服。如邪盛者，可加羌活、白芷、防风、紫苏之属，择而用之。如头痛不止者，加川芎一二钱。如多湿者，加苍术。如阴寒气胜，必加麻黄一二钱，或兼桂枝，不必疑也。

**三柴胡饮**三　三为木数，从肝经血分也。凡人素禀阴分不足，或肝经血少，而偶感风寒者，或感邪不深，可兼补而散者，或病后产后感冒，有不得不从解散，而血气虚弱不能外达者，宜此主之。

柴胡二三钱　芍药一钱半　炙甘草一钱　陈皮一钱　生姜三五片　当归二钱。溏泄者，易以熟地

水一盅半，煎七八分。温服。如微寒咳呕者，加半夏一二钱。

**四柴胡饮**四　四为金数，从气分也。凡人元气不足，或忍饥劳倦，而外感风寒，或六脉紧数微细，正不胜邪等证，必须培助元气，兼之解散，庶可保全，宜此主之。若但知散邪，不顾根本，未有不元气先败者，察之，慎之！

柴胡一二三钱　炙甘草一钱　生姜三五七片　当归二三钱。泻者少用　人参二三钱或五七钱酌而用之

水二盅，煎七八分。温服。如胸膈滞闷者，加陈皮一钱。

**五柴胡饮**五　五为土数，从脾胃也。脾土为五脏之本，凡中气不足而外邪有不散者，非此不可。此与四柴胡饮相表里，但四柴胡饮止调气分，此则兼培血气以逐寒邪，尤切于时用者也，神效不可尽述。凡伤寒疟疾痘疮，皆所宜用。

柴胡一二三钱　当归二三钱　熟地三五钱　白术二三钱　芍药钱半，炒用　炙甘草一钱　陈皮酌用，或不必用

水一盅半，煎七分。食远热服。寒胜无火者，减芍药，加生姜三五七片，或炮干姜一二钱，或再加桂枝一二钱则更妙。脾滞者，减白术。气虚者，加人参随宜。腰痛者，加杜仲。头痛者，加川芎。劳倦伤脾阳虚者，加升麻一钱。

**正柴胡饮**六　凡外感风寒，发热恶寒，头疼身痛，疟疾初起等证，凡血气平和，宜从平散者，此方主之。

柴胡一二三钱　防风一钱　陈皮一钱半　芍药二钱　甘草一钱　生姜三五片

水一盅半，煎七八分。热服。如头痛者，加川芎一钱。

如热而兼渴者，加葛根一二钱。如呕恶者，加半夏一钱五分。如湿胜者，加苍术一钱。如胸腹有微滞者，加厚朴一钱。如寒气胜而邪不易解者，加麻黄一二三钱，去浮沫服之，或苏叶亦可。

**麻桂饮**七　治伤寒瘟疫阴暑疟疾，凡阴寒气胜而邪有不能散者，非此不可。无论诸经四季，凡有是证，即宜是药，勿谓夏月不可用也。不必厚盖，但取津津微汗透澈为度。此实麻黄桂枝二汤之变方，而其神效则大有超出二方者，不可不为细察。

官桂一二钱　当归三四钱　炙甘草一钱　陈皮随宜用，或不用亦可
麻黄二三钱

水一盅半，加生姜五七片或十片，煎八分，去浮沫。不拘时服。若阴气不足者，加熟地黄三五钱。若三阳并病者，加柴胡二三钱。若元气大虚，阴邪难解者，当以大温中饮更迭为用。

**大温中饮**八　凡患阳虚伤寒，及一切四时劳倦寒疫阴暑之气，身虽炽热，时犹畏寒，即在夏月，亦欲衣披覆盖，或喜热汤，或兼呕恶泄泻，但六脉无力，肩背怯寒，邪气不能外达等证，此元阳大虚，正不胜邪之候。若非峻补托散，则寒邪日深，必致不救，温中自可散寒，即此方也。服后畏寒悉除，觉有躁热乃阳回作汗佳兆，不可疑之畏之。此外，凡以素禀薄弱之辈，或感阴邪时疫，发热困倦，虽未见如前阴证，而热邪未甚者，但于初感时，即速用此饮，连进二三服，无不随药随愈，真神剂也。此方宜与理阴煎、麻桂饮相参用。

熟地三五七钱　冬白术三五钱　当归三五钱。如泄泻者，不宜用，或以山药代之　人参二三钱，甚者一两，或不用亦可　炙甘草一钱　柴胡二三四钱　麻黄一二三钱　肉桂一二钱　干姜炒熟，一二钱。或用煨生姜三五七片亦可

水二盅，煎七分，去浮沫。温服，或略盖取微汗。如气虚，

加黄芪二三钱。如寒甚阳虚者，加制附子一二钱。头痛，加川芎或白芷、细辛。阳虚气陷，加升麻。如肚腹泄泻，宜少减柴胡，加防风、细辛亦可。尝见伤寒之治，惟仲景能知温散，如麻黄、桂枝等汤是也；亦知补气而散，如小柴胡之属是也。至若阳根于阴，汗化于液，从补血而散，而云腾致雨之妙，则仲景犹所未及，故余制此方，乃邪从营解第一义也，其功难悉，所当深察。

**柴陈煎**九　治伤风兼寒，咳嗽发热，痞满多痰等证。

柴胡二三钱　陈皮一钱半　半夏二钱　茯苓二钱　甘草一钱　生姜三五七片

水一盅半，煎七分。食远温服。如寒胜者，加细辛七八分。如风胜气滞者，加苏叶一钱五分。如冬月寒甚者，加麻黄一钱五分。气逆多嗽者，加杏仁一钱。痞满气滞者，加白芥子五七分。

**柴芩煎**十　治伤寒表邪未解，外内俱热，泻痢烦渴喜冷，气壮脉滑数者，宜此主之。及疟痢并行，内热去血，兼表邪发黄等证。

柴胡二三钱　黄芩　栀子　泽泻　木通各二钱　枳壳一钱五分

水二盅，煎八分。温服。如疟痢并行，鲜血纯血者，加芍药二钱，甘草一钱。如湿胜气陷者，加防风一钱。

**柴苓饮**十一　治风湿发黄，发热身痛，脉紧，表里俱病，小水不利，中寒泄泻等证。

柴胡二三钱　猪苓　茯苓　泽泻各二钱　白术二三钱　肉桂一二三钱

水一盅半，煎服。如寒邪胜者，加生姜三五片。如汗出热不退者，加芍药一二钱。

**柴胡白虎煎**十二　治阳明温热，表邪不解等证。

柴胡二钱　石膏三钱　黄芩二钱　麦冬二钱　细甘草七分

水一盅半，加竹叶二十片，煎服。

**归葛饮**十三　治阳明温暑时证，大热大渴，津液枯涸，阴虚不能作汗等证。

当归三五钱　干葛二三钱

水二盅，煎一盅。以冷水浸凉，徐徐服之，得汗即解。

**柴葛煎**十四　方在因阵十八。

治瘟毒表里俱热。

**秘传走马通圣散**十五　治伤寒阴邪初感等证。此方宜用于仓猝之时，其有质强而寒甚者俱可用。

麻黄　炙甘草各一两　雄黄二钱

上为细末。每服一钱，热酒下，即汗。或加川芎二钱。

**秘传白犀丹**十六　发散外感瘟疫痈毒等证。

白犀角　麻黄去节　山慈菇　玄明粉　血竭　甘草各一钱　雄黄八分

上共为末，用老姜汁拌丸，如枣核大，外以红枣去核，将药填入枣内，用薄纸裹十五层，入砂锅内炒令烟尽为度，取出去枣肉，每药一钱，入冰片一分，麝香半分，研极细，瓷罐收贮。用时以角簪蘸麻油粘药点眼大角。轻者只点眼角，重者仍加些须吹鼻，男先左，女先右，吹点皆同。如病甚者，先吹鼻，后点眼。点后蹺脚坐起，用被齐项暖盖半炷香时，自当汗出邪解。如汗不得出，或汗不下达至腰者不治。

又一制法：将前药用姜汁拌作二丸，以乌金纸两层包定，外捣红枣肉如泥，包药外约半指厚，晒干，入砂锅内，再覆以砂盆，用盐泥固缝，但留一小孔以候烟色，乃上下加炭火，先文后武，待五色烟尽，取出去枣肉，每煅过药一钱，只加冰片二分，不用麝香。忌生冷、面食、鱼腥、七情。

上药，凡伤寒瘟疫，及小儿痘毒壅闭，痈毒，吼喘，及阴毒冷气攻心，或妇人吹乳，或眼目肿痛，鼻壅闭塞，并皆治之。

**归柴饮**十七　治营虚不能作汗，及真阴不足，外感寒邪难解者，此神方也。如大便多溏者，以冬术代当归亦佳。

当归一两　柴胡五钱　炙甘草八分

水一盅半，煎服。或加生姜三五片，或加陈皮一钱，或加人参。

# 寒　阵

**保阴煎**一　治男妇带浊遗淋，色赤带血，脉滑多热，便血不止，及血崩血淋，或经期太早，凡一切阴虚内热动血等证。

生地　熟地　芍药各二钱　山药　川续断　黄芩　黄柏各一钱半　生甘草一钱

水二盅，煎七分。食远温服。如小水多热，或兼怒火动血者，加焦栀子一二钱。如夜热身热，加地骨皮一钱五分。如肺热多汗者，加麦冬、枣仁。如血热甚者，加黄连一钱五分。如血虚血滞，筋骨肿痛者，加当归二三钱。如气滞而痛，去熟地，加陈皮、青皮、丹皮、香附之属。如血脱血滑，及便血久不止者，加地榆一二钱，或乌梅一二个，或百药煎一二钱，文蛤亦可。如少年，或血气正盛者，不必用熟地、山药。如肢节筋骨疼痛或肿者，加秦艽、丹皮各一二钱。

**加减一阴煎**二　方在补阵九。

治水亏火胜之甚者。

**抽薪饮**三　治诸凡火炽盛而不宜补者。

黄芩　石斛　木通　栀子炒　黄柏各一二钱　枳壳钱半　泽泻钱半　细甘草三分

水一盅半，煎七分。食远温服。内热甚者，冷服更佳。如热在经络肌肤者，加连翘、天花粉以解之。热在血分大小肠者，加槐蕊、黄连以清之。热在阳明头面，或躁烦便实者，加生石膏以降之。热在下焦，小水痛涩者，加草龙胆、车前以利之。热在阴分，津液不足者，加门冬、生地、芍药之类以滋之。热在肠胃实结者，加大黄、芒硝以通之。

**徙薪饮**四　治三焦凡火，一切内热，渐觉而未甚者，先宜清以此剂。其甚者，宜抽薪饮。

陈皮八分　黄芩二钱　麦冬　芍药　黄柏　茯苓　牡丹皮各一钱半

水一盅半，煎七分。食远温服。如多郁气逆伤肝，胁肋疼痛，或致动血者，加青皮、栀子。

**大分清饮**五　治积热闭结，小水不利，或致腰腹下部极痛，或湿热下利，黄疸，溺血，邪热蓄血腹痛淋闭等证。

茯苓　泽泻　木通各二钱　猪苓　栀子或倍之　枳壳　车前子各一钱

水一盅半，煎八分。食远温服。如内热甚者，加黄芩、黄柏、草龙胆之属。如大便坚硬胀满者，加大黄二三钱。如黄疸小水不利，热甚者，加茵陈二钱。如邪热蓄血腹痛者，加红花、青皮各一钱五分。

**清流饮**六　治阴虚挟热泻痢，或发热，或喜冷，或下纯红鲜血，或小水痛赤等证。

生地　芍药　茯苓　泽泻各二钱　当归一二钱　甘草一钱　黄芩　黄连各钱半　枳壳一钱

水一盅半，煎服。如热甚者，加黄柏。小水热痛者，加栀子。

**化阴煎**七　治水亏阴涸，阳火有余，小便癃闭，淋浊疼痛等证。

生地黄　熟地黄　牛膝　猪苓　泽泻　生黄柏　生知母各二钱　绿豆三钱　龙胆草钱半　车前子一钱

水二盅，加食盐少许，用文武火煎八分。食前温服，或冷服。若水亏居多，而阴气大有不足者，可递加熟地黄，即用至一二两亦可。

**茵陈饮**八　治挟热泄泻热痢，口渴喜冷，小水不利，黄疸湿热闭涩等证。

茵陈　焦栀子　泽泻　青皮各三钱　甘草一钱　甘菊花二钱

用水三四盅，煎两盅，不时陆续饮之。治热泻者，一服可愈。

**清膈煎**九　治痰因火动，气壅喘满，内热烦渴等证。

陈皮钱半　贝母二三钱，微敲破　胆星一二钱　海石二钱　白芥子五七分　木通二钱

水一盅半，煎七分。温服。如火盛痰不降者，加童便一小盅。如渴甚者，加天花粉一钱。如热及下焦，小水不利者，加栀子一钱半。如热在上焦，头面红赤，烦渴喜冷者，加生石膏二三钱。如痰火上壅而小水不利者，加泽泻一二钱。如痰火闭结，大便不通而兼胀满者，加大黄数钱，或朴硝一二钱，酌宜用之。

**化肝煎**十　治怒气伤肝，因而气逆动火，致为烦热胁痛，胀满动血等证。

青皮　陈皮各二钱　芍药二钱　丹皮　栀子炒　泽泻各钱半。如血见下部者，以甘草代之　土贝母二三钱

水一盅半，煎七八分。食远温服。如大便下血者加地榆，小便下血者加木通，各一钱五分。如兼寒热，加柴胡一钱。如火盛，加黄芩一二钱。如胁腹胀痛，加白芥子一钱。胀滞多者，勿用芍药。

**安胃饮**十一　治胃火上冲，呃逆不止。

陈皮　山楂　麦芽　木通　泽泻　黄芩　石斛

水一盅半，煎七分。食远服。如胃火热甚，脉滑实者，加石膏。

**玉女煎**十二　治水亏火盛，六脉浮洪滑大，少阴不足，阳明有余，烦热干渴，头痛牙疼，失血等证，如神，如神！若大便溏

泄者，乃非所宜。

生石膏三五钱　熟地三五钱或一两　麦冬二钱　知母　牛膝各钱半

水一盅半，煎七分。温服或冷服。如火之盛极者，加栀子、地骨皮之属亦可。如多汗多渴者，加北五味十四粒。如小水不利，或火不能降者，加泽泻一钱五分，或茯苓亦可。如金水俱亏，因精损气者，加人参二三钱尤妙。

**太清饮**十三　治胃火烦热，狂斑呕吐等证。可与白虎汤出入酌用。

知母　石斛　木通各一钱半　石膏生用，五七钱

水一盅半，煎七分。温服或冷服。或加麦门冬。

**绿豆饮**十四　凡热毒劳热，诸火热极不能退者，用此最妙。

用绿豆不拘多寡，宽汤煮糜烂，入盐少许，或蜜亦可。待冰冷，或厚或稀或汤，任意饮食之，日或三四次不拘。此物性非苦寒，不伤脾气，且善于解毒除烦，退热止渴，大利小水，乃浅易中之最佳最捷者也。若火盛口甘，不宜厚味，但略煮半熟，清汤冷饮之，尤善除烦清火。

**玉泉散**十五　亦名一六甘露散。治阳明内热，烦渴头痛，二便闭结，温疫斑黄，及热痰喘嗽等证。此益元散之变方也，其功倍之。

石膏六两，生用　粉甘草一两

上为极细末。每服一二三钱，新汲水或热汤，或人参汤调下。此方加朱砂三钱亦妙。

**雪梨浆**十六　解烦热，退阴火，此生津止渴之妙剂也。

用清香甘美大梨，削去皮，别用大碗盛清冷甘泉，将梨薄切浸于水中，少顷，水必甘美，但频饮其水，勿食其渣，退阴火极速也。

**滋阴八味丸**十七　治阴虚火盛，下焦湿热等证。此方变丸为

汤，即名滋阴八味煎。

山药四两　丹皮三两　白茯苓三两　山茱萸肉，四两　泽泻三两黄柏盐水炒，三两　熟地黄八两，蒸捣　知母盐水炒，三两

上加炼蜜捣丸，梧桐子大。或空心，或午前，用滚白汤，或淡盐汤送下百余丸。

**约阴丸**十八　治妇人血海有热，经脉先期或过多者，或兼肾火而带浊不止，及男妇大肠血热便红等证。

当归　白术炒　芍药酒炒　生地　茯苓　地榆　黄芩　白石脂醋煅淬　北五味　丹参　川续断各等份

上为末，炼蜜丸服。火甚者，倍用黄芩。兼肝肾之火甚者，仍加知母、黄柏各等份。大肠血热便红者，加黄连、防风各等份。

**服蛮煎**十九　此方性味极轻极清，善入心肝二脏，行滞气，开郁结，通神明，养正除邪，大有奇妙。

生地　麦门冬　芍药　石菖蒲　石斛　川丹皮极香者　茯神各二钱　陈皮一钱　木通　知母各一钱半

水一盅半，煎七分。食远服。如痰胜多郁者，加贝母二钱。痰盛兼火者，加胆星一钱五分。阳明火盛，内热狂叫者，加石膏二三钱。便结胀满多热者，玄明粉二三钱调服，或暂加大黄亦可。气虚神困者，加人参随宜。

**约营煎**二十　治血热便血，无论脾胃、小肠、大肠、膀胱等证，皆宜用此。

生地　芍药　甘草　续断　地榆　黄芩　槐花　荆芥穗炒焦乌梅二个

水一盅半，煎七分。食前服。如下焦火盛者，可加栀子、黄连、龙胆草之属。如气虚者，可加人参、白术。如气陷者，加升麻、防风。

# 热 阵

**四味回阳饮**一　治元阳虚脱，危在顷刻者。

人参一二两　制附子二三钱　炙甘草一二钱　炮干姜二三钱

水二盅，武火煎七八分。温服，徐徐饮之。

**六味回阳饮**二　治阴阳将脱等证。

人参一二两，或数钱　制附子二三钱　炮干姜二三钱　炙甘草一钱
熟地五钱，或一两　当归身三钱。如泄泻者，或血动者，以冬术易之，多多益善

水二盅，武火煎七八分。温服。如肉振汗多者，加炙黄芪四五钱或一两，或冬白术三五钱。如泄泻者，加乌梅二枚，或北五味二十粒亦可。如虚阳上浮者，加茯苓二钱。如肝经郁滞者，加肉桂二三钱。

**理阴煎**三　此理中汤之变方也。凡脾肾中虚等证，宜刚燥者，当用理中、六君之类；宜温润者，当用理阴、大营之类。欲知调补，当先察此。此方通治真阴虚弱，胀满呕哕，痰饮恶心，吐泻腹痛，妇人经迟血滞等证。又凡真阴不足，或素多劳倦之辈，因而忽感寒邪，不能解散，或发热，或头身疼痛，或面赤舌焦，或虽渴而不喜冷饮，或背心肢体畏寒，但脉见无力者，悉是假热之证。若用寒凉攻之必死，宜速用此汤，照后加减以温补阴分，托散表邪，连进数服，使阴气渐充，则汗从阴达，而寒邪不攻自散，此最切于时用者也，神效不可尽述。

熟地三五七钱，或一二两　当归二三钱，或五七钱　炙甘草一二钱
干姜炒黄色，一二三钱　或加肉桂一二钱

水二盅，煎七八分。热服。此方加附子，即名附子理阴煎；再

加人参，即名六味回阳饮。治命门火衰，阴中无阳等证。若风寒外
感，邪未入深，但见发热身痛，脉数不洪，凡内无火证，素禀不足
者，但用此汤加柴胡一钱半或二钱，连进一二服，其效如神；若寒
凝阴盛而邪有难解者，必加麻黄一二钱，放心用之，或不用柴胡亦
可，恐其清利也。此寒邪初感温散第一方，惟仲景独知此义。第仲
景之温散，首用麻黄、桂枝二汤，余之温散，即以理阴煎及大温中
饮为增减，此虽一从阳分，一从阴分，其迹若异，然一逐于外，一
托于内，而用温则一也。学者当因所宜，酌而用之。若阴胜之时，
外感寒邪，脉细恶寒，或背畏寒者，乃太阳少阴证也，加细辛一二
钱，甚者再加附子一二钱，真神剂也。或并加柴胡以助之亦可。若
阴虚火盛，其有内热不宜用温，而气血俱虚，邪不能解者，宜去
姜、桂，单以三味加减与之，或只加人参亦可。若治脾肾两虚，水
泛为痰，或呕或胀者，于前方加茯苓一钱半，或加白芥子五分以行
之。若泄泻不止及肾泄者，少用当归，或并去之，加山药、扁豆、
吴茱萸、补骨脂、肉豆蔻、附子之属。若腰腹有痛，加杜仲、枸
杞。若腹有胀滞疼痛，加陈皮、木香、砂仁之属。

**养中煎**四　治中气虚寒，为呕为泄者。

人参一二三钱　山药炒，二钱　白扁豆炒，二三钱　炙甘草一钱
茯苓二钱　干姜炒黄，一二钱

水二盅，煎七分。食远温服。如嗳腐气滞者，加陈皮一钱，
或砂仁四分。如胃中空虚觉馁者，加熟地三五钱。

**温胃饮**五　治中寒呕吐，吞酸泄泻，不思饮食，及妇人脏寒
呕恶，胎气不安等证。

人参一二三钱，或一两　白术炒，一二钱，或一两　扁豆二钱，炒
陈皮一钱，或不用　干姜炒焦，一二三钱　炙甘草一钱　当归一二钱。滑
泄者勿用

水二盅，煎七分。食远温服。如下寒带浊者，加补骨脂一

钱。如气滞或兼胸腹痛者，加藿香、丁香、木香、白豆蔻、砂仁、白芥子之属。如兼外邪及肝肾之病者，加桂枝、肉桂，甚者加柴胡。如脾气陷而身热者，加升麻五七分。如水泛为痰而胸腹痞满者，加茯苓一二钱。如脾胃虚极，大呕大吐不能止者，倍用参术，仍加胡椒二三分许，煎熟徐徐服之。

**五君子煎**六　治脾胃虚寒，呕吐泄泻而兼湿者。

人参二三钱　白术　茯苓各二钱　炙甘草一钱　干姜炒黄，一二钱

水一盅半，煎服。

**六味异功煎**七　治证同前而兼微滞者。

即前方加陈皮一钱。此即五味异功散加干姜也。

**参姜饮**八　治脾肺胃气虚寒，呕吐咳嗽气短，小儿吐乳等证。

人参三五钱，或倍之　炙甘草三五分　干姜炮，五分或一二钱，或用煨生姜三五片

水一盅半，煎七八分。徐徐服之。此方或陈皮，或荜茇，或茯苓，皆可酌而佐之。

**胃关煎**九　治脾肾虚寒作泻，或甚至久泻，腹痛不止，冷痢等证。

熟地三五钱，或一两　山药炒，二钱　白扁豆炒，二钱　炙甘草一二钱　焦干姜一二三钱　吴茱萸制，五七分　白术炒，一二三钱

水二盅，煎七分。食远温服。泻甚者，加肉豆蔻一二钱，面炒用，或补骨脂亦可。气虚势甚者，加人参随宜用。阳虚下脱不固者，加制附子一二三钱。腹痛甚者，加木香七八分，或加厚朴八分。滞痛不通者，加当归二三钱。滑脱不禁者，加乌梅二个，或北五味子二十粒。若肝邪侮脾者，加肉桂一二钱。

**佐关煎**十　治生冷伤脾，泻痢未久，肾气未损者，宜用此汤以去寒湿，安脾胃。此胃关煎之佐者也。

厚朴炒，一钱　陈皮炒，一钱　山药炒，二钱　扁豆炒，二钱　炙甘草七分　猪苓二钱　泽泻二钱　干姜炒，一二钱　肉桂一二钱

水一盅半，煎服。如腹痛甚者，加木香三五分，或吴茱萸亦可。如泻甚不止者，或补骨脂，或肉豆蔻，皆可加用。

**抑扶煎**十一　治气冷阴寒，或暴伤生冷致成泻痢，凡初起血气未衰，脾肾未败，或胀痛，或呕恶，皆宜先用此汤。

此胃关煎表里药也，宜察虚实用之。其有寒湿伤脏，霍乱邪实者，最宜用此。

厚朴　陈皮　乌药各一钱五分　猪苓二钱　泽泻二钱　炙甘草一钱　干姜炮，一二钱　吴茱萸制，五七分

水一盅半，煎七分。食远温服。如气滞痛甚者，加木香五七分，或砂仁亦可。如血虚多痛者，加当归二钱。如寒湿胜者，加苍术一钱半。

**四维散**十二　治脾肾虚寒，滑脱之甚，或泄痢不能止，或气虚下陷，二阴血脱不能禁者，无出此方之右。

人参一两　制附子二钱　干姜炒黄，二钱　炙甘草一二钱　乌梅肉五分或一钱，酌其味之微甚，随病人之意而用之。或不用，此即四味回阳饮也

上为末，和匀，用水拌湿，蒸一饭顷，取起烘干，再为末。每服一二钱，温汤调下。

**镇阴煎**十三　治阴虚于下，格阳于上，则真阳失守，血随而溢，以致大吐大衄，六脉细脱，手足厥冷，危在顷刻而血不能止者，速宜用此，使孤阳有归，则血自安也。如治格阳喉痹上热者，当以此汤冷服。

熟地一二两　牛膝二钱　炙甘草一钱　泽泻一钱半　肉桂一二钱　制附子五七分或一二三钱

水二盅，速煎服。如兼呕恶者，加干姜炒黄一二钱。如气脱倦言而脉弱极者，宜速速多加人参，随宜用之。

**归气饮**十四　治气逆不顺，呃逆呕吐，或寒中脾肾等证。

熟地三五钱　茯苓二钱　扁豆二钱　干姜炮　丁香　陈皮各一钱
藿香一钱五分　炙甘草八分

水一盅半，煎七分。食远温服。中气寒甚者，加制附子。肝肾寒者，加吴茱萸、肉桂，或加当归。

**暖肝煎**十五　治肝肾阴寒，小腹疼痛，疝气等证。

当归二三钱　枸杞三钱　茯苓二钱　小茴香二钱　肉桂一二钱
乌药二钱　沉香一钱，或木香亦可

水一盅半，加生姜三五片，煎七分。食远温服。如寒甚者，加吴茱萸、干姜；再甚者，加附子。

**寿脾煎**十六　一名摄营煎。治脾虚不能摄血等证。凡忧思郁怒积劳，及误用攻伐等药，犯损脾阴，以致中气亏陷，神魂不宁，大便脱血不止，或妇人无火崩淋等证，凡兼呕恶，尤为危候，速宜用此，单救脾气，则统摄固而血自归源。此归脾汤之变方，其效如神。若犯此证而再用寒凉，则胃气必脱，无不即毙者。

白术二三钱　当归二钱　山药二钱　炙甘草一钱　枣仁钱半　远志制，三五分　干姜炮，一二三钱　莲肉去心，炒，二十粒　人参随宜一二钱，急者用一两

水二盅，煎服。如血未止，加乌梅二个，凡畏酸者不可用。或加地榆一钱半亦可。滑脱不禁者，加醋炒文蛤一钱。下焦虚滑不禁，加鹿角霜二钱为末，搅入药中服之。气虚甚者，加炙黄芪二三钱。气陷而坠者，加炒升麻五七分，或白芷亦可。兼溏泄者，加补骨脂一钱炒用。阳虚畏寒者，加制附子一二三钱。血去过多，阴虚气馁，心跳不宁者，加熟地七八钱或一二两。

**三气饮**十七　治血气亏损，风寒湿三气乘虚内侵，筋骨历节痹痛之极，及痢后鹤膝风痛等证。

当归　枸杞　杜仲各二钱　熟地三钱，或五钱　牛膝　茯苓　芍

药酒炒　肉桂各一钱　北细辛或代以独活　白芷　炙甘草各一钱　附子随宜一二钱

水二盅，加生姜三片，煎服。如气虚者，加人参、白术随宜。风寒胜者，加麻黄一二钱。此饮亦可浸酒，大约每药一斤，可用烧酒六七升，浸十余日，徐徐服之。

**五德丸**十八　治脾肾虚寒，飧泄鹜溏等证，或暴伤生冷，或受时气寒湿，或酒湿伤脾，腹痛作泄，或饮食失宜，呕恶痛泄，无火等证。

补骨脂四两，酒炒　吴茱萸制，二两　木香二两　干姜四两，炒北五味二两。或以肉豆蔻代之，面炒用。或用乌药亦可

汤浸蒸饼丸，桐子大。每服六七十丸，甚者百余丸，滚白汤或人参汤或米汤俱可下。腹痛多呕者，加胡椒二两更妙。

**七德丸**十九　治生冷伤脾，初患泻痢，肚腹疼痛，凡年壮气血未衰，及寒湿食滞，凡宜和胃者，无不神效。此即佐关煎之偏裨也。

台乌药　吴茱萸制　干姜炒黄　苍术炒，各二两　木香　茯苓各一两　补骨脂炒，四两

神曲糊丸，桐子大。每服七八十丸，或百丸，滚白汤送下。

**复阳丹**二十　治阴寒呕吐泄泻，腹痛寒疝等证。

附子制　炮姜　胡椒　北五味炒　炙甘草各一两　白面二两，炒熟

上为末，和匀，入温汤捣丸，桐子大。每服一钱，随证用药引送下。

**黄芽丸**二一　治脾胃虚寒，或饮食不化，或时多胀满泄泻，吞酸呕吐等证。此药随身常用甚妙。

人参二两　焦干姜三钱

炼白蜜为丸，芡实大。常嚼服之。

**一气丹**二二 治脾肾虚寒，不时易泻腹痛，阳痿怯寒等证。此即参附汤之变方也。

人参 制附子各等份

炼白蜜丸，如绿豆大。每用滚白汤送下三五分或一钱。凡药饵不便之处，或在途次，随带此丹最妙。

**九气丹**二三 治脾肾虚寒如五德丸之甚者。

熟地八两 制附子四两 肉豆蔻面炒，二两 焦姜 吴茱萸 补骨脂酒炒 荜茇 五味子炒，各二两 粉甘草炒，一两

炼白蜜为丸，或山药糊丸，如桐子大。每服六七十丸或百丸，滚白汤下。如气虚者，加人参，或二两，或四两，尤妙甚。

**温脏丸**二四 治诸虫积既逐而复生者，多由脏气虚寒，宜温健脾胃以杜其源，此方主之。

人参随宜用，无亦可 白术米泔浸炒 当归各四两 芍药酒炒焦 茯苓 川椒去合口者，炒出汗 细榧肉 使君子煨，取肉 槟榔各二两 干姜炮 吴茱萸汤泡一宿，炒，各一两

上为末，神曲糊为丸，桐子大。每服五七十丸或百丸，饥时白汤下。如脏寒者，加制附子一二两。脏热者，加黄连一二两。

**圣术煎**二五 治饮食偶伤，或吐或泻，胸膈痞闷，或胁肋疼痛，或过用克伐等药，致伤脏气，有同前证而脉息无力，气怯神倦者，速宜用此，不得因其虚痞虚胀而畏用白术，此中虚实之机，贵乎神悟也。若痛胀觉甚者，即以此煎送神香散最妙。若用治寒湿泻痢呕吐，尤为圣药。

白术用冬术味甘佳者五六七八钱，炒，或一二两 干姜炒 肉桂各一二钱 陈皮酌用，或不用

水一盅半，煎七分，温热服。若治虚寒泻痢呕吐等证，则人参、炙甘草之类，当任意加用。若治中虚感寒，则麻黄、柴胡亦任意加用。

# 固　阵

**秘元煎**一　治遗精带浊等病。此方专主心脾。

远志八分，炒　山药二钱，炒　芡实二钱，炒　枣仁炒，捣碎，二钱　白术炒　茯苓各钱半　炙甘草一钱　人参一二钱　五味十四粒。畏酸者去之　金樱子去核，二钱

水二盅，煎七分。食远服。此治久遗无火，不痛而滑者，乃可用之。如尚有火觉热者，加苦参一二钱。

如气大虚者，加黄芪一二三钱。

**固阴煎**二　治阴虚滑泄，带浊淋遗，及经水因虚不固等证。此方专主肝肾。

人参随宜　熟地三五钱　山药炒，二钱　山茱萸一钱半　远志七分，炒　炙甘草一二钱　五味十四粒　菟丝子炒香，二三钱

水二盅，煎七分。食远温服。如虚滑遗甚者，加金樱子肉二三钱，或醋炒文蛤一钱，或乌梅二个。如阴虚微热而经血不固者，加川续断二钱。如下焦阳气不足而兼腹痛溏泄者，加补骨脂、吴茱萸之类，随宜用之。如肝肾血虚，小腹痛而血不归经者，加当归二三钱。如脾虚多湿，或兼呕恶者，加白术一二钱。如气陷不固者，加炒升麻一钱。如兼心虚不眠，或多汗者，加枣仁二钱，炒用。

**菟丝煎**三　治心脾气弱，凡遇思虑劳倦即苦遗精者，宜此主之。

人参二三钱　山药炒，二钱　当归钱半　菟丝子制炒，四五钱　枣仁炒　茯苓各钱半　炙甘草一钱或五分　远志制，四分　鹿角霜为末，每服加入四五匙

上用水一盅半，煎成，加鹿角霜末调服，食前。或加白术一二钱。

**惜红煎**四　治妇人经血不固，崩漏不止，及肠风下血等证。

白术　山药　炙甘草　地榆　续断炒　芍药炒　北五味十四粒
荆芥穗炒　乌梅二枚

水一盅半，煎七分。食远服。如火盛者，加黄连、黄芩。如脾虚兼寒，脾泄者，加补骨脂、人参。

**苓术菟丝丸**五　治脾肾虚损，不能收摄，以致梦遗精滑困倦等证。

白茯苓　白术米泔洗，炒　莲肉去心，各四两　五味二两，酒蒸
山药炒，二两　杜仲酒炒，三两　炙甘草五钱　菟丝子用好水淘净，入陈
酒浸一日，文火煮极烂，捣为饼，焙干为末，十两

上用山药末以陈酒煮糊为丸，桐子大。空心滚白汤或酒下百余丸。如气虚神倦，不能收摄者，加人参三四两尤妙。

**固真丸**六　治梦遗精滑。

菟丝子一斤，淘洗净，用好酒浸三日，煮极熟，捣膏，晒干。或用净白布
包蒸亦佳　牡蛎煅，四两　金樱子去子，蒸熟，四两　茯苓酒拌蒸晒，四两

上蜜丸，空心好酒送下三钱，或盐汤亦可。

**黏米固肠糕**七　治脾胃虚寒，或因食滞气滞，腹痛泄泻久不止者，多服自效。

用白糯米滚汤淘洗，炒香熟为粉，每粉一两，加干姜末炒熟者二分半，白糖二钱，拌匀，于饥时用滚水调服一二两。如有微滞者，加陈皮炒末二分，或砂仁末一分俱妙。一法用陈老米粉亦妙。此与古方固类四九泄泻经验方大同小异，并补阵养元粉略同。

**玉关丸**八　治肠风血脱，崩漏带浊不固，诸药难效者，宜用此丸兼煎药治之。及泻痢滑泄不能止者，亦宜用此。

白面炒熟，四两　枯矾二两　文蛤醋炒黑，二两　北五味一两，炒
诃子二两，半生半炒

上为末，用熟汤和丸，梧子大。以温补脾肾等药随证加减煎
汤送下，或人参汤亦可。如血热妄行者，以凉药送下。

**巩堤丸**九　治膀胱不藏，水泉不止，命门火衰，小水不禁
等证。

熟地二两　菟丝子酒煮，二两　白术炒，二两　北五味　益智仁
酒炒　补骨脂酒炒　附子制　茯苓　家韭子炒，各一两

上为末，山药糊丸，如桐子大。每服百余丸，空心滚汤，或
温酒下。如兼气虚，必加人参一二两更妙。

**敦阜糕**十　治久泻久痢，肠滑不固妙方，及妇人带浊最佳。

白面炒黄，二两　冬白术炒黄，一两　补骨脂炒，五钱

上共为末。临服时加白糖，随宜用清滚汤，食前调服如糕
法。如胃寒者，每一两加干姜炒末五分或一钱。如气有不顺，或
痛，或呕，每末一两，加丁香一钱。如滑泄不禁者，每两加粟壳
末炒黄一钱。若以作丸，则宜三味等份用，即名敦阜丸。

# 因　阵

**逍遥饮**一　治妇人思郁过度，致伤心脾冲任之源，血气日枯，渐至经脉不调者。

当归二三钱　芍药钱半　熟地三五钱　枣仁二钱，炒　茯神钱半　远志制，三五分　陈皮八分　炙甘草一钱

水二盅，煎七分。食远温服。如气虚者，加人参一二钱。如经水过期兼痛滞者，加酒炒香附一二钱。

**决津煎**二　治妇人血虚经滞，不能流畅而痛极者，当以水济水，若江河一决而积垢皆去，宜用此汤，随证加减主之。此用补为泻之神剂也。如气虚者，宜少用香、陈之类，甚者不用亦可。

当归三五钱，或一两　泽泻一钱半　牛膝二钱　肉桂一二三钱　熟地二三钱，或五七钱，或不用亦可　乌药一钱，如气虚者不用亦可

水二盅，煎七八分。食前服。如呕恶者，加焦姜一二钱。如阴滞不行者，非加附子不可。如气滞而痛胀者，加香附一二钱，或木香七八分。如血滞血涩者，加酒炒红花一二钱。如小腹不暖而痛极者，加吴茱萸七八分。如大便结涩者，加肉苁蓉一二三钱，微者以山楂代之。

**五物煎**三　治妇人血虚凝滞，蓄积不行，小腹痛急，产难经滞，及痘疮血虚寒滞等证，神效。此即四物汤加肉桂也。

当归三五七钱　熟地三四钱　芍药二钱，酒炒　川芎一钱　肉桂一二三钱

水一盅半，煎服。兼胃寒或呕恶者，加干姜炮用。水道不利，加泽泻或猪苓。气滞者，加香附或丁香、木香、砂仁、乌药。阴虚疝痛者，加小茴香。血瘀不行，脐下若覆杯，渐成积块

者，加桃仁或酒炒红花。痘疮血虚寒胜，寒邪在表者，加细辛、麻黄、紫苏之属。

**调经饮**四 治妇人经脉阻滞，气逆不调，多痛而实者。

当归三五钱 牛膝二钱 山楂一二钱 香附二钱 青皮 茯苓各一钱半

水二盅，煎七分。食远服。如因不避生冷而寒滞其血者，加肉桂、吴茱萸之类。如兼胀闷者，加厚朴一钱，或砂仁亦可。如气滞者，加乌药二钱，或痛在小腹者，加小茴香一钱半。

**通瘀煎**五 治妇人气滞血积，经脉不利，痛极拒按，及产后瘀血实痛，并男女血逆血厥等证。

归尾三五钱 山楂 香附 红花新者，炒黄，各二钱 乌药一二钱 青皮钱半 木香七分 泽泻钱半

水二盅，煎七分，加酒一二小盅。食前服。兼寒滞者，加肉桂一钱，或吴茱萸五分。火盛内热，血燥不行者，加炒栀子一二钱。微热血虚者，加芍药二钱。血虚涩滞者，加牛膝。血瘀不行者，加桃仁三十粒，去皮尖用，或加苏木、延胡索之类。瘀极而大便结燥者，加大黄一二三钱，或加芒硝、蓬术亦可。

**胎元饮**六 治妇人冲任失守，胎元不安不固者，随证加减用之。或间日，或二三日，常服一二剂。

人参随宜 当归 杜仲 芍药各二钱 熟地二三钱 白术钱半 炙甘草一钱 陈皮七分，无滞者不必用

水二盅，煎七分。食远服。如下元不固而多遗浊者，加山药、补骨脂、五味之类。如气分虚甚者，倍白术，加黄芪。但芪、术气浮，能滞胃口，倘胸膈有饱闷不快者，须慎用之。如虚而兼寒多呕者，加炮姜七八分或一二钱。如虚而兼热者，加黄芩一钱五分，或加生地二钱，去杜仲。如阴虚小腹作痛，加枸杞二钱。如多怒气逆者，加香附无妨，或砂仁亦妙。如有所触而动血

者，加川续断、阿胶各一二钱。如呕吐不止，加半夏一二钱，生姜三五片。

**固胎煎**七　治肝脾多火多滞而屡堕胎者。

黄芩二钱　白术一二钱　当归　芍药　阿胶各钱半　陈皮一钱
砂仁五分

水一盅半，煎服。

**凉胎饮**八　治胎气内热不安等证。

生地　芍药各二钱　黄芩　当归各一二钱　甘草生，七分　枳壳
石斛各一钱　茯苓钱半

水一盅半，煎七分。食远温服，如热甚者，加黄柏一二钱。

**滑胎煎**九　胎气临月，宜常服数剂，以便易生。

当归三五钱　川芎七分　杜仲二钱　熟地三钱　枳壳七分　山药
二钱

水二盅，煎八九分。食前温服。如气体虚弱者，加人参、白术，随宜用之。如便实多滞者，加牛膝一二钱。

**殿胞煎**十　治产后儿枕疼痛等证如神。

当归五七钱，或一两　川芎　炙甘草各一钱　茯苓一钱　肉桂一二
钱，或五七分

水一盅，煎八分。热服。如脉细而寒或呕者，加干姜炒黄色一二钱。如血热多火者，去肉桂，加酒炒芍药一二钱。如脉弱阴虚者，加熟地三五钱。如气滞者，加香附一二钱，或乌药亦可。腰痛加杜仲一二钱。

**脱花煎**十一　凡临盆将产者，宜先服此药催生最佳，并治产难经日，或死胎不下俱妙。

当归七八钱或一两　肉桂一二钱或三钱　川芎　牛膝各二钱　车前
子钱半　红花一钱。催生者，不用此味亦可

水二盅，煎八分。热服，或服后饮酒数杯亦妙。若胎死腹

中，或坚滞不下者，加朴硝三五钱即下。若气虚困剧者，加人参随宜。若阴虚者，必加熟地三五钱。

**九蜜煎**十二　治产后阳气虚寒，或阴邪入脏，心腹疼痛，呕吐不食，四肢厥冷。此与大岩蜜汤略同而稍胜之。

当归　熟地各三钱　芍药酒炒焦　茯苓各钱半　炙甘草　干姜炒　肉桂　北细辛各一钱　吴茱萸制，五分

水二盅，煎服。

**清化饮**十三　治妇人产后因火发热，及血热妄行，阴亏诸火不清等证。

芍药　麦冬各二钱　丹皮　茯苓　黄芩　生地各二三钱　石斛一钱

水一盅半，煎七分。食远温服。如觉骨蒸多汗者，加地骨皮一钱半。热甚而渴或头痛者，加石膏一二三钱。下热便涩者，加木通一二钱，或黄柏、栀子皆可随证用之。如兼外邪发热，加柴胡一二钱。愚按：丹溪云：芍药酸寒，大伐发生之气，产后忌用之。此亦言之过也。夫芍药之寒，不过于生血药中稍觉其清耳，非若芩连辈之大苦大寒者也。使芍药犹忌如此，则他之更寒者，尤为不可用矣。余每见产家过慎者，或因太暖，或因年力方壮，而饮食药饵太补过度，以致产后动火者，病热极多。若尽以产后为虚，必须皆补，岂尽善哉？且芍药性清，微酸而收，最宜于阴气散失之证，岂不为产后之要药乎？不可不辨也。

**毓麟珠**十四　治妇人气血俱虚，经脉不调，或断续，或带浊，或腹痛，或腰酸，或饮食不甘，瘦弱不孕，服一二斤即可受胎。凡种子诸方，无以加此。

人参　白术土炒　茯苓　芍药酒炒，各二两　川芎　炙甘草各一两　当归　熟地蒸捣，各四两　菟丝子制，四两　杜仲酒炒　鹿角霜　川椒各二两

上为末，炼蜜丸，弹子大。每空心嚼服一二丸，用酒或白汤送下，或为小丸吞服亦可。如男子制服，宜加枸杞、胡桃肉、鹿角胶、山药、山茱萸、巴戟肉各二两。如女人经迟腹痛，宜加酒炒补骨脂、肉桂各一两，甚者再加吴茱萸五钱，汤泡一宿炒用。如带多，腹痛，加补骨脂一两，北五味五钱，或加龙骨一两，醋煅用。如子宫寒甚，或泄或痛，加制附子、炮干姜随宜。如多郁怒，气有不顺，而为胀为滞者，宜加酒炒香附二两，或甚者再加沉香五钱。如血热多火，经早内热者，加川续断、地骨皮各二两，或另以汤剂暂清其火，而后服此，或以汤引酌宜送下亦可。

**赞育丹**又十四　治阳痿精衰，虚寒无子等证妙方。

熟地八两，蒸捣　白术用冬术，八两　当归　枸杞各六两　杜仲酒炒　仙茅酒蒸一日　巴戟肉甘草汤炒　山茱萸　淫羊藿羊脂拌炒　肉苁蓉酒洗去甲　韭了炒黄，各四两　蛇床子微炒　附子制　肉桂各二两

上炼蜜丸服。或加人参、鹿茸亦妙。

**柴归饮**十五　治痘疮初起，发热未退，无论是痘是邪，疑似之间，均宜用此平和养营之剂以为先着。有毒者可托，有邪者可散，实者不致助邪，虚者不致损气。凡阳明实热邪盛者，宜升麻葛根汤；如无实邪，则悉宜用此增减主之。

当归二三钱　芍药或生或炒，一钱半　柴胡一钱或钱半　荆芥穗一钱　炙甘草七分，或一钱

水一盅半，煎服。或加生姜三片。血热者，加生地。阴虚者，加熟地。气虚脉弱者，加人参。虚寒者，加炮姜、肉桂。火盛者，加黄芩。热渴者，加干葛。腹痛者，加木香、砂仁。呕恶者，加炮姜、陈皮。若治麻疹，或以荆芥易干葛。阴寒盛而邪不能解者，加麻黄、桂枝。

**疏邪饮**十六　治痘疹初起发热，凡血气强盛，无藉滋补者，单宜解邪，用此方为主，以代升麻葛根汤及苏葛汤等方，最为

妥当。

柴胡<sub>倍用</sub>　芍药<sub>倍用，酒炒</sub>　苏叶　荆芥穗　炙甘草<sub>减半</sub>

水一盅半，煎服。无火者，加生姜三片。火盛内热者，加黄芩。渴者，加干葛。

**凉血养营煎**十七　治痘疮血虚血热，面红热渴，或色燥不起，及便结溺赤，凡阳盛阴虚等证，悉宜用此。

生地黄　当归　芍药　生甘草　地骨皮　紫草　黄芩　红花

水一盅半，煎服，量儿大小加减用之。渴，加天花粉。肌热无汗，加柴胡。热毒甚者，加牛蒡子、木通、连翘之属。血热毒不透者，加犀角。

**柴葛煎**十八　治痘疹表里俱热，散毒养阴，及瘟疫等证。

柴胡　干葛　芍药　黄芩　甘草　连翘

水一盅半，煎服。

**搜毒煎**十九　解痘疹热毒炽盛，紫黑干枯，烦热便结纯阳等证。

紫草　地骨皮　牛蒡子<sub>杵</sub>　黄芩　木通　连翘　蝉蜕　芍药<sub>等份</sub>

水一盅半，煎服。渴者，加天花粉、麦门冬。阳明热甚，头面牙龈肿痛者，加石膏、知母。大肠干结实，脐腹实胀者，加大黄、芒硝。血热妄行者，加犀角、童便。小水热闭者，加山栀、车前子。兼表热者，加柴胡。

**六物煎**二十　治痘疹血气不充，随证加减用之，神效不可尽述。并治男妇气血俱虚等证。

炙甘草　当归　熟地<sub>或用生地</sub>　川芎<sub>三四分，不宜多</sub>　芍药<sub>俱随宜加减</sub>　人参<sub>或有或无，随虚实用之。气不虚者不必用</sub>

上咀，用水煎服。如发热不解，或痘未出之先，宜加柴胡以疏表，或加防风佐之。如见点后，痘不起发，或起而不灌，或灌

而浆薄，均宜单用此汤，或加糯米、人乳、好酒、肉桂、川芎以
助营气。如气虚痒塌不起，加穿山甲炒用。如红紫血热不起，宜
加紫草或犀角。如脾气稍滞者，宜加陈皮、山楂。如胃气虚寒多
呕者，加干姜炒用，或加丁香。如腹痛兼滞者，加木香、陈皮。
表虚气陷不起，或多汗者，加黄芪。气血俱虚，未起未灌而先痒
者，加肉桂、白芷。如元气大虚，寒战咬牙泄泻，宜去芍药，加
黄芪、大附子、干姜、肉桂。

**六气煎**二一　治痘疮气虚，痒塌倒陷，寒战咬牙，并治男妇
阳气虚寒等证。

黄芪炙　肉桂　人参　白术　当归　炙甘草

上咀，水煎服。加减法照前六物煎。

**九味异功煎**二二　治痘疮寒战咬牙倒陷，呕吐泄泻，腹痛虚
寒等证。用代陈氏十二味异功散等方。

人参二三钱　黄芪炙，一二钱　当归　熟地各二三钱　炙甘草七
分，或一钱　丁香三五分，或一钱　肉桂一钱　干姜炮，一二钱　制附子
一二钱

上量儿大小加减，用水一盏半，煎七分，徐徐与服之。如泄
泻腹痛，加肉豆蔻面炒一钱，或加白术一二钱。

**透邪煎**二三　凡麻疹初热未出之时，惟恐误药，故云未出之
先，不宜用药，然解利得宜，则毒必易散而势自轻减，欲求妥
当，当先用此方为主。

当归二三钱　芍药酒炒，一二钱　防风七八分　荆芥一钱　炙甘草
七分　升麻三分

水一盏半，煎服。如热甚脉洪滑者，加柴胡一钱。此外，凡
有杂证，俱可随宜加减。

**牛膝煎**二四　截疟大效。凡邪散已透而血气微虚者，宜此
主之。

牛膝二钱　当归　陈皮各三钱

上用好酒一盅，浸一宿，次早加水一盅，煎至八分。温服。

**何人饮**二五　截疟如神。凡气血俱虚，久疟不止，或急欲取效者，宜此主之。

何首乌自三钱以至一两，随轻重用之　当归二三钱　人参三五钱，或一两，随宜　陈皮二三钱。大虚者不必用　煨生姜三片，多寒者用三五钱

水二盅，煎八分。于发前二三时，温服之。若善饮者，以酒一盅，浸一宿，次早加水一盅煎服亦妙。再煎不必用酒。

**追疟饮**又二五　截疟甚佳。凡血气未衰，屡散之后而疟有不止者，用此截之，已经屡验。

何首乌一两，制　当归　甘草　半夏　青皮　陈皮　柴胡各三钱

上用井水、河水各一盅，煎一盅，渣亦如之，同露一宿。次早温服一盅，饭后食远再服一盅。

**木贼煎**二六　凡疟疾形实气强，多湿多痰者，宜此截之，大效。

半夏　青皮各五钱　木贼　厚朴各三钱　白、苍术　槟榔各一钱

用陈酒二盅，煎八分，露一宿。于未发之先二时，温服。

**牙皂散**二七　治胃脘痛剧，诸药不效者，服此如神。

用牙皂烧存性，以烟将尽为度，研末。用烧酒调服一钱许即效。

**荔香散**二八　治疝气痛极。凡在气分者，最宜用之，并治小腹气痛等证，神效。又心腹久痛方如后。

荔枝核炮微焦　大茴香等份，炒

上为末，用好酒调服二三钱。如寒甚者，加制过吴茱萸减半用之。凡心腹胃脘久痛，屡触屡发者，惟妇人多有之，用荔枝核一钱，木香八分，为末，每服一钱，清汤调服，数服除根。

**豕膏**二九　　《内经》曰：痈发于嗌中，名曰猛疽，猛疽不治，化为脓，脓不泻，塞咽，半日死；其化为脓者，泻则合豕膏，冷食，三日已。此必以猪板油炼净服之也。

又万氏方：治肺热暴喑。用猪脂一斤，炼过，入白蜜一斤，再炼少顷，滤净冷定，不时挑服一匙，即愈。按：此方最能润肺润肠，凡老人痰嗽不利及大肠秘结者，最宜用之。

又《千金方》：治关格闭塞。用猪脂、姜汁各二升，微火煎至二升，加酒五合和煎，分服之。

愚意先以当归半斤，浓煎取汁，炼过猪脂一斤，同炼去其水气，乃入白蜜一斤，再炼少顷，滤净收贮，不时挑服，用治老人之秘结，及噎膈闭结等症，必无不妙。如果阳气不行者，仍加生姜四两，同当归煎入；或宜酒者，以酒送服亦可。或气有不利者，加杏仁二两，去皮尖，同前煎入皆妙。或有滞者，当以饧代蜜更妙。是即《内经》所谓以辛润之也。

**罨伤寒结胸法**三十　　凡病伤寒结胸，其有中气虚弱，不堪攻击内消者，须以此法外罨之，则滞行邪散，其效如神。

葱白头　生姜　生萝卜此味加倍。如无，以子代之

上用葱姜各数两，萝卜倍之，共捣一处炒热，用手巾或白布包作大饼，罨胸前胀痛处。此药须分二包，冷则轮换罨之，无不即时开通，汗出而愈。但不宜太热，恐炮烙难受也。又法：以大蒜一二十头，捣烂，摊厚纸或薄绢上，贴于胀处，少顷即散。用治一切胀痛，无不神妙。

**连翘金贝煎**三一　　治阳分痈毒，或在脏腑肺膈胸乳之间者，此方最佳，甚者连用数服，无有不愈。

金银花　贝母土者更佳　蒲公英　夏枯草各三钱　红藤七八钱
连翘一两，或五七钱

用好酒二碗，煎一碗服。服后暖卧片时。火盛烦渴乳肿者，

加天花粉。若阳毒内热，或在头顶之间者，用水煎亦可。

**连翘归尾煎**三二　治一切无名痈毒，丹毒流注等毒，有火者最宜用之。

连翘七八钱　归尾三钱　甘草一钱　金银花　红藤各四五钱

用酒煎服如前。如邪热火盛者，加槐蕊二三钱。

**桔梗杏仁煎**三三　此桔梗汤之变方也。治咳嗽吐脓，痰中带血，或胸膈隐痛，将成肺痈者，此方为第一。

桔梗　杏仁　甘草各一钱　阿胶　金银花　麦冬　百合　夏枯草　连翘各二钱　贝母三钱　枳壳钱半　红藤三钱

水二盅，煎八分。食远服。如火盛兼渴者，加天花粉二钱。

**当归蒺藜煎**三四　治痈疽疮疹血气不足，邪毒不化，内无实热而肿痛淋漓者，悉宜用之。此与芍药蒺藜煎相为奇正也，当酌其详。

当归　熟地　芍药酒炒　何首乌各二钱　炙甘草　防风　川芎　荆芥穗　白芷各一钱　白蒺藜炒捣碎，三钱，或五钱

上或水或酒，用二盅煎服，然水不如酒。或以水煎服后，饮酒数杯以行药力亦可。阳虚不能化毒者，加桂枝，甚者再加干姜、附子。气虚不化者，加黄芪、人参。毒陷不能外达者，加穿山甲或皂刺。

**芍药蒺藜煎**三五　治通身湿热疮疹，及下部红肿热痛诸疮，神效。外以螵蛸粉敷之。

龙胆草　栀子　黄芩　木通　泽泻各钱半　芍药　生地各二钱　白蒺藜连刺捣碎，五钱，甚者一两

水二盅，煎八分，食远服。如火不甚者，宜去龙胆、栀子，加当归、茯苓、薏仁之属。如湿毒甚者，加土茯苓五钱或一、二两。

**降痈散**三六　治痈疽诸毒，消肿止痛散毒，未成者即消，已成者敛毒速溃可愈。若阳毒炽盛而疼痛势凶者，宜先用此方，其

解毒散毒之功，神效最速。若坚顽深固者，宜用后方。

薄荷<sub>辛佳者，用叶</sub>　野菊花<sub>连根叶各一握</sub>　土贝母<sub>半之</sub>　茅根<sub>一握</sub>

上干者可为末，鲜者可捣烂，同贝母研匀，外将茅根煎浓汤去渣，用调前末，乘热敷患处，仍留前剩汤炖暖，不时润于药上。但不可用冷汤，冷则不散不行，反能为痛。约敷半日即宜换之，真妙方也。

后方：凡疽毒坚顽深固，及结核痰滞，宜用此方。

脑荷<sub>倍用</sub>　生南星　土贝母　朴硝<sub>各等份</sub>　石灰<sub>风化者，亦倍用，或倍倍用之</sub>

上同为末，用盐卤调杵稠黏，敷患处，经宿，干即易之，不必留头，若脓成者留头亦可。或炒热摊绢上，隔绢贴之亦可。或用麻油调，或用热茅根汤调亦可。若欲止痛速效，加麝香或冰片少许更妙。

**百草煎**三七　治百般痈毒诸疮，损伤疼痛，腐肉肿胀，或风寒湿气留聚，走注疼痛等证，无不奇效。

百草<sub>凡田野山间者，无论诸品，皆可取用，然犹以山草为胜，辛香者佳。冬月可用干者，须预为收采之</sub>

上不论多寡，取以多，煎浓汤，乘热熏洗患处，仍用布帛蘸熨良久，务令药气蒸透，然后敷贴他药，每日二三次不拘，但以频数为善。盖其性之寒者可以除热，热者可以散寒，香者可以行气，毒者可以解毒，无所不用，亦无所不利。汤得药性则汤气无害，药得汤气则药力愈行。凡用百草以煎膏者，其义亦此。此诚外科中最要最佳之法，亦传之方外人者也。若洗水鼓肿胀，每次须用草二三十斤，煎浓汤二三锅，用大盆盛贮，以席簟遮风熏洗良久，每日一次或二次，内服廓清饮分利等剂妙甚。

**螵蛸散**三八　治湿热破烂，毒水淋漓等疮，或下部、肾囊、足股肿痛，下疳诸疮，无不神效。又海藏治下疳方，在外科下疳门。

海螵蛸不必浸淡　人中白或人中黄，硇砂亦可，等份

上为细末。先以百草多煎浓汤，乘热熏洗，后以此药掺之。如干者，以麻油或熬熟猪油，或蜜水调敷之。若肿而痛甚者，加冰片少许更妙。若湿疮脓水甚者，加密陀僧等份，或煅过官粉亦可，或煅制炉甘石更佳。

**肠痈秘方**三九　凡肠痈生于小肚角，微肿而小腹隐痛不止者是。若毒气不散，渐大内攻而溃，则成大患，急宜以此药治之。

先用红藤一两许，以好酒二碗，煎一碗。午前一服，醉卧之。午后用紫花地丁一两许，亦如前煎服，服后痛必渐止为效，然后服后末药除根神妙。

当归五钱　蝉蜕　僵蚕各二钱　天龙　大黄各一钱　石�䖵五钱，此草药也　老蜘蛛二个，捉放新瓦上，以酒盅盖定，外用火煅干存性

上共为末，每空心用酒调送一钱许，日逐渐服，自消。

**槐花蕊**四十　治杨梅疮、下疳神方。

凡棉花疮毒及下疳初感，或毒盛经久难愈者，速用新槐蕊拣净，不必炒，每食前用清酒吞下三钱许，早午晚每日三服，服至二三升，则热毒尽去，可免终身除毒之患，亦无寒凉败脾之虑，此经验神方也。如不能饮，即用滚水、盐汤俱可送下，但不及酒送之效捷也。

**飞丹散**四一　治寒湿风湿脚腿等疮。

飞丹　人中黄白更妙　轻粉　水粉各等份

为末，凡湿烂者可以干掺，外用油纸包盖。若干陷者，以猪骨髓或猪油调贴之。先以百草煎汤，乘热熏洗，然后贴之，日洗数次妙。

**棉花疮点药**四二

杏仁取霜　轻粉真者

二味等份为末，敷于疮上，二三日即痂脱而落。

又武定侯方：用雄黄钱半，杏仁三十粒去皮，轻粉一钱，同为末，用雄猪胆汁调敷之。二三日即愈，百发百中，天下第一方。

**鸡子黄连膏**四三　治火眼暴赤疼痛，热在肤腠，浅而易解者，用此点之，数次可愈。若热由内发，火在阴分者，不宜外用凉药，非惟不能去内热，而且以闭火邪也。用鸡子一枚，开一小窍，单取其清，盛以瓷碗，外用黄连一钱，研为粗末，掺于鸡子清上，用箸彻底速打数百，使成浮沫，约得半碗许，即其度矣。安放少顷，用箸拨开浮沫，倾出清汁，用点眼眦，勿得紧闭眼胞，挤出其药，必热泪涌出，数次即愈。内加冰片少许尤妙。若鸡子小而清少者，加水二三匙同打亦可。

**金露散**四四　治赤目肿痛、翳障诸疾。

天竺黄择辛香者用　海螵蛸不必浸洗　月石各一两　朱砂飞　炉甘石片子者佳，煅淬童便七次，飞净，各八钱

上为极细末，瓷瓶收贮。每用时旋取数分，研入冰片少许。诸目疾皆妙。若治内外眦障，取一钱许，加珍珠八厘，胆矾三厘。内珍珠须放豆腐中蒸熟用。若烂弦风眼，每一钱加铜绿、飞丹各八厘。如赤眼肿痛，每一钱加乳香、没药各半分。

**二辛煎**四五　治阳明胃火，牙根口舌肿疼不可当，先用此汤漱之，漱后敷以三香散，或仍服清胃等药以治其本。

北细辛三钱　生石膏一两

上二味，用水二碗，煎一碗。乘热频漱之。

**冰玉散**四六　治牙疳牙痛，口疮齿𧏾喉痹。

生石膏一两　月石七钱　冰片三分　僵蚕一钱

上为极细末，小瓷瓶盛贮，敷之吹之。

**冰白散**四七　治口舌糜烂，及走马牙疳等证。

人中白倍用之　冰片少许　铜绿用醋制者　杏仁二味等份

上为细末，敷患处。此方按之古法，有以人中白七分，与枯矾三分同用者。又有以蜜炙黄柏，与人中白等份，仍加冰片同用者，是皆可师之法，诸当随宜用之。

**代匙散**四八　治喉痹。

月石　石膏各一钱　脑荷五分　胆矾五分　粉草三分　僵蚕炒，五分　冰片一分　皂角炙烟尽，五分

上为细末，用竹管频吹喉中。加牛黄五分更佳。

**三香散**四九　治牙根肿痛。

丁香　川椒取红，等份　冰片少许

上为末，敷痛处。如无川椒，以荜茇代之亦可。

**固齿将军散**五十　治牙痛牙伤，胃火糜肿，久之牢牙固齿。

锦纹大黄炒微焦　杜仲炒半黑，各十两　青盐四两

上为末，每日清晨擦漱，火盛者咽之亦可。

**熏疥方**五一

朱砂　雄黄　银朱各三分，同研　大枫子　木鳖子各三个

上将大枫、木鳖先捣碎，乃入前三味拌匀，外以干艾铺卷成筒，约长二寸许足矣。凡熏时，须将全身疥痂悉行抓破，熏之始效。后五六日，复熏一筒，无不悉愈。

**杖丹膏**五二

猪板油半斤　黄占二两　轻粉三钱　水银三钱　冰片三分

先将水银、轻粉同研细，俟猪油熬熟，去滓，先下黄占熔化，后入末药，搅匀收贮，以水浸二三时，令出火毒。用竹纸摊贴，觉热即换，轻者即愈，重者不过旬日。

**银朱烟**五三　治头发生虱，及诸疮之有虫者。

用银朱四五分，揩擦厚纸上，点着，置一干碗中，上用一湿碗露缝覆之，其烟皆着于湿碗之上，乃用纸揩擦发中，覆以毡

帽，则虮虱皆尽矣。此烟以枣肉和捻作饼，或作丸，或擦于猪鸡熟肝之间，用贴诸疮癣之有虫者。及虫蚀肛门者，以棉裹枣丸纳肛门中一宿，无不神效。须留棉带在外，以便出之。

**雷火针**五四　治风寒湿毒之气留滞经络，而为痛为肿不能散者。

五月五日取东引桃枝，去皮，两头削如鸡子尖样，长一二寸许。针时以针向灯上点着，随用纸三五层，或布亦可，贴盖患处，将热针按于纸上，随即念咒三遍，病深者再燃再刺之，立愈。咒曰：天火地火，三昧真火，针天天开，针地地裂，针鬼鬼灭，针人人得长生，百病消除，万病消灭。吾奉太上老君急急如律令。

又雷火针新方，乃以药为针者，其法更妙。

白芷　独活　川芎　细辛　牙皂　穿山甲炮，倍用　丁香　枳壳　松香　雄黄　乳香　没药　杜仲　桂枝各一钱　硫黄二钱　麝香不拘　熟艾二三两

上捣为粗末，和匀，取艾铺底，掺药于上，用上好皮纸卷筒，先须用丝绊约两头，防其伸长，然后加纸再擀，务令极实，粗如鸡子尖样，是其度也。乃用鸡子清尽刷外层，卷而裹之，阴干。用法如前。一方有巴豆仁八分，斑蝥三钱，去头、足、翅用。

**疥癣光**五五　治疥疮，搽上即愈。癣疮亦妙。

松香一钱　水银　硫黄　枯矾各二钱　樟脑各二钱，此或一钱　麻油

上先将松香、水银加麻油少许，研如糊，后入三味，研细如膏，擦之神效。

**鹅掌风四方**五六　附录

猪胰一具，去油，勿经水　花椒三钱

上用好酒温热，将二味同浸二三日，取胰，不时擦手，微火

烘之，自愈。

又方：用白矾三钱，打如豆粒，以麻油一两熬矾至黑，去矾用油擦手，微火烘之，不过二三次即愈。

又方：用葱五六根，椎破，再用花椒一把，同入瓷瓦罐中，入醋一碗，后以滚汤冲入，熏洗数次即愈。

又方：用谷树叶煎汤温洗，以火烘干，随用柏白油擦之，再以火烘干，少顷又洗又烘，如此日行三次，不过三五日即愈。

**秘传水银膏**五七　擦治杨梅风毒溃烂危恶，多年不愈者，经验神方。

黄柏　黄连各一钱　川大黄五分，三味另研　雄黄　胆矾　青黛儿茶　铜青各三分　轻粉　枯矾各四分　大枫子去油，取净霜五分，黑者勿用　珍珠一分半，生用　冰片一分半，二味另研　人言人壮者七厘，弱者半分，中者六厘

上十四味为极细末，分作三份，每份约一钱八分。

番打麻　另为末。若疮重而人壮能食者，每份用五分；人弱不起者，每份用三分；中者四分。以末入前药各份内研匀。

水银　人健者，每份用一两或八九钱；中者或五六钱；卧床不起而极弱者，只可用三钱，决不可再多矣。

上先将麻、汞并前药各一份，俱入盏内，再入真芝麻油少许，用手指研开，务使汞药混为一家，渐次增油，久研，以不见汞星为度，大约如稀糊可矣。

擦法：用此药擦手足四腕动脉处，每药一份，务分擦一二日，每日早晚各擦一次，每次以六七百数为度，擦完用布包之。擦药时，凡周身略有破伤处，俱用无麝膏药贴之，膏药须厚摊，每二日一换，换时不可经风，常须避帐幔中，冬月须用厚被暖炕，他时亦须常暖，南方则多用被褥盖垫可也。擦至七日，毒必从齿缝中发出，口吐臭涎。若口齿破烂出血，但用甘

草、蜂房煎汤，候冷漱解，不可咽下。轻者只以花椒汤漱之亦可。擦处必皮破，不可畏疼而少擦也。忌盐十余日，多更好，并鱼腥、生冷、沙气、发风等物一个月，尤忌房事。外如牛肉、烧酒、团鱼之类，须忌二三年。惟荞麦面、羊肉则终身忌之。治杨梅疮初发者，五六日可愈。但每份用汞四五钱足矣。若治蛀干痄疮，或咽喉溃烂，或遍身牛皮疮癣，俱照前中治法。若治久烂臁疮，烂处难擦，则擦脚心，俱照前中治法，亦布包贴膏如前。

自擦起之日，即当服后败毒散，至七日后，发口则止。

### 二十四味败毒散随前水银膏

当归　川芎　生地　熟地　芍药　牛膝　防风　荆芥　白芷　防己　忍冬　桔梗　羌活　独活　白鲜皮　薏仁　连翘　木通　陈皮　粉草　黄柏　知母　栀子　黄连

上每帖加土茯苓干者四两，鲜者须半斤，用水六碗，煎三碗，分三次，每日早午晚各服一碗。上方后四味，须察其人阴阳寒热，酌而用之。

按：上水银膏方，凡用此者，其于筋骨经络无处不到，既能追毒，亦善杀虫。若用治大麻风证，必有奇效，但未经试，故表诸此，以俟后人试用之。或于大风条择煎剂之相宜者同用尤妙。倘获济人，其幸多矣。

### 臁疮隔纸膏五八

黄占五两　飞丹　铅粉各四两　轻粉　乳香　没药各二钱　冰片三分　麻油春夏二两，秋冬三两

上先将占油煎五六沸，下乳、没，再二三沸，下轻粉，随下丹粉，槐柳枝搅十余沸，取起冷定，后下冰片搅匀，瓶盛，浸水中一宿出火毒。先以苦茶洗疮净，将膏用薄油纸刺孔厚摊，间日番背面贴之，三日一换，三帖即可愈。

**收疮散**五九　治湿烂诸疮，肉平不敛，及诸疮毒内肉既平，而口有不收者，皆宜用此，最妙。

滑石飞，一两　赤石脂飞，五钱　粉甘草三钱

上为末，干掺，或用麻油调敷。或加枯矾一钱，痒者极宜。若痒甚者必有虫，先用水银三四钱，同松香二钱研匀后，拌前药和匀敷之。

# 古方总目以下总列共一十三卷

## 附古方条序

愚按：古方之散列于诸家者，既多且杂，或互见于各门，或彼此之重复，欲通其用，涉猎固难，欲尽收之，徒资莠乱，今余采其要者，类为八阵，曰补、和、攻、散、寒、热、固、因；八阵之外，复列有妇人、小儿、痘疹、外科之四方。且于诸方之中，仍以类聚，庶乎奇正罗列，缓急并陈，或舍短可以就长，或因此可以校彼，慧眼所及，朗如日星，引而伸之，触类而长之，因古人之绳墨，得资我之变通，医中之能事，斯亦先机一着也，凡我同志，其加省焉。

一曰补阵　存亡之机，机在根本，元气既亏，不补将何以复？故方有补阵。

二曰和阵　病有在虚实气血之间，补之不可，攻之又不可者，欲得其平，须从缓治，故方有和阵。

三曰攻阵　邪固疾深，势如强寇，速宜伐之，不可缓也，故方有攻阵。

四曰散阵　邪在肌表，当逐于外，拒之不早，病必日深，故方有散阵。

五曰寒阵　阳亢伤阴，阴竭则死，或去其火，或壮其水，故方有寒阵。

六曰热阵　阴极亡阳，阳尽则毙，或祛其寒，或助其火，故方有热阵。

七曰固阵　元气既伤，虚而且滑，漏泄日甚，不尽不已，故方有固阵。

八曰因阵　病有相同，治有相类，因证用方，亦有不必移易者，故方有因阵。

附列四方　古方于八阵之外，其有未尽者，如妇人有经带胎产之异，小儿有养育惊痈之异，痘疹有出没变化之异，外科有经脏表里之异，随机应变，治有不同，故并列方目于下。

# 补　阵

**四君子汤**一　治脾胃虚弱，饮食少思，或大便不实，体瘦面黄，或胸膈虚痞，吞酸痰嗽，或脾胃虚弱，善患疟痢等证。

人参　白术　茯苓各二钱　炙甘草一钱

加姜、枣，水煎服。或加粳米百粒。

**加味四君汤**二　治痔漏下血，面色萎黄，怔忡耳鸣，脚软气弱，及一切脾胃气虚，口淡，食不知味，又治气虚不能摄血，以致下血不禁。

人参　白术炒　茯苓　炙甘草　黄芪炙　白扁豆炒

上水煎服。或为末，每服三钱，滚汤调服。

**生附四君汤**三　方在小儿四三。

治脾胃虚寒吐泻。

**五味异功散**四　治脾胃虚寒，饮食少思，呕吐，或久患咳嗽，面浮气逆腹满等证。

人参　白术炒　茯苓　炙甘草　陈皮各一钱　此即四君子汤加陈皮也。

上加姜枣，水煎服。

**六君子汤**五　治脾胃虚弱，饮食少思，或久患疟痢，或食饮难化，或呕吐吞酸，或咳嗽喘促若虚火等证，须加炮姜，其功尤速。

即前四君子汤加陈皮、半夏各一钱五分。

**加味六君汤**六　治一切脾胃虚弱泄泻，及伤寒病后米谷不化，肠中虚滑，发渴微痛久不瘥者，及治小儿脾疳泻痢。

人参　白术　黄芪　山药　甘草　白茯苓各一两　砂仁　厚朴　肉豆蔻面裹煨，各七钱上每服一两，用水煎服；或为细末，用米汤调服二钱，不拘时。

**香砂六君子汤**七　治过服凉药，以致食少作呕，或中气虚滞，恶心胀满等证。

人参　白术　茯苓　半夏　陈皮各一钱　砂仁炒　藿香各八分
炙甘草六分

上姜水煎服。

**《局方》四物汤**八　治血虚营弱，一切血病，当以此为主。

熟地黄　当归各三钱　川芎一钱　芍药二钱

水二盅，煎服。

**薛氏加味四物汤**九

即前方加山栀、柴胡、丹皮。

**《正传》加味四物汤**十　治血热阴虚诸痿，四肢软弱不能举动。

当归一钱　五味子九粒　熟地三钱　麦冬　黄柏　苍术各一钱
白芍药　川芎各七分　人参　黄连各五分　杜仲七分半　牛膝足不软者
不用　知母各三分

水二盅，煎一盅。空心温服。酒糊丸服亦可。

**东垣加减四物汤**十一　方在寒阵九九。

治肠风下血。

**《保命》柴胡四物汤**十二　治日久虚劳，微有寒热，脉滑而数者。

当归　熟地　芍药　川芎各钱半　柴胡八分　人参　黄芩　半
夏　甘草各三钱

加生姜三片，水煎服。

**万氏柴胡四物汤**十三　方在痘疹一四三。

治疹后余热。

《奇效》**四物汤**十四　方在妇人百十一。

治肝经虚热血崩。

**增损四物汤**十五　方在妇人百十。

治脾虚不摄，去血不止。

《元戎》**四物汤**十六　方在攻阵二六。

治血虚脏结。

《良方》**加减四物汤**十七　方在妇人百十二。

治妇人血积。

**四物二连汤**十八　方在妇人百十三。

治妇人阴虚内热。

《局方》**八珍汤**十九　治气血两虚，调和阴阳。

即前四君子、四物汤相合也。本方加黄柏、知母，即名补阴八珍汤，方见外科三二。

**十全大补汤**二十　治气血俱虚，恶寒发热，自汗盗汗，肢体困倦，眩晕惊悸，晡热作渴，遗精白浊，二便见血，小便短少，便泄闭结，喘咳下坠等证。

即前八珍汤加黄芪、肉桂各一钱。

《局方》**人参养荣汤**二一　治脾肺俱虚，恶寒发热，肢体瘦倦，食少作泻，口干心悸自汗等证。

人参　黄芪　当归　白术　炙甘草　桂心　陈皮各一钱　熟地　五味　茯苓各七分　白芍钱半　远志五分

加姜、枣，水煎服。

《金匮》**小建中汤**二二　治虚劳里急，腹痛失精，四肢酸疼，手足烦热，咽干口燥等证。

炙甘草　桂枝　生姜各三两　大枣十二枚　芍药六两　胶饴一升

上六味，以水七升，煮取三升，去渣，纳胶饴，更上微火消解。温服一升，日三服。呕家不可用建中汤，以甜故也。

按：此即桂枝汤加胶饴也。今方俱改两为钱，而以阿胶代胶饴，殊失本方之妙矣。

**《金匮》大建中汤**二三 治胸中大寒痛，呕不能饮食，腹中寒气上冲，上下疼痛不可触近。

人参二两 蜀椒二合，炒去汗 干姜四两 胶饴

上三味，以水四升，煮取一升，去滓，纳胶饴一升，微火煎取一升半。分二次温服，如一炊顷，可食温粥覆之。

**《局方》十四味大建中汤**二四 治阳虚气血不足，腰脚筋骨疼痛，及荣卫失调，积劳虚损，形体羸瘠，短气嗜卧，渐成痨瘵者。

人参 白术 茯苓 甘草 川芎 当归 白芍 熟地 黄芪 肉桂 附子炮 麦冬 半夏 肉苁蓉酒浸，各等份

上咀。每服五钱，水二盅，姜三片、枣二枚，煎八分。空心温服。

**八味大建中汤**二五 治中气不足，手足厥冷，小腹挛急，或腹满不食，阴缩多汗，腹中寒痛，唇干精出，寒热烦冤，四体酸痛，及无根失守之火出于肌表，而为疹为斑，厥逆呕吐等证。

人参 甘草炙，各一钱 黄芪炙 当归 芍药酒炒 桂心各二钱 半夏 附子制，各二钱半

上咀。每服五钱，水二盅，姜三片，枣二枚，煎七分。食前服。

**人参建中汤**二六 治虚劳自汗。
即前小建中汤加人参二两，煎法同。

**黄芪建中汤**二七 治诸虚羸瘠百病。
即前小建中汤加黄芪一两五钱，煎法同。

**当归建中汤**二八 治妇人血虚自汗。
即前小建中汤加当归二两，煎法同。

**三味建中汤**二九　治表虚自汗。

芍药二钱　甘草一钱　官桂五分

姜三片，枣一枚，水煎服。

**东垣补中益气汤**三十　治劳倦伤脾，中气不足，清阳不升，外感不解，体倦食少，寒热疟痢，气虚不能摄血等证。

人参　黄芪炒　白术炒　甘草炙，各钱半　当归一钱　陈皮五分
升麻　柴胡各三分

上加姜、枣，水煎。空心午前服。

**东垣调中益气汤**三一　治湿热所伤，体重烦闷，口失滋味，或痰嗽稠黏，寒热不调，体倦少食等证。

黄芪一钱　人参　炙甘草　苍术各五分　橘红　木香　柴胡
升麻各二分

水煎，空心服。一方有白芍三分，五味十五粒。

**归脾汤**三二　治思虑伤脾，不能摄血，致血妄行，或健忘怔忡，惊悸盗汗，嗜卧少食，或大便不调，心脾疼痛，疟痢郁结，或因病用药失宜，克伐伤脾以致变证者，最宜用之。

人参　黄芪　白术　茯苓　枣仁各二钱　远志　当归各一钱
木香　炙甘草各五分

水二盅，加圆眼肉七枚，煎七分。食远服。

愚意此汤之用木香，特因郁结疼痛者设，如无痛郁等证，必须除去木香，以避香燥，岂不于气虚血动者为尤善乎。又远志味辛，气升而散，凡多汗而躁热者，亦宜酌用。

**加味归脾汤**三三　治脾经血虚发热等证。

即前方加柴胡、山栀各一钱。

**人参汤**三四　治吐血咯血后宜服，并治吐血不止。

人参一两，为细末

五更时用鸡蛋清调如稀糊。每用二钱，茶匙抄服，服讫却

卧，参尽则效。

愚意此方固佳，其或有恶腥者，但以真牛乳稀调炖熟，或温饮之，凡无火及微火者岂不更妙。一方治吐衄咯血不止，用人参为末，以鸡子清投新汲水搅匀，调服一二钱。

**独参汤**三五　治诸气虚气脱，及反胃呕吐喘促，粥汤入胃即吐，凡诸虚证垂危者。

用人参二两，水一升，煮取四合，乘热顿服，日再进之。兼以人参煮粥食之尤妙。

**夺命散**三六　治伤寒瘴疾阴阳不明，或误用药致病愈困，烦躁发渴，及妇人胎前产后受热瘴疾。

上党人参七钱

水二盅，煎一盅，去渣，连罐浸新汲水中取冷，一服而尽，若鼻上有汗滴尤妙。

**严氏参附汤**三七　治真阳不足，上气喘急，呃逆自利，脐腹疼痛，手足厥冷，呕恶不食，自汗盗汗，气短头晕等证。

人参　制附子

用须参倍于附，或等份，不拘五钱或一两，酌宜用姜，水煎服。《良方》有丁香十五粒，名加减参附汤。

**参归汤**三八　此即团参散，见小儿门十。亦名人参汤，见妇人门七七。治心虚盗汗。

人参　当归等份

上先用猪心一枚，破作数片，煎汤澄取清汁，煎药服。

**参术膏**三九　治中气虚弱，诸药不应，或因用药失宜，耗伤元气，虚证蜂起，但用此药补其中气，诸证自愈。

人参　白术等份

用水煎膏，化服之。一方用白术一斤，人参四两，切片，以流水十五碗浸一宿，桑柴文武火煎取浓汁，再用重汤熬膏，入真白蜜收之，每以白汤点服。

**参术汤**〔四十〕　治气虚颤掉，泄泻呕吐等证。

人参　白术　黄芪<sub></sub>各二钱　白茯苓　陈皮　炙甘草<sub></sub>各一钱

甚者加制附子一钱。

水二盅，煎八分。食远服。

**仲景术附汤**〔四一〕　一名白术附子汤。治中寒中气不足，四肢逆冷，口噤，牙关紧急，痰盛脉弱，风虚头眩，头重苦极，不知食味。

白术二两　炙甘草一两　附子一两半，炮去皮

每用五六钱，姜五片，枣一枚，水一盅半，煎七分。食远温服。或用此化苏合香丸，连进三服效。

**《济生》术附汤**〔四二〕　治寒湿腰痛重冷，小便自利。

白术炒　附子制，各一两　杜仲炒，半两

上咀。每服四钱，入姜煎服。

**严氏芪附汤**〔四三〕　治气虚阳弱，虚汗倦怠。

黄芪蜜炙　制附子等份

每服四钱，水一盅，姜五片，煎六分。食远服。

**《宝鉴》当归补血汤**〔四四〕　治血气损伤，或因误攻致虚，肌热口渴，目赤面红，脉大而虚，重按全无，及病因饥饱劳役者。

黄芪炙，一两　当归酒洗，三钱

水一盅半，煎八分。食远服。

**《济生》黄芪汤**〔四五〕　治喜怒惊恐房劳，致阴阳偏虚者，或自汗盗汗不止。

黄芪蜜炙　熟地　白茯苓　天门冬　麻黄根　肉桂　龙骨各一钱　小麦炒　五味子　防风各八分　当归　炙甘草各七分

水二盅，姜三片，煎服。如冷汗，加熟附子二片。发热自汗，加石斛一钱。

《良方》**黄芪汤**四六　方在妇人九。

安胎，治腹痛。

**魏氏大补黄芪汤**四七　治虚弱自汗。

人参　白茯苓　肉苁蓉　熟地各一钱　黄芪　白术　当归
山茱萸　防风各八分　炙甘草　肉桂各四分　五味子十一粒

水一盅半，加姜三片，枣一枚，煎七分。不拘时服。

**东垣神效黄芪汤**四八　治浑身或头面手足麻木不仁，目紧缩小，及羞明畏日，视物不明。

黄芪二钱　人参八分　炙甘草　蔓荆子　芍药各一钱　陈皮五分

水煎，临卧热服。如麻木不仁，虽有热证，不得用黄柏，但加黄芪。

**黄芪六一汤**四九　治阴阳俱虚盗汗。

黄芪蜜炙，六钱　炙甘草一钱

水一盅半，煎八分。食远服。

**玉屏风散**五十　治表虚自汗。

黄芪蜜炙　防风各一钱　白术炒，二钱

水一盅，姜三片，煎服。

《良方》**润神散**五一　治痨瘵憎寒壮热，口干咽燥，自汗疲倦烦躁。

人参　麦门冬　黄芪　桔梗　淡竹叶　炙甘草等份

上每服一两，水煎服。如自汗，加小麦同煎。

**当归六黄汤**五二　方在寒阵六五。

治阴虚血热盗汗神效。

**参苓散**五三　治睡中汗出。

人参　酸枣仁　白茯苓各等份

上为细末。每服三钱，食远米饮调下。大人小儿皆可服。

《和剂》**参苓白术散**五四　治脾胃虚弱，饮食不进，呕吐泄泻，或久泻或大病后，调助脾胃。

人参　山药炒　白扁豆去皮，姜汁炒　莲肉去心，各一斤半　白术二斤，米泔浸炒　桔梗炒黄色　砂仁　薏仁炒　白茯苓去皮　炙甘草各一斤

上为细末。每服二钱，米汤调下。或加姜、枣水煎服。或炼蜜丸，桐子大。每服七八十丸，空心米饮、白汤任下。

**七味白术散**五五　方在小儿七。

治脾虚热渴。

**《医录》生脉散**五六　治热伤元气，肢体倦怠，气短口渴，汗出不止，或金为火制，水失所生，而致咳嗽喘促，肢体痿弱，脚软眼黑等证。

人参五钱　麦冬　五味子各三钱

水煎服。此方以生脉为名，故俗医之治脉脱者每多用此，是岂知脉脱由阳气，岂麦冬、五味之所宜乎？见亦浅矣。

**五味子汤**五七　治喘促，脉伏而数，或虚烦作渴。

五味子一钱　人参　麦冬　杏仁　橘红各一钱五分

水二盅，姜三片，枣二枚，煎八分。无时服。

**陈氏五味子汤**五八　治肾水枯涸，口燥舌干。

五味子　麦门冬各一两　黄芪炒，三两　人参二两　粉草炙，五钱

上每服五钱，水煎。日夜服数剂。

**人参胡桃汤**五九　治喘急不能卧。

人参钱半　胡桃肉五枚，泡去皮

水一盅半，姜三片，枣一枚，煎八分。食后温服。

**丹溪琼玉膏**六十　治虚劳干咳嗽，或好酒者久嗽尤效。

人参十二两　白茯苓十五两　白蜜五斤，熬去沫　琥珀　沉香各五钱　大生地十斤，以银石器杵取自然汁

上先以地黄汁同蜜熬沸，搅匀，用密绢滤过，将人参等为极

细末，和蜜汁入瓷、银瓶内，用棉纸十余层加箬封扎瓶口，入砂锅或铜锅，以桑柴火、长流水没瓶煮三昼夜，取出换油蜡纸扎口，悬浸井中半日以出火气，提起仍煮半日，以去水气，然后收藏。每日清晨及午后，取三匙，用温酒一两许调服，或白汤亦可。制须净室，忌鸡、犬、妇人。本方原无琥珀、沉香二味，乃瘫仙加入者，云奇效异常，今并录其方。

**补肺汤**六一　治劳嗽。

人参　黄芪　北五味　紫菀各七分半　熟地黄　桑白皮各钱半

水二盅，煎八分，入蜜少许。食远温服。

**杨氏宁肺汤**六二　治荣卫俱虚，发热自汗，咳嗽痰涎，肺气喘急，唾脓。

人参　茯苓　当归　白芍药　白术　甘草炙　川芎　熟地黄
麦门冬　五味　桑白皮各七分　阿胶炒，一钱

水二盅，姜三片，紫苏五叶，煎八分。食远服。

**《圣惠》宁肺散**六三　方在固阵六。

治久嗽，收涩之剂。

**凤髓汤**六四　治咳嗽，大能润肺。

牛髓一斤，脊骨中者　白蜜半斤　干山药四两，炒　杏仁四两，去皮尖，研如泥　胡桃仁去皮四两，另研

上将牛髓、白蜜用砂锅熬沸，以绢滤去渣，盛瓷瓶内，将杏仁等三味同入瓶内，以纸密封瓶口，重汤煮一日夜，取出冷定。每空心以白汤化服一二匙。

**《良方》蜜酥煎**六五　治咳嗽胸痛，上气喘壅。此为邪搏于肺，气不宣通，故咳而喘，气上逆，面目浮肿。此方非独治嗽，兼补虚损，去风燥，悦肌肤，妇人服之尤佳。

白沙蜜一升　牛酥一升　杏仁三升，去皮尖，研如泥

上将杏仁于瓷盆中用水研取汁五升，以净铜锅先倾汁三升，

熬减其半，又倾汁二升，再以微火熬减至一升许，即入蜜、酥二味煎熟，其药乃成，贮于净瓷器中。每日三次，以温酒或米饮、白汤调服一匙，服至七日，唾色变白，二七唾稀，三七嗽止。

**醍醐膏**六六　治一切咳血肺疾。

用好牛酥五斤，熔三遍，凝取当出醍醐，含服一合即瘥。

**《良方》黄芪散**六七　治嗽久劳嗽唾血。

黄芪蜜炙　糯米炒　阿胶炒，等份

上为细末。每服二钱，米饮调下。

**《拔萃》五味黄芪散**六八　治咳嗽咯血成劳，眼睛疼痛，四肢困倦，脚膝无力。

五味子　人参　芍药　甘草各五分　黄芪　桔梗各钱半　熟地麦冬各一钱

水二盅，煎八分。食后温服。

**黄芪益损汤**六九　治男妇诸虚百损，五劳七伤，骨蒸潮热，百节疼痛，盗汗惊惕，咽燥唇焦，憔瘦少力，咳嗽多痰，咯吐衄血，寒热往来，颊赤昏倦少食，服热药则热烦躁满，服寒药则膈满腹痛，及大病后荣卫不调，或妇人产后血气未足，俱宜服此。

人参　黄芪　当归　熟地黄　白术　川芎　芍药　麦冬　甘草　茯苓　山药　五味子　木香　石斛　肉桂　丹皮等份

上咀。每服一两，水一盅半，姜五片，枣二枚，小麦五十粒，乌梅一个，煎七分。食前服。

**《元戎》地黄散**七十　治衄血往来久不愈。

生地黄　熟地黄　地骨皮　枸杞子

上等份，焙干为细末。每服二钱，蜜汤调下，不拘时。

**《良方》柔脾汤**七一　治虚热吐血、衄、汗出。

甘草炒　白芍药炒　黄芪炒，各半两　熟地黄两半

上每服五七钱，水煎服。世治吐血并用竹茹、地黄、藕汁、

童便，此亦不可拘泥。如阳乘于阴，血得热则流散，经水沸溢，理宜凉解，以大黄、犀角之类。如阴乘于阳，所谓天寒地冻，水凝成冰，须当温散，宜干姜、肉桂，或理中汤之类。

**东垣麦门冬饮子**七二　治吐血久不愈者。

麦门冬　黄芪各一钱　人参　归身　生地各五分　五味子十粒

上㕮咀。水煎服。

**《拔萃》麦门冬饮子**七三　治脾胃虚，气促气弱，精神短少，衄血吐血，气虚不能摄血者。

麦冬　当归　芍药　紫菀各一钱　人参　黄芪各八分　甘草五分　五味子九粒

水二盅，煎一盅。食后服。

**《家抄》麦门冬饮**七四　方在寒阵四七。

治虚火咳嗽，阴虚劳损。

**麦门冬汤**七五　方在寒阵四四。

治肺热咳嗽见血。

**万氏麦门冬汤**七六　方在痘疹一四二。

治表邪内热咳嗽。

**麦门冬散**七七　治鼻衄。

麦门冬　生地各一钱　白芍药　蒲黄各二钱

水二盏，姜三片，煎八分。食后温服。

**旋神饮**七八　治痨瘵憎寒壮热，口干咽燥，自汗烦躁，咳嗽唾血，瘦剧困倦。

人参　白术　黄芪　当归　熟地黄　麦门冬　白芍药　茯神　白茯苓　莲肉　五味子　灸甘草　桔梗　半夏曲各五分

水一盅半，红枣一枚，乌梅一个，煎七分。食远服。如嗽，加阿胶。胸满，加木香，以湿纸包，炮用，或加沉香亦可。如不思饮食，加扁豆炒用。

《医统》**养心汤**七九　治体质素弱，或病后思虑过多，心虚惊悸不寐。

归身　生地　熟地　茯神各一钱　人参钱半　麦冬钱半　枣仁
柏子仁各八分　炙甘草四分　五味子十五粒

加灯心、莲子，水煎八分服。

**钱氏养心汤**八十　方在小儿五九。

治心虚惊痫。

**正心汤**八一　治七情五志久逆，心风妄言妄笑，不知所苦。

人参　当归酒洗　生地黄　茯神各一钱　羚羊角镑为末　枣仁炒
研　甘草炙　远志制，各八分

水一盏半，莲子七枚，煎七分，入羚羊角末、麝香半分，和
匀。食后临卧服。

**开心散**八二　治好忘。后定志丸稍胜于此（百十六）。

人参　远志各二钱半　石菖蒲一两　白茯苓二两

上为细末。每服一钱，食后米饮调下。

《局方》**茯苓补心汤**八三　治心虑过多，心神溃乱，烦躁
不寐。

白茯苓　白茯神　麦门冬　生地黄　当归　半夏曲　陈皮各
一钱　甘草五分

上加竹叶、灯心同煎服。

**酸枣仁汤**八四　治病后气血俱虚，内亡津液，烦热，诸虚不
眠者。

枣仁微炒　人参各一钱　麦冬三钱　竹茹二钱

加龙眼肉五枚煎服，无时。

《秘传》**酸枣仁汤**八五　治心肾水火不交，精血虚耗，痰饮
内蓄，怔忡恍惚，夜卧不安。

枣仁炒　远志　黄芪　白茯苓　莲肉去心　当归　人参　茯

神各一钱　陈皮　炙甘草各五分

水一盅半，加生姜三片，枣一枚，煎七分。日一服，临卧一服。

**仲景酸枣汤**八六　治虚劳虚损不得眠。

酸枣仁二升　甘草一两　知母　茯苓　川芎各二两　（《深师方》仍有生姜二两）

上五味，以水八升，煮酸枣仁得六升，纳诸药再煮取三升，分温三服。

**钱氏酸枣仁汤**八七　方在小儿六二。

治心肺虚热烦躁。

**远志汤**八八　治心虚烦热，夜卧不宁，及病后虚烦。

远志黑豆、甘草同煮　黄芪　当归　麦冬　枣仁炒　石斛各钱半　人参　茯神各七分　甘草五分

水二盅，煎八分。食远服。烦甚者，加竹叶、知母。

**远志饮子**八九　治心劳虚寒，梦寐惊悸。

远志肉　茯神　人参　当归酒浸　枣仁　黄芪　肉桂各一两　炙甘草五钱

上㕮咀。每服一两，水盅半，姜五片煎服，无时。

**东垣圣愈汤**九十　治血虚心烦，睡卧不宁，或五心烦热。

人参　川芎　当归　熟地黄酒拌蒸　生地黄酒拌　黄芪炙，各一钱

上水煎服。

**益荣汤**九一　治思虑过度，心血耗伤，怔忡恍惚不寐。

人参一钱　芍药　枣仁　柏子仁各五分　当归　黄芪　茯神各一钱　紫石英五分　远志　甘草　木香各三分

水一盅半，姜三片，枣一枚，煎八分服。

**《元戎》逍遥散**九二　治肝脾血虚，及郁怒伤肝，少血目

暗，发热胁痛等证。

当归　芍药　白术　茯神　甘草　柴胡各等份

上姜、水煎服。

**薛氏加味逍遥散**九三　治肝脾血虚，发热，小水不利。

即前逍遥散加丹皮、栀子各七分。

**生姜汁煎**九四　治噎食不下，咽喉闭塞，胸膈烦闷。

生姜汁　白蜜　牛酥各五两　人参　百合各二两

上入铜铫中，以慢火熬膏。每用一二匙，用人参百合汤调下，或咽下。

**《局方》胃风汤**九五　治风冷乘虚入客肠胃，水谷不化，泄泻注下，及肠胃湿毒，下如豆汁，或下瘀血，日夜无度。

人参　白术　茯苓　当归　川芎　白芍药　肉桂等份

上为粗散。每服二钱，入粟米数粒同煎。食前服。

此方名为治风而实非治风，乃补血和血、益胃气之药，下血痢而挟虚者，实可倚仗，出太阳桂苓汤例药也。

**《选要》十宝汤**九六　治冷痢虚甚，下物如鱼脑，三服愈。

黄芪炙，四钱　熟地黄　人参　白术　白芍药　当归　茯苓

半夏　五味子　肉桂各一钱　甘草炙，五分

水一盏，姜三片，乌梅一个，煎七分。食远服。

**《良方》当归黄芪汤**九七　治妊娠下痢，腹痛小便涩。

当归炒　黄芪各一两　糯米一合

水二盏，煎一盏。温服。

**《局方》大防风汤**九八　治足三阴亏损，寒湿外邪乘虚内侵，患鹤膝、附骨等疽，不问已溃未溃，宜先用此。及治痢后脚膝软痛，不能动履，名曰痢后风。此药祛风顺气，活血壮筋骨，行履如故。

人参　白术　防风　羌活各二钱　黄芪一钱　熟地　杜仲各二

钱　官桂　甘草炙，各五分　　白芍　牛膝　附子各一钱　川芎钱半

水煎服。一方有当归，无官桂，加姜七片。

**河间地黄饮子**九九　治舌喑不能言，足废不能行，此谓少阴气厥不至，急当温之，名曰痱证。凡阴虚有二，有阴中之水虚，有阴中之火虚，此治火虚之剂。

熟地　巴戟去心　山茱萸　肉苁蓉酒浸　附子　石斛　五味
石菖蒲　茯苓　远志　官桂　麦门冬

上等份，每服五钱，入薄荷少许，姜、枣煎服。

**金樱膏**一百　治虚劳遗精、白浊最效。

金樱子经霜后采红熟者，撞去刺，切开去核，捣碎煮之，滤榨净汁用，熬成膏　人参　桑螵蛸新瓦焙燥　山药各二两　杜仲姜汁炒　益智仁各一两　薏仁　山茱萸　芡实　枸杞各四两　青盐三钱

上咀。用水同熬二次，去渣，熬成膏，将金樱膏对半和匀。空心白滚汤下三四匙。

**心虚白浊歌**百一

白浊皆因心气虚，不应只作肾虚医。

四君子汤加远志，一服之间见效奇。

**劫劳散**百二　方在妇人一二四。

治虚劳咳嗽，盗汗发热。

**益气补肾汤**百三　治气虚眩晕。

人参　黄芪各一钱二分　白术二钱　白茯苓一钱　山药　山茱萸
各钱半　炙甘草五分

水二盅，枣二枚，煎八分。食前服。

**《元戎》当归酒**百四　治血虚头痛欲裂。

当归一两　好酒一升

煮取六合服之。

**人参丸**百五　宁心益智，安神固精。

人参　茯苓　茯神　枣仁　远志　益智　牡蛎<sub>各五钱</sub>　朱砂<sub>二钱半</sub>

为末，枣肉丸服。

**《千金》人参固本丸**<sub>百六</sub>　治脾虚烦热，金水不足，及肺气燥热，作渴作嗽，或小便短少赤色，涩滞如淋，大便燥结，此阴虚有火之圣药也。

人参<sub>二两</sub>　天冬<sub>炒</sub>　麦冬<sub>炒</sub>　生地黄　熟地黄<sub>各四两</sub>

蜜丸，桐子大。每服五六十丸，空心温酒或淡盐汤下。中寒之人不可服。如欲作膏，俟煎成，外加白蜜四两。

**团参丸**<sub>百七</sub>　治吐血咳嗽服凉药不得者。团参散方在小儿十。

人参　黄芪　飞罗面<sub>各一两</sub>

上为细末，滴水和丸，桐子大。每服五七十丸，茅根汤下。

**天王补心丹**<sub>百八</sub>　宁心保神，固精益血，壮力强志，令人不忘，去烦热，除惊悸，清三焦，解干渴，育养心气。此方之传，未考所自。《道藏》偈云：昔志公和尚日夜讲经，邓天王悯其劳者也，锡之此方，因以名焉。

生地黄<sub>四两，洗净</sub>　人参　玄参<sub>炒</sub>　丹参<sub>炒</sub>　远志<sub>炒</sub>　桔梗<sub>各五钱</sub>　白茯苓<sub>五钱</sub>　五味<sub>炒</sub>　当归<sub>酒洗</sub>　麦冬<sub>炒</sub>　天冬<sub>炒</sub>　柏子仁<sub>炒</sub>　酸枣仁<sub>炒，各一两</sub>

上为细末，炼蜜为丸，每两分作十丸，金箔为衣。每服一丸，灯心枣汤化下，食远临卧服。或作小丸亦可。

《类方》：如前方，内多黄连二两<sub>酒炒</sub>。

《医统》方：此较前多百部、菖蒲、杜仲三味。

生地黄<sub>二两，用砂仁五钱、茯苓一两同煮，去砂仁不用</sub>　人参　玄参　丹参　远志　柏子仁<sub>炒</sub>　枣仁<sub>炒</sub>　白茯神　杜仲<sub>制</sub>　百部<sub>各一两</sub>　归身<sub>一两六钱</sub>　天冬　麦冬<sub>各一两二钱</sub>　桔梗<sub>八钱</sub>　五味　石

菖蒲<sub>各五钱</sub>

《得效方》用熟地，不用生地，余如《医统》，又外加茯苓、炙甘草，共一十八味，份量俱各等份。

按：上方惟前十三味者，乃《道藏经》本方。此外各有不同，亦惟随宜择用可也。

### 即一补心神效丸<sub>百九</sub>

黄芪<sub>蜜炙</sub>　茯神　人参<sub>各四两</sub>　远志<sub>制，二两</sub>　熟地黄<sub>三两</sub>　枣仁<sub>炒</sub>　柏子仁<sub>另研</sub>　五味子<sub>各二两</sub>　朱砂<sub>一两，另研</sub>

上为末，炼蜜丸，桐子大。每服五十丸，米饮、温酒任下。盗汗不止，麦麸汤下。梦遗失精，人参龙骨汤下。卒暴心痛，乳香汤下。虚烦发热，麦门冬汤下。吐血，人参汤下。大便下血，地榆汤下。小便出血，茯苓车前子汤下。中风不语，薄荷生姜汤下。风痫痰气，防风汤下。

《局方》**平补镇心丹**<sub>百十</sub>　治心血不足，时或怔忡，夜多乱梦，如堕岸谷。常服安心肾，益荣卫。

人参　龙齿<sub>各二两五钱</sub>　白茯苓　茯神　麦冬　五味<sub>各一两二钱半</sub>　车前子　远志<sub>制</sub>　天冬　山药<sub>姜汁炒</sub>　熟地<sub>酒蒸，各一两半</sub>　朱砂<sub>两半，为衣</sub>　枣仁<sub>炒，三钱</sub>

炼蜜丸，桐子大。每服八九十丸，早晚米饮或温酒下。一方有肉桂一两二钱五分。一方有当归、柏子仁、石菖蒲。

《集验》**柏子养心丸**<sub>百十一</sub>　治心劳太过，神不守舍，合眼则梦，遗泄不常。

柏子仁<sub>鲜白不油者，以纸包捶去油</sub>　白茯神　酸枣仁　生地黄　当归身<sub>各二两</sub>　五味子　辰砂<sub>细研</sub>　犀角<sub>镑</sub>　甘草<sub>各半两</sub>

上为末，炼蜜丸如芡实大，金箔为衣。午后临卧各津嚼一丸。

### 古庵心肾丸<sub>百十二</sub>　治水火不济，心下怔忡，夜多盗汗，便

赤梦遗。

牛膝酒浸　苁蓉酒浸　熟地黄各二两　菟丝子酒煮，三两　人参
黄芪蜜炙　当归酒浸　山药炒　鹿茸酥炙　附子炮，去皮脐　茯神
五味子　龙骨煅　远志甘草汤浸剥，姜汁炒，各一两

上为细末，酒煮面糊丸，桐子大。每服百丸，空心枣汤或清
汤送下。

《济生》远志丸百十三　治心神恍惚不宁，梦泄遗精。

人参　茯神　白茯苓　龙齿　远志姜汤浸炒　石菖蒲各二两

蜜丸，桐子大，朱砂为衣。每服七八十丸，空心盐汤下。

宁志丸百十四　治怔忡惊悸癫痫。《得效》宁志丸，方在和
阵三百六十，与此稍同。

人参　枣仁酒浸　茯苓　柏子仁　当归　远志酒浸　茯神　石
菖蒲　琥珀各五钱　乳香　朱砂各二钱

上为末，炼蜜丸，桐子大。每服三五十丸，食后枣汤下。

宁志膏百十五　治因惊失志。

人参　枣仁泡去皮，纸炒　朱砂各半两　滴乳香一钱，另研

上为末，炼蜜丸，弹子大。每服十丸，薄荷汤下。

定志丸百十六　治心气不足，惊悸恐怯，或语鬼神，喜笑，
及目不能近视，反能远视，乃阳气不足也，宜此方主之。此方与
前开心散小异（八二）。

人参　茯苓各二两　菖蒲　远志制，各一两

炼蜜丸，桐子大，朱砂为衣。每服五七十丸，米饮下。

《拔萃》八物定志丸百十七　补心神，安魂魄，去热除痰。

人参一两半　石菖蒲　茯神　远志制，各一两　麦门冬　白术各
五钱　朱砂一钱　牛黄二钱，另研

上为细末，炼蜜丸，桐子大，朱砂为衣。每服五十丸，米饮
下。一方有茯苓一两。

**十四友丸**百十八　治惊悸怔忡。

人参　黄芪　当归　生地黄　远志　茯神　茯苓　枣仁泡去皮，隔纸炒　阿胶炒　龙脑　紫石英　薄荷　朱砂各一两

上为末，炼蜜丸，桐子大。每服五七十丸，食后临卧枣汤下。

**《秘验》琥珀多寐丸**百十九　治健忘恍惚，神虚不寐。

真琥珀　真羚羊角细锉　人参　白茯神　远志制　甘草等份

上为细末，猪心血和炼蜜丸，芡实大，金箔为衣。每服一丸，灯心汤嚼下。

**《金匮》六味地黄丸**百二十　即《金匮》肾气丸，亦名地黄丸。治肾水亏损，小便淋闭，头目眩晕，腰腿酸软，阴虚发热，自汗盗汗，憔悴瘦弱，精神疲困，失血失音，水泛为痰，病为肿胀，壮水制火之剂也。

熟地黄八两，蒸捣　山茱萸　山药炒，各四两　丹皮　泽泻　白茯苓各三两

上为细末，和地黄膏加炼蜜为丸，桐子大。每服七八十丸，空心食前滚白汤或淡盐汤任下。此方用水煎汤，即名六味地黄汤，下八味丸亦同。

**崔氏八味丸**一二一　治命门火衰，不能生土，以致脾胃虚寒，饮食少思，大便不实，或下元冷惫，脐腹疼痛等证。王太仆曰：益火之源以消阴翳，即此谓也。即前六味地黄丸加肉桂、制附子各一两。

**陈氏加减八味丸**一二二　治肾水不足，虚火上炎，发热作渴，口舌生疮，或牙根溃蚀，咽喉疼痛，寝汗憔悴等证。此临川陈自明方。李氏云：凡发背之热，未有不自肾虚而得者，必须五更服加减八味丸。即前六味丸加肉桂一两、五味子四两炒用。内泽泻切片，蒸五次焙用。一方五味只用一两。

《良方》**益阴肾气丸**一二三　治阴虚潮热盗汗，烦热作渴，筋骨疼痛，月经不调等证。即前六味丸加当归、生地各四两，五味子二两。

**薛氏加减《金匮》肾气丸**一二四　治脾肾阳虚，不能行水，小便不利，腰重脚肿，或肚腹肿胀，四肢浮肿，或喘急痰盛，已成臌证，其效如神。此证多因脾胃虚弱，或治失其宜，元气复伤而变此证。若非速救肾中之火，则阳气不充于下，何以生土？土虚又何以制水？此必用之剂也，苟不知此，必不能救。若病在燃眉，当变丸为汤治之。

熟地四两，酒拌蒸　山药　山茱萸　川牛膝　丹皮　泽泻　车前子　肉桂各一两　白茯苓三两　附子制，五钱

上为末，炼蜜同地黄膏捣丸，桐子大。每服七八十丸，空心米饮下。

**丹溪滋阴大补丸**一二五　治诸虚不足，腰腿疼痛，行步无力。壮元阳，益肾水。

熟地二两　山药炒　牛膝各两半　山茱萸　杜仲　巴戟肉　白茯苓　五味子　小茴香炒　肉苁蓉酒洗去甲，新瓦焙干　远志甘草汤煮，晒干，各一两　石菖蒲　枸杞各五钱

上为末，红枣肉和或炼蜜为丸，桐子大。每服七八十丸，空心淡盐汤或温酒任下。

**大造丸**一二六　方在寒阵一五六。

治阴虚血热诸证。

《秘方》**全鹿丸**一二七　此药能补诸虚百损，五劳七伤，功效不能尽述，人制一料服之，可以延年一纪。其法须四人共制一鹿，分而服之，逾年又共制之，四人共制四年，则每人得一全鹿。若一人独制一料，恐久留变坏，药力不全矣。

中鹿一只，缚杀之，退去毛，将肚杂洗净，同鹿肉加酒煮

熟，将肉横切，焙干为末；取皮同杂仍入原汤熬膏，和药末、肉末加炼蜜和捣为丸。其骨须酥炙为末，同入之。

人参　白术炒　茯苓　炙甘草　当归　川芎　生地黄　熟地黄　黄芪蜜炙　天门冬　麦门冬　枸杞　杜仲盐水炒　牛膝酒拌蒸　山药炒　芡实炒　菟丝制　五味子　锁阳酒拌蒸　肉苁蓉　补骨脂酒炒　巴戟肉　胡芦巴酒拌蒸　川续断　覆盆子酒拌蒸　楮实子酒拌蒸　秋石　陈皮上各一斤　川椒去目，炒　小茴香炒　沉香　青盐各半斤

上先须精制诸药为末，和匀一处，候鹿胶成就，和捣为丸，桐子大，焙干。用生黄绢作小袋五十条，每袋约盛一斤，悬置透风处，用尽一袋，又取一袋。阴湿天须用火烘一二次为妙。每服八九十丸，空心临卧，姜汤、盐汤、白汤任下，冬月温酒亦可。

**《青囊》仙传斑龙丸**一二八　壮精神，除百病，养气血，补百损，老人虚人常服，延年益寿。昔蜀中有道士醵歌酒肆曰：尾闾不禁沧海竭，九转金丹都慢说。惟有斑龙顶上珠，能补玉堂关下血。真人仲源索方传世。

鹿角胶　鹿角霜　柏子仁　菟丝子制　熟地黄各八两　白茯苓　补骨脂各四两

上将胶先溶化，量入无灰酒打糊丸，桐子大。每服六七十丸，空心淡盐汤或酒任下。

**《秘验》斑龙二至百补丸**一二九　此药固本保元，生精养血，培复天真，大补虚损，益五内，除骨蒸，壮元阳，多子嗣，充血脉，强健筋骸，美颜色，增延寿算，聪明耳目，润泽髭须，真王道奇品之方，功难尽述也。

鹿角五十两为则　取新角连脑骨者佳，锯长二寸许，用米泔浸一宿，刷洗净，同后药入坛煮胶。

黄精八两　枸杞　怀熟地　菟丝子淘洗净　金樱子去毛、子。各四两　天门冬去心　麦门冬去心　川牛膝　龙眼肉　楮实子各二两

以上十味，同角入金华好坛，层层放实，以新汲淡水入坛平肩，用蜜梭布四层包口，以新砖压之，置大锅中井字架上，以木甑盖好，重汤煮三日夜，毋得间断火候。旁用小锅烧滚水，不时添注坛内，并锅水勿使干涸。日足取起，滤去滓，将汁用罗底绢绞出，入净砂锅内，文火熬成膏，约一斤半，外炼蜜二斤，滴水成珠，搀入调和后药，杵合为丸。

鹿角霜十两　人参五两　黄芪蜜炙　芡实炒　白茯苓　山药炒
山茱萸　生地黄酒洗，饭上蒸过　知母盐水炒。各四两　北五味子一两
夏月加川黄柏四两，炒褐色。

以上十味为细末，用前膏和匀，木杵捣丸，桐子大。空心淡盐汤送下百余丸，随用煮熟莲肉或干枣数枚压之，俾纳丹田也。

《正传》**鹿角胶丸**百三十　治血气亏损，两足痿弱，不能行动，久卧床褥者，神效。

鹿角胶一斤　鹿角霜　熟地各半两　当归四两　人参　牛膝
菟丝子制　白茯苓各三两　白术　杜仲各二两　虎胫骨酥炙　龟甲酥炙，各一两

上为末，先将鹿角胶用无灰酒二盅熔化，加炼蜜捣丸，桐子大。每服百丸，空心盐姜汤下。

**鹿茸丸**一三一　治脚气腿腕生疮，及阴虚下元痿弱，咳嗽等证。

鹿茸酥炙，另捣成泥　五味子　当归　熟地黄各等份
酒糊和丸，桐子大。每服四五十丸，温酒或盐汤任下。

《集验》**鹿茸丸**一三二　治诸虚劳倦，补心肾，益气血。

鹿茸酥炙　熟地黄　当归　枸杞　枣仁炒　附子制　牛膝　远志姜汁浸炒　山药　沉香　肉苁蓉酒浸。各一两　麝香五分
炼蜜丸，桐子大。每服五十丸，盐汤下。

《三因》**鹿茸丸**一三三　治失志伤肾，肾虚消渴，小便无度。

鹿茸<sub>酥炙</sub> 麦门冬 熟地黄 黄芪<sub>炙</sub> 五味 肉苁蓉 鸡内金<sub>酒炒</sub> 山茱萸 补骨脂<sub>炒，各七钱</sub> 茯苓 人参 牛膝<sub>酒浸</sub> 玄参 地骨皮<sub>各半两</sub>

上为末，炼蜜丸，桐子大。每服七八十丸，米饮下。

**《本事》麋茸丸**一三四　治肾虚腰痛，不能转侧。

麋茸<sub>鹿茸亦可</sub> 菟丝子<sub>制，各一两</sub> 舶茴香<sub>五钱</sub>

上为末，以羊肾二对，用酒煮烂，去膜，研如泥，和丸，桐子大，阴干。如太干，以酒糊佐之。每服三五十丸，温酒或盐汤下。

**杨氏还少丹**一三五　治脾肾虚寒，饮食少思，发热盗汗，遗精白浊，真气亏损，肌体瘦弱等证。

熟地黄<sub>二两</sub> 山药 山茱萸 杜仲<sub>姜汤炒</sub> 枸杞<sub>二两</sub> 牛膝<sub>酒浸</sub> 远志<sub>姜汁浸炒</sub> 肉苁蓉<sub>酒浸</sub> 北五味 川续断 楮实子 舶茴香 菟丝子<sub>制</sub> 巴戟肉<sub>余各一两</sub>

上为细末，炼蜜丸，桐子大。每服五十丸，空心盐酒下。

**《局方》无比山药丸**一三六　治诸虚损伤，肌肉消瘦，耳聋目暗。常服壮筋骨，益肾水，令人不老。

山药<sub>二两</sub> 菟丝子<sub>三两，酒浸煮</sub> 五味<sub>拣净，六两</sub> 肉苁蓉<sub>四两，切片酒浸，焙</sub> 杜仲<sub>三两，酒炒</sub> 牛膝<sub>一两，酒浸蒸</sub> 熟地 泽泻 山茱萸 茯苓 巴戟肉 赤石脂<sub>各一两</sub>

上为细末，炼蜜和丸，桐子大。每服三五十丸，食前温酒或米饮下。

**还元丹**一三七　一名延年益寿不老丹。此药大补元气，服一月自觉异常，功效不可尽述。按：此方为阴虚血热者宜之，诸阳虚者不可用。

何首乌<sub>半斤，用米泔水浸软，竹刀刮去皮，分四制。忌铁器，以砂锅、瓦器盛酒拌芝麻蒸一次，晒干；又用羊肉一斤切片拌蒸一次，晒干；再用酒拌蒸一次，</sub>

黑豆拌蒸一次，各晒干　熟地　生地酒浸焙，各三两　天冬　麦冬各末，一两　人参五钱　地骨皮童便浸晒　白茯苓酒浸晒干取末。各半两

上取乳汁六两，白蜜十两，同炼一器中，合前末为膏，瓷器取贮，勿令泄气。不拘时服一二匙，沸汤嗽咽之。

《经验》养荣丸一三八　治男妇气血两虚，精神短少，脾胃不足，形体羸瘦。

人参　白术土炒　当归　熟地黄　黄芪　芍药　山药各一两　远志制　生地黄　山茱萸各半两　白茯苓二两　陈皮八钱

上为细末，用鸭一只，取血入炼蜜和丸，桐子大。每服八九十丸，食前淡盐汤送下，或酒亦可。

三才丸一三九

天门冬　熟地黄　人参等份

上为末，炼蜜丸服。

七珍至宝丹百四十　补血生精，泻火益水，强筋骨，黑须发，补益之功甚大。

何首乌赤、白各半斤，酒浸软，竹刀刮去皮，同牛膝蒸

川牛膝半斤，净。用黑豆三升，同何首乌层层拌铺甑内，蒸极熟，取出去豆，与何首乌共捣如泥。

白茯苓一斤，用人乳五升煮干为度

赤茯苓一斤，用牛乳五升煮干为度

当归四两，酒浸焙干　枸杞四两　补骨脂炒香　菟丝子制，各半两

炼蜜为丸，鸡头子大。每服一丸，日进三服，空心温酒，午后姜汤，临卧盐汤送下。

《百一》补髓丹一四一　治老人虚弱肾伤，腰痛不可屈伸。

杜仲十两　补骨脂用芝麻五两同炒，以芝麻黑色无声为度，去麻不用。十两　鹿茸四两，燎去毛，酒浸炙

上为末，用胡桃肉三十个，浸去皮，捣为膏，入面少许，煮

糊为丸，桐子大。每服百丸，温酒、盐汤任下。

**枸杞子丸**一四二　治肾虚精滑，补精气。

甘州枸杞　黄精九蒸九晒

上二味等份，相和捣作饼子，焙干为末，炼蜜丸，桐子大。每服百余丸，空心温酒送下。

**《局方》青娥丸**一四三　治肾虚腰痛，益精助阳，乌须壮脚力，妇人随证用引吞送，神效。

补骨脂四两，炒香　杜仲净八两，姜汤炒　胡桃肉十两

上为末，用蒜四两，捣膏和丸，桐子大。每服三五十丸，空心温酒送下。一法不用蒜，以酒糊为丸，或炼蜜为丸，服者更佳。按：此方可加巴戟肉、大茴香各四两为尤妙。或再加肉苁蓉亦可。

**《良方》加味青娥丸**一四四　补诸虚不足，滋益阴阳，美容颜，健腰膝，止腰痛尤效。

补骨脂炒　小茴盐水炒　胡芦巴炒，各四两　杜仲三两，姜汁炒　胡桃肉二十五个　莲蕊一两　青盐煅，五钱　穿山甲酥炙，三钱五分

上为末，将胡桃肉捣烂，加酒煮面糊为丸，桐子大。每服三十丸，空心温酒下。

**十补丸**一四五　方在热阵一七四。

治肾脏虚冷等证。

**《保命》煨肾丸**一四六　治肾肝虚损，骨痿不能起床，筋弱不能收持，及脾损谷不化，善益精缓中消谷。

杜仲姜汤炒　牛膝　萆薢　白蒺藜　防风　菟丝子制　胡芦巴　肉苁蓉酒浸　补骨脂酒炒，各等份　官桂减半

上将猪腰子制如食法，捣烂加炼蜜和杵千余为丸，桐子大。每服五七十丸，空心用温酒送下。治腰痛不起甚效。

**《局方》煨肾散**一四七　治肾虚腰痛。

杜仲姜汁炒　花椒炒出汗　食盐少许

上为末，以猪腰子一枚，薄批作五七片，以椒盐腌，去腥水，掺杜仲末三钱在内，以薄荷包，外加湿纸二三层，煨熟食下，酒下。

**安肾丸**—四八　方在热阵一六七。

治肾经积冷，下元衰弱。

**小安肾丸**—四九　方在热阵一六八。

治肾气虚寒，多溺，腰膝沉重。

**石刻安肾丸**百五十　方在热阵一六九

治真气虚惫，梦遗便数，脚膝软弱。

**红铅丸**—五一　一名一气丹。一名人精妙合丸。

紫河车用头产壮盛男胎者一具，以银针挑去紫血，米泔水洗净，用酒、醋炖烂焙干。　人乳以瓷罐盛晒干者四两。或以茯苓末一两收晒至五两者亦可秋石以童男女小便炼成者四两　红铅亦名先天梅子，五钱。此室女初次经血。扣算女子年岁，凡五千四十八日，即女子天癸将至之日，须预备锡船候取，以茯苓末收渗晒干；或以丝绵渗取，用乌梅煎汤洗下，去水晒干亦可

上为细末，炼蜜为丸，每丸重七厘。此药俗传云以人补人，得先天之气，神妙不可尽述，每丸价一两。

**打老儿丸**—五二

熟地　山药炒，各五两　牛膝酒洗　巴戟枸杞汤洗，炒　楮实子去浮者　枸杞　石菖蒲　远志肉甘草汤制　白茯苓去筋　杜仲盐水炒北五味蜜水拌蒸一二时，捣饼焙干　山茱萸上各四两　小茴香　续断各三两　肉苁蓉切片酥炒，五两

上为末，炼蜜丸，桐子大。每服五六十丸，空心、午前、临睡，或酒或盐汤下百余丸。

**肉苁蓉丸**—五三　治肾虚耳聋。

肉苁蓉酒浸，焙　菟丝子酒浸煮，研　山茱萸　白茯苓　熟地黄人参　官桂　防风　芍药　黄芪各五钱　附子炮　羌活　泽泻各二

钱半　羊肾一对，薄切，去筋膜，炙干

炼蜜丸，桐子大。每服三五十丸，空心温酒下。

**四味肉苁蓉丸**一五四　方在固阵六二。

治小便不禁。

**黄芪丸**一五五　治虚风羸瘦，心神虚烦，筋脉拘挛，疼痛少睡。

黄芪炙　人参　熟地黄　白茯苓　薏苡仁　山茱萸各一两　枣仁　羌活去芦　当归　羚羊角屑　枸杞子　桂心各七钱半　防风　远志各半两

上为细末，炼蜜和丸，梧子大。每服七八十丸，温酒下，不拘时。

**二丹丸**一五六　治风邪健忘，和血养神定志，内安心神，外华腠理。

丹参　天门冬　熟地黄各一两半　麦门冬　白茯苓　甘草各一两　人参　丹皮　远志各半两

上为细末，炼蜜和丸，桐子大，以朱砂半两为衣。每服五七十丸，加至百丸，空心煎愈风汤送下。

**海藏益血丹**一五七　治大便燥，久虚亡血。

当归酒浸，焙　熟地黄等份

上为末，炼蜜丸，弹子大。细嚼酒下一丸。

**《集要》四神丸**一五八　治禀赋虚弱，小便频数不禁。

五味子　菟丝饼各四两　熟地黄六两　肉苁蓉一斤，去甲

上为末，酒煮山药糊丸，桐子大。每服五十丸，空心盐汤下。

**《局方》虎骨四斤丸**一五九

宣州木瓜去瓤　天麻去芦　肉苁蓉洗净　牛膝焙干，各一斤　附子炮，去皮脐，二两　虎骨酥炙，一两

上先将前四味用无灰酒五升浸，春秋五日，夏三日，冬十

日，取出焙干，入附子、虎骨，共为末，用前浸药酒打面糊丸，梧子大。每服五十丸，食前盐汤送下。

**加味四斤丸**百六十　治肝肾二经气血不足，足膝酸痛，步履不随，如受风寒湿毒以致脚气者，最宜服之。

虎胫骨一两，酥炙　乳香另研　没药另研，各五钱　川乌炮去皮，一两　肉苁蓉　牛膝各一两半　天麻一两　木瓜一斤，去瓤蒸

上各为末，先将木瓜、苁蓉捣膏，加酒糊和杵丸，桐子大。每服七八十丸，空心温酒或盐汤任下。

**《三因》加味四斤丸**一六一　治肾虚肺热，热淫于内，致筋骨痿弱，不能收持。

肉苁蓉酒洗　牛膝酒洗　天麻　木瓜　鹿茸酥炙　熟地黄　五味酒浸　菟丝子酒煮，等份

上为末，炼蜜丸，桐子大。每服五十丸，食前温酒或米饮送下。刘宗厚曰：按此方云：热淫于内，而用温补，何也？然：阴血衰弱，血不养筋，筋缓不能自收持。今阳燥热淫于内，故用此以养阳滋阴，阴实则水升火降矣。

**金刚丸**一六二　治肾损骨痿不能起床，宜此益精。

萆薢　杜仲姜汁炒　肉苁蓉酒洗　菟丝子制

上用酒煮猪腰子捣丸，桐子大。每服五七十丸，空心温酒送下。

**人参膏**一六三

用人参十两，细切，以活水二十盏浸透，入银石器内，桑柴火缓缓煎取十盏，滤汁，再以水十盏，煎渣取汁五盏，并入前汁，合煎成膏，瓷瓶收贮。随证作汤使调服。丹溪云：多欲之人肾气衰惫，咳嗽不止，用生姜橘皮煎汤，化膏服之。浦江郑兄，五月患痢，又犯房室，忽发昏晕，不知人事，手撒目暗，自汗如雨，喉中痰鸣，声如拽锯，小便遗失，脉大无伦，此阴亏阳绝之

证也。余令急煎大料人参膏，仍与灸气海十八壮，右手能动。再二壮，唇口微动。遂与膏服一盏，半夜后服三盏，眼能动。尽三斤，方能言而索粥，尽五斤而痢止，至十斤而全安。若作风治则误矣。一人背疽，服内托十宣药已，多脓出，作呕，发热，六脉沉数有力，此溃疡所忌也。遂用大料人参膏，入竹沥饮之，参尽十六斤，竹伐百余竿而安。后经旬余，值大风拔木，疮复起有脓，中有红线一道，过肩胛抵右肋。余曰：急作参膏，以芎归橘皮作汤，入竹沥、姜汁饮之，尽三斤而疮溃，调理乃安。若痈疽溃后，气血俱虚，呕逆不食，变证不一者，以参芪归术等份，煎膏服之最妙。

# 和　阵

《局方》二陈汤一　治痰饮呕恶，风寒咳嗽，或头眩心悸，或中脘不快，或因生冷，或饮酒过多，脾胃不和等证。

陈皮　半夏制，各三钱　茯苓二钱　炙甘草一钱

水二盅，姜三五片，枣一枚，煎八分。食远服。

**加减二陈汤**二　治呕吐吞酸，胃脘痛，呃逆。

即前方加丁香九粒，气滞甚者，可加一二钱。

**丹溪加味二陈汤**三　治食郁痰滞，胸膈不快。

苍术米泔浸　白术炒　橘红　半夏泡　茯苓　川芎　香附各八分　枳壳　黄连姜炒　甘草各五分

水盏半，煎八分。食前稍热服。

**二术二陈汤**四　治一切呕吐清水如注。

苍术土炒　白术炒　陈皮　半夏制　茯苓各一钱　炙甘草五分

水一盅半，姜三片，枣一枚，煎八分。稍热服。虚寒者加人参、煨干姜。痰饮，加南星，倍半夏。宿食，加神曲、砂仁。

《宣明》黄芩二陈汤五　治热痰。

黄芩　陈皮　半夏　茯苓等份　甘草减半

水一盅半，姜三片，煎七分。食远服。

《辨疑》柴葛二陈汤六　治一切疟、暑、湿、劳、食等证。

柴胡　干葛　陈皮　半夏　茯苓　甘草　白术　苍术制　川芎　黄芩各等份。若阴疟除此味。

水二盅，姜三片，煎服。内干葛、川芎、苍术，乃发散之剂，若久疟及发散过者除之。阳分汗多，加人参、黄芪，去干葛。阴分虚者，加酒炒芍药、当归、生地。久疟，微邪潮热，加

四君子汤，去祛邪之药。若欲截疟，加常山、槟榔、青皮、贝母各一钱。

**桂附二陈汤**七　方在热阵百十五。

治寒疟厥冷。

**《金匮》小半夏汤**八　治呕吐，谷不得下，及心下有饮者。

半夏一升　生姜半斤

上二味，以水七升，煮取一升半，分温再服。《局方》用半夏五钱，生姜二钱半，水一盅半煎服。

**《金匮》小半夏加茯苓汤**九　治卒呕吐，心下痞，膈间有水，眩悸者。即前方加茯苓三两，煎法同。

**《金匮》大半夏汤**十　治胃反不受食，食入即吐。《外台》云：治呕而心下痞硬者。

半夏二升，洗完用　人参三两　白蜜一斤

上三味，以水一斗二升，和蜜扬之二百四十遍，煮药取二升半。温服一升，余分再服。

**《御药》大半夏汤**十一　一名橘皮汤。治痰饮及脾胃不和。

半夏　陈皮　白茯苓各二钱

水二盅，姜五片，煎八分。温服。

**茯苓半夏汤**十二　治呕吐哕，心下坚痞，膈间有水，痰眩惊悸，及小儿等病。

白茯苓二两　半夏五钱

上每服三五七钱，姜、水煎服。

**《宣明》橘皮半夏汤**十三　治痰涎壅嗽久不已者，常服润燥解肌热止嗽。

陈皮五钱　半夏制，二钱半

水一盅半，加生姜三五片，煎七分。温服。

**《灵枢》秫米半夏汤**十四　久病不寐者神效，世医皆用之。

秫米一升　半夏五合

上用千里长流水八升，扬之万遍，取清者五升，煮秫米、半夏，炊以苇薪，令竭至一升半，去渣。饮汁一小杯，日三服。其新病者，覆杯即卧，汗之即已；久病者三日而已也。

**东垣半夏白术天麻汤**十五　治眩晕，及足太阴痰厥头疼。

半夏钱半　白术　神曲炒，各一钱　麦芽　陈皮各钱半　人参黄芪　茯苓　苍术　天麻　泽泻各五分　黄柏二分　干姜三分

上㕮咀。每服半两，水二盅，煎八分。食远热服。

**《金匮》黄芩半夏生姜汤**十六　治干呕而利者。

黄芩　生姜各三两　炙甘草　芍药各二两　半夏半升　大枣十二个

上六味，以水一斗，煮取三升，去滓。温服一升，日再夜一服。

**东垣平胃散**十七　治脾胃不和不思饮食，心腹胁肋胀满刺痛，呕哕恶心，吞酸噫气，体重节痛，自利霍乱，噫膈反胃等证。

厚朴姜制炒　陈皮去白，各五两　苍术去皮，米泔浸炒，八两　炙甘草三两

本方加人参、茯苓各二两，即名参苓平胃散。

上为末。每服二钱，水一盅，姜三片，枣二枚，煎七分。去渣温服。或去姜枣，入盐一小捻，单以沸汤点服亦可。如小便不利，加茯苓、泽泻。如饮食不化，加神曲、麦芽、枳实。如胃中气痛，加木香、枳实或枳壳。如脾胃困倦，加人参、黄芪。如有痰，加半夏。如便硬腹胀，加大黄、芒硝。如脉大内热，加黄连、黄芩。

**调气平胃散**十八　治胃气不和，胀满腹痛。

厚朴制　陈皮　木香　乌药　白豆蔻　砂仁　白檀香各一钱甘草五分　苍术钱半　藿香一钱二分

水一盅半，生姜三片，煎八分。食远温服。

**钱氏益黄散**十九　治脾土虚寒，寒水反来侮上而呕吐不食，或肚腹作痛，或大便不实，手足逆冷等证。

陈皮一两　青皮　诃子肉炮去皮　炙甘草各半两　丁香二钱

上每服四钱，水煎服。

**藿香正气散**二十　治外感风寒，内停饮食，头疼寒热，或霍乱泄泻，痞满呕逆，及四时不正之气，疟痢伤寒等证。

藿香　紫苏　桔梗　白芷　大腹皮各一钱　陈皮　半夏　茯苓　甘草　白术　厚朴各八分

水二盅，姜三片，枣一枚，煎八分。热服取汗。

**不换金正气散**二一　治脾气虚弱，寒邪相搏，痰停胸膈，致发寒热，或作疟疾，或受山岚瘴气等毒。

厚朴姜制　藿香　半夏　苍术米泔浸　陈皮各一钱　甘草炙五分

姜、枣、水煎服。

**陈氏不换金正气散**二二　治感冒风寒，或伤生冷，或瘴疟，或疫疠。

苍术米泔浸炒　厚朴姜汁炒，各四两　橘红三两　炙甘草　半夏制　藿香各二两　人参　木香湿纸裹煨　白茯苓各一两

上每服一两，姜、枣、水煎服。

**徐氏正气散**二三　正胃气，进饮食，退寒疟、食疟、瘴气，脾胃滞者，用之为宜。

藿香　草果各二两　半夏制　陈皮　厚朴　砂仁　炙甘草各一两

上为末。每服三钱，加生姜七片，枣三枚同煎。俟疟未发前，和渣服。

**《济生》大正气散**二四　治脾胃不和，为风寒湿气所伤，心腹胀闷，有妨饮食。

白术　陈皮<sub>各二钱</sub>　半夏<sub>制</sub>　藿香叶　厚朴<sub>姜炒</sub>　桂枝　枳壳　槟榔　干姜<sub>炮，各一钱</sub>　甘草<sub>炙，五分</sub>

水一盅半，姜三片，枣一枚，煎七分。不时温服。

**东垣升阳益胃汤**<sub>二五</sub>　治秋燥令行，湿热少退，脾胃虚弱，怠惰嗜卧，体重节痛，四肢不收，口苦舌干，饮食不消，大便不调，小便频数，兼见肺病，洒淅恶寒，惨惨不乐，面色恶而不和，乃阳气不伸故也，当升阳益胃。

《良方》无黄芪、甘草、半夏、芍药四味。

人参　炙甘草　半夏<sub>脉涩者宜用。各一钱</sub>　黄芪<sub>二钱</sub>　白术<sub>三分</sub>　白芍　防风　羌活　独活<sub>各五分</sub>　柴胡　茯苓<sub>小便利者勿用</sub>　泽泻<sub>不淋者勿用。各三分</sub>　陈皮<sub>四分</sub>　黄连<sub>二分</sub>

上㕮咀。每服三钱，渐加至五钱，生姜五片，枣二枚，水三盅，煎一盅。早饭午饭之间温服。忌语话一二时，及酒湿助火之物。服药后，如小便异而病反增，是不宜利小便也，当去茯苓、泽泻。若得喜食增食，初一二日间不可太饱，恐药力尚浅，胃气再伤，不得转运也。或用美食以助药力而滋胃气，慎不可淡食以损药力而助邪气之沉降也。亦可小役形体，使胃气升发，切勿大劳，致令复伤，但以胃气安静为尤善。

**海藏白术汤**<sub>二六</sub>　治风湿恶寒脉缓。

白术　防风　甘草

上㕮咀，加生姜煎服。

**《济生》白术汤**<sub>二七</sub>　治五脏受湿，咳嗽痰多，气喘身重，脉濡细。

白术　橘红　半夏　茯苓<sub>各二钱</sub>　炙甘草<sub>一钱</sub>

水一盅半，姜五片，煎七分。食远服。

**《良方》三味白术汤**<sub>二八</sub>　方在妇人十二。

治妊娠内热心痛。

《良方》**四味白术汤**二九　方在妇人十三。

治妊娠胃虚恶阻。

**白术散**三十　治自汗盗汗极效。

白术半斤

上将白术切成小块，用浮麦一升，水一斗，同煮干；如白术尚硬，再加水煮透烂，取起切片，焙干为末。每服二三钱，仍用浮麦煎汤，食远调服。如治小儿，以炒黄芪煎汤，量儿大小与服。忌萝卜、辛辣炙煿之物，乳母尤忌。

《宣明》**白术散**三一　方在固阵三。

治虚风多汗痿弱。

《良方》**白术散**三二　方在妇人之十一。

治妊娠伤寒内热等证。

**调胃白术散**三三　治脾胃不和，腹胀泄泻，身面浮肿。

白术　茯苓各二钱　陈皮　白芍药炒　泽泻　槟榔各一钱　木香五分

水二盅，姜二片，煎八分。食远服。如肿不退，倍加白术，并枳实麸炒一钱。

**白术芍药汤**三四　治脾经受湿水泄，体重微满，困弱无力，不欲饮食，或暴泄无数，水谷不化，宜此和之。

白术炒　芍药炒，各一两　甘草炒，半两

上每用一两，水煎服。

《草窗》**白术芍药散**三五　治痛泻要方。

白术炒，三两　芍药炒，二两　陈皮炒，两半　防风二两

上或煎或丸或散皆可用。久泻者加炒升麻六钱。

《金匮》**苓桂术甘草汤**三六　病痰饮者，当以温药和之。

凡心下有痰饮，胸胁支满，目眩，此方主之。

茯苓四两　桂枝　白术各三两　甘草二两

上以水六升，煮取三升，温分三服，小便则利。

**神术散**三七　治伤寒头痛身热等证。

苍术二钱　川芎　藁本　甘草各一钱

水二盅，姜三片，煎一盅。不拘时服。

**《局方》神术散**三八　方在散阵六五。

治四时瘟疫，头疼发热。

**海藏神术汤**三九　治风湿恶寒脉紧。

苍术　防风　甘草

上咬咀。加葱白煎服。治刚痉无汗者，加羌活，或独活、麻黄。

**《约说》沉香降气散**四十　治阴阳壅滞，气不升降，胸膈痞塞，或留饮吞酸，胁下妨闷。

沉香二钱八分　砂仁七钱半　香附子去毛，盐水炒，六两五钱五分
炙甘草五钱五分

上为极细末。每服二钱，入盐少许，沸汤调。不拘时服，或淡姜汤亦可。

**《和剂》苏子降气汤**四一　治心腹胀满，喘促气急，消痰进食。

苏子炒　半夏曲　前胡　当归　陈皮　厚朴制，各八分　桂
甘草各三分

水二盅，姜三片，煎七分。不拘时服。

**《医林》小降气汤**四二　治浊气在上，痰涎壅盛。

家紫苏　台乌药　白芍　陈皮各二钱　炙甘草五分

水一盅半，生姜三片，枣一枚，煎七分。食远服。

**《统旨》木香顺气散**四三　治气滞腹痛胁痛。

木香　香附　槟榔　青皮　陈皮　枳壳　砂仁　厚朴制　苍
术各一钱　炙甘草五分

水二盅，姜三片，煎八分。食远服。

### 《局方》木香调气散四四

木香　白檀香　白豆蔻　丁香<sub>各二钱</sub>　炙甘草　藿香<sub>各八钱</sub>
砂仁<sub>四钱</sub>

上为末。每服二钱，入盐少许，沸汤点服。

**流气饮子**<sub>四五</sub>　治三焦气壅，五脏不和，胸膈痞满，肩背攻痛，呕吐气喘，痰盛浮肿等证。即外科方脉流气饮。

木香<sub>磨汁</sub>　槟榔　青皮　陈皮　枳壳　乌药　大腹皮　枳实
茯苓　紫苏　桔梗　防风　黄芪　当归　川芎　芍药　甘草　半夏<sub>制，各等份</sub>

水一盅半，姜三片，枣一枚，煎服。

### 《和剂》二十四味流气饮四六　调营卫，利三焦，行痞滞，消肿胀。

紫苏　陈皮　青皮　厚朴<sub>制</sub>　炙甘草　香附<sub>炒，各四两</sub>　木通<sub>二两</sub>　大腹皮　丁香皮　槟榔　肉桂　木香　草果　莪术<sub>炮</sub>　藿香<sub>各一两半</sub>　麦冬　人参　白术　赤茯苓　木瓜　白芷　半夏　枳壳<sub>炒</sub>　石菖蒲<sub>各一两</sub>

上每服三钱，姜四片，枣二枚，水煎服。

**七气汤**<sub>四七</sub>　治七情之气郁结于中，心腹绞痛不可忍，及不能饮食。

半夏<sub>制，五两</sub>　人参　肉桂　甘草<sub>炙，各一两</sub>

上每服三五钱，水一盅半，姜三片，煎八分服。

### 《三因》七气汤四八　治如前。按：此方即《局方》四七汤也。<sub>在后九七</sub>

半夏<sub>五两，制</sub>　茯苓<sub>四两</sub>　厚朴<sub>三两</sub>　紫苏<sub>二两</sub>

上每服三五钱，姜七片，枣二枚，水煎服。

**加味七气汤**<sub>四九</sub>　即前七气汤加厚朴、茯苓各等份。

《局方》**七气汤**五十　治七情郁结，脏气互相刑克，阴阳不和，挥霍撩乱，吐泻交作。

半夏制　厚朴　芍药　茯苓各二钱　人参　肉桂　橘红　紫苏各一钱

水二盅，加姜、枣煎服。

《指迷》**七气汤**五一　治七情相干，阴阳不得升降，气道壅滞，攻冲作疼，积聚癥瘕胀满等证。

半夏　甘草各七分半　香附钱半　青皮　陈皮　桔梗　官桂藿香　益智　莪术煨，各一钱。

上每服三五钱，姜三片，枣一枚，水煎服。

《统旨》七气汤有三棱、延胡索、姜黄、草豆蔻，无半夏、桔梗。

《济生》大七气汤有三棱，无半夏。

**四磨饮**五二　治诸逆气

沉香　乌药　枳实　槟榔

上四味，用白汤共磨服，或下养正丹尤佳。一方用白酒磨。《济生方》用人参，无枳实。本方加木香，即名五磨饮。

《济生》**疏凿饮**五三　治水气通身浮肿，喘呼气急，烦渴，大小便不利。

泽泻　茯苓皮　木通　商陆　大腹皮　槟榔　羌活去芦　秦艽去芦　椒目　赤小豆炒

上㕮咀。每服六七钱，水一盅半，姜五片，煎服。

《良方》**厚朴汤**五四　治心腹胀满。此病气壅实者之治法也。

厚朴四、五钱，姜汁炒

加生姜五七片，水煎温服。或间用沉香降气散。

**木香宽中散**五五　治七情伤于脾胃，以致胸膈痞满，停痰气逆，或成五膈之病。

青皮　陈皮　丁香各四两　厚朴制，一斤　甘草炙，五两　白豆蔻二两　香附炒　砂仁　木香各三两

上为末。每服二钱，姜盐汤调服。若脾胃虚损之证，不可过服，或与六君子兼用之。

**《良方》木香分气饮**五六　治气滞留注四肢，腹急中满，胸膈胁肋膨胀，虚气上冲，小便臭浊。

木香　猪苓　泽泻　赤茯苓　半夏　枳壳　槟榔　灯草　苏子等份

上咬咀。每服一两，水一盏半，煎八分，入麝香末少许。食远服。

**《良方》人参木香散**五七　治水气病。

人参　木香　茯苓　滑石　琥珀　海金沙　枳壳　槟榔　猪苓　甘草等份

上咬咀。每服一两，生姜三片，水一盏半，煎七分。日进三服，不拘时。

**消导宽中汤**五八　治气滞食滞，水肿胀满。

白术一钱半　枳实麸炒　厚朴姜制　陈皮　半夏　茯苓　山楂　神曲炒　麦芽炒　萝卜子炒，各一钱

水一盏半，姜三片，煎八分。食远服。小便不利，加猪苓、泽泻。

**化滞调中汤**五九　治食滞胀满。

白术钱半　人参　白茯苓　陈皮　厚朴姜汁炒　山楂　半夏各一钱　神曲炒　麦芽炒，各八分　砂仁七分

水一盏半，姜三片，煎七分。食前服。胀甚者，加萝卜子炒用一钱，面食伤者尤宜用。

**索矩三和汤**六十　治脾湿肿满。

陈皮　厚朴<sub>姜炒</sub>　白术　槟榔<sub>各一钱</sub>　紫苏<sub>七分</sub>　海金沙　木通<sub>各五分</sub>

水一盅半，姜三片，枣一枚，煎七分。食远服。

**《宝鉴》导滞通经汤**<sub>六一</sub>　治脾湿气不宣通，面目手足浮肿。

木香　白术　桑白皮　陈皮<sub>各五钱</sub>　茯苓<sub>一两</sub>

上咬咀。每服七八钱，水一盅半，煎八分。食前温服。

**《良方》导水茯苓汤**<sub>六二</sub>　治水肿，头面手足遍身肿如烂瓜之状，按而塌陷，胸腹喘满，不能转侧安睡，饮食不下，小便秘涩，溺出如割，或如黑豆汁而绝少，服喘嗽气逆诸药不效者，用此即渐利而愈。

赤茯苓　麦门冬<sub>去心</sub>　泽泻　白术<sub>各三两</sub>　桑白皮　紫苏　槟榔　木瓜<sub>各一两</sub>　大腹皮　陈皮　砂仁　木香<sub>各七钱半</sub>

上咬咀。每服一二两，水二盅，灯草三十根，煎八分。食前服。如病重者可用药五两，再倍加麦冬及灯草半两，以水一斗，于砂锅内熬至一大碗，再下小铫内煎至一盅，五更空心服，渣再煎。连进此三服，自然小水通利，一日添如一日。

**健脾散**<sub>六三</sub>　和中健胃，消食快气。

人参　白术<sub>炒</sub>　丁香　藿香　砂仁<sub>炒</sub>　肉果<sub>煨</sub>　神曲<sub>炒</sub>　炙甘草<sub>等份</sub>

上为细末。每服二钱，不拘时，橘皮汤下。

**参术健脾汤**<sub>六四</sub>　治脾虚兼滞胀满。

人参　白茯苓　陈皮　半夏　砂仁　厚朴<sub>姜制，各一钱</sub>　白术<sub>二钱</sub>　甘草<sub>三分</sub>

水一盅半，姜三片，煎七分。食远服。加神曲、麦芽、山楂，消胀尤佳。

**《三因》当归散**<sub>六五</sub>　水肿之疾，多由火不养土，土不制水，故水气盈溢，脉道闭塞，渗透经络，发为浮肿、心腹胀满之证。

当归　桂心　木香　赤茯苓　木通　槟榔　赤芍药　牡丹皮　陈皮　白术各一钱半　木瓜一斤

水二盅，加紫苏五叶，煎八分。不拘时服。

**当归活血散**六六　治瘀血胀满。

赤芍药　归尾酒洗　生地黄各钱半　桃仁去皮尖，炒　红花酒洗　香附童便浸，各一钱　川芎　牡丹皮　延胡索　蓬术炮，各八分　三棱炮　青皮各七分

水一盅半，煎七分。食前服。

**《局方》五皮散**六七　治风湿客于脾经，以致目虚浮，四肢肿满，心腹膨胀，上气急促，兼治皮水、胎水。

五加皮　地骨皮　大腹皮　茯苓皮　生姜皮等份

上咀。每服三钱，水一大盅，煎七分。热服无时。

**《澹寮》五皮散**六八　治病后身面四肢浮肿，小便不利，脉虚而大。此由诸气不能运行，散漫于皮肤肌腠之间，故令肿满，此药最宜。

大腹皮　陈皮　生姜皮　桑白皮炒　赤茯苓皮各等份

上㕮咀。每服五六钱，水一大盅，煎八分。不拘时温服，日三次。忌生冷油腻坚硬之物。

**沉香琥珀丸**六九　治水肿、一切小便不通难治之证。

沉香　郁李仁去皮　葶苈炒，各一两半　琥珀　杏仁去皮尖　紫苏　赤茯苓　泽泻各半两　橘红　防己各七钱半

上为细末，炼蜜丸，梧子大，以麝香为衣。每服二十五丸，渐加至五七十丸，空心人参汤送下，量虚实增减。

**法制陈皮**七十　消食化气，宽利胸膈，美进饮食。

茴香炒　甘草炙，各二两　青盐炒，一两　干姜　乌梅肉各半两

白檀香二钱半

上六味，共为末，外以广陈皮半斤，汤浸去白，净取四两，切作细条子。用水一大碗，煎药末三两，同陈皮条子一处慢火煮，候陈皮极软，控干，少时用余剩干药末拌匀，焙干。每服不拘多少，细嚼温姜汤下，无时。

**《家秘》祛痛散**七一　治诸般心气痛，或气滞不行，攻刺心腹，痛连胸胁，小肠吊疝，及妇人血气刺痛。此方屡用，无不神效。

青皮　五灵脂去石　川楝子　穿山甲　大茴香各二钱　良姜香油炒　延胡索　没药　槟榔各钱半　沉香一钱　木香钱二分　砂仁少许

上咀，用木鳖子仁一钱二分，同前药炒令焦燥，去木鳖不用，共为细末。每服一钱，加盐一星，用酒或滚水送下。

**调痛散**七二　治脾痛气膈。

木香　丁香　檀香　大香附　台乌药　莪术　肉桂　片姜黄白生姜　白豆蔻　砂仁　炙甘草等份

上咀。每服二钱半，加紫苏四叶，煎汤服。

**丁香止痛散**七三　方在热阵百八。

治心痛。

**《良方》乌药散**七四　治血气壅滞，心腹作痛。

乌药　莪术醋浸炒　桂心　桃仁　当归　青皮　木香等份
上为末。每服二钱，热酒调下。

**《奇效》手拈散**七五　治心脾气痛。

延胡索　五灵脂　草果　没药等份
上为细末。每服二三钱，不拘时，热酒调下。

**《良方》游山散**七六　治心脾痛。此药极奇，叶石林游山，见一小寺颇整洁，问僧所以仰给者，则曰：素无田产，亦不苦求，只货数药以赡，其脾疼药最为流布。有诗云："草果延胡索，灵脂并没药。酒调一二钱，一以手拈却。"

上等份为末。每服三钱，不拘时温酒调下。

**舒筋汤**七七　一名如神汤。治闪朒血滞，腰腹疼痛，及产后血滞作痛者更妙。

当归　延胡索　桂心等份

上为细末。每服二钱，不拘时温酒调服。一方加杜仲、牛膝、桃仁、续断亦可。

**丹溪玄桂丸**七八　治死血留胃脘，当心作痛。

延胡索一两半　官桂　红花　红曲　滑石各五钱　桃仁三十粒

上为细末，汤浸蒸饼为丸，绿豆大。每服四十丸，姜汤下。

**洁古枳术丸**七九　治痞积，消食强胃。

枳实去瓤，麸炒，一两　白术麸炒，二两

上为末，荷叶裹烧饭为丸，桐子大。每服五十丸，白术汤下。但久服之，令人胃气强实，不复伤也。东垣橘皮枳术丸，即前方加陈皮一两，半夏一两，即名橘半枳术丸。

**香砂枳术丸**八十　破滞气，消宿食，开胃进食。

木香　砂仁各五钱　枳实麸炒，一两　白术米泔浸炒，二两

上制，服如枳术丸法。

**曲糵枳术丸**八一　治强食多食，心胸满闷不快。

神曲炒　麦糵炒　枳实麸炒，各一两　白术二两

上制，服如枳术丸法。

**东垣木香人参生姜枳术丸**八二　开胃，进饮食。

木香三钱　人参五钱　干生姜二钱半　陈皮四钱　枳实一两，炒

白术一两半

上为细末，荷叶烧饭为丸，桐子大。每服三五十丸，食前温水下。

《直指》**加味枳术丸**八三　治脾胃虚弱，食积气滞，胸腹胀满。常服进食宽中，和畅脾胃。

白术泔浸土炒，二两　枳实麸炒，一两　神曲炒　麦芽炒　陈皮

山楂　香附炒，各一两　砂仁炒，半两

如前法丸服。

**丹溪枳实丸**八四　专治食积癖块。

枳实　白术　山楂　麦芽　神曲　半夏各一两　苍术　陈皮各

五钱　木香钱半　姜黄三钱

荷叶蒸饭为丸，桐子大。每服百丸，食后姜汤下。

《医统》**大健脾丸**八五　又名百谷丸。徐东皋曰：此方健脾养胃，滋谷气，除湿热，宽胸膈，去痞满。久服强中益气，百病不生。

人参　白茯苓饭上蒸　广陈皮各二两　枳实饭上蒸　青皮米醋洗

半夏曲炒　山楂肉饭上蒸，各一两　白术土炒，三两　谷芽炒，一两六钱

白豆蔻炒　广木香各五钱　川黄连一两六钱，同吴茱萸五钱浸，炒赤色，去茱萸

上为末，用长流水煮荷叶老米粥捣丸，绿豆大。每服百丸，食前白汤下。愚按：此方虽佳，但脾多畏寒，若非有火，当去黄连，或仍加炮姜一二两为妙。

**杨氏启脾丸**八六　治脾胃不和，气不升降，中满痞塞，心腹膨胀，肠鸣泄泻，不思饮食。

人参　白术　陈皮　青皮去瓤　神曲炒　麦芽炒　砂仁　厚朴

干姜各一两　甘草两半，炙

炼蜜为丸，弹子大。每服一丸，食前细嚼，米饮下。

**和中丸**八七　治久病厌厌不能食，而脏腑或秘或溏，此皆胃虚所致。常服之，和中理气，消痰积，去湿滞，厚肠胃，进饮食。

白术<sub>麸炒，二两四钱</sub>　厚朴<sub>姜制，二两</sub>　陈皮<sub>一两六钱</sub>　半夏<sub>汤泡，</sub>
<sub>一两</sub>　槟榔<sub>五钱</sub>　枳实<sub>五钱</sub>　炙甘草<sub>四钱</sub>　木香<sub>二钱</sub>

上用生姜自然汁浸蒸饼为丸，桐子大。每服三四十丸，食远温水送下。

**东垣和中丸**<sub>八八</sub>　开胃进食。

人参　白术<sub>各三钱</sub>　干姜<sub>炮</sub>　甘草<sub>炙</sub>　陈皮<sub>各一钱</sub>　木瓜<sub>一枚</sub>

上为末，蒸饼为丸，桐子大。食前白汤下三五十丸。

**养胃进食丸**<sub>八九</sub>　治脾胃虚弱，心腹胀满，面色萎黄，肌肉消瘦，怠惰嗜卧，或不思食。常服滋养脾胃，进饮食，消痰涎，辟风寒湿冷邪气。

人参　白茯苓　白术<sub>泔浸，炒</sub>　厚朴<sub>姜炒，各二两</sub>　神曲<sub>二两半，</sub>
<sub>炒</sub>　大麦蘖<sub>炒</sub>　橘红<sub>各一两半</sub>　甘草<sub>炙，一两</sub>　苍术<sub>坚小而甘者，米泔浸</sub>
<sub>去皮，五两，炒</sub>

上九味，为末，水面糊丸，桐子大。每服三五十丸，食前米汤或姜汤送下。

**消食丸**<sub>九十</sub>　治一切食积停滞。

山楂　神曲<sub>炒</sub>　麦芽<sub>炒</sub>　萝卜子　青皮　陈皮　香附<sub>各二两</sub>
阿魏<sub>一两，醋浸另研</sub>

汤泡蒸饼为丸，桐子大。每服五十丸，食远姜汤下。

**《济生》导痰汤**<sub>九一</sub>　治一切痰涎壅盛，或胸膈留饮，痞塞不通。

陈皮　半夏　茯苓　甘草　南星　枳壳<sub>炒</sub>

上等份，每服六钱，水二盅，姜五片或十片，煎七分。食后服。

**海藏五饮汤**<sub>九二</sub>　一留饮，在心下；二僻饮，在胁下；三痰饮，在胃中；四溢饮，在膈上；五留饮，在肠间。凡此五饮，以酒后饮冷过多所致。

　　旋覆花　人参　橘红炒　枳实　厚朴姜汁炒　半夏　茯苓　泽泻　白术　猪苓各八分　前胡　桂心　芍药　炙甘草各五分

　　水二盅，姜十片，煎八分。不拘时服。饮酒伤者，加葛根、砂仁。

　　《外台》**茯苓饮**九三　治胸有停痰宿水，自吐出水后，心胸间虚，气满不能食。消痰气，令能食。

　　茯苓　人参　白术各三两　枳实二两　陈皮二两半　生姜四两

　　上六味，水六升，煮取一升八合，分温三服，如人行八九里进之。

　　**茯苓饮子**九四　治痰迷心窍，怔忡不止。

　　陈皮　半夏　茯苓　茯神　麦冬各钱半　沉香　甘草各五分

　　上水一盅半，姜五片，煎七分服。

　　**千缗汤**九五　治痰喘不得卧，人扶而坐，一服即安。

　　半夏泡，七个　炙甘草　皂角炙，各一寸　生姜一指大

　　水一盅半，煎七分。不拘时服。

　　**玉液汤**九六　治七情所伤，气郁生涎，随气上逆，头目眩晕，心嘈忪悸，眉棱骨痛。

　　半夏大者六钱，汤泡七次，切片

　　上作一服，水盅半，姜十片，煎七分，入沉香末少许。不拘时温服。

　　《局方》**四七汤**九七　治七情之气结成痰涎，状如破絮，或如梅核，在咽喉之间，咯不出，咽不下，此七情所为也。或中脘痞满，气不舒快，痰饮呕恶，皆治之。

　　半夏汤泡，钱半　茯苓一钱二分　苏叶六分　厚朴姜制，九分

　　水一盅半，生姜七片，红枣二枚，煎八分。不时服。

　　《得效》**加味四七汤**九八　治心气郁滞，豁痰散惊。

　　半夏制，二钱半　厚朴制　茯苓各一钱半　苏叶　茯神各一钱　远

志　石菖蒲　甘草各五分

水二盅，加姜、枣煎服。

**《玉机》泽泻汤**九九　治心下有支饮，苦眩冒。

泽泻五钱　白术二钱

水二盅，煎七分。食远温服。

**朱砂消痰饮**百　治痰迷心窍，惊悸怔忡。

胆星五钱　朱砂二钱半，另研　麝香二分，另研

上为末。临卧姜汤调下一钱。

**深师消饮丸**百一　治停饮胸满呕逆，腹中水声，不思饮食。

白术二两，炒　茯苓五钱　枳实炒，干姜炮，各七钱

上为细末，蜜丸，桐子大。温水下三十丸。

**《秘方》星香丸**百二　治诸般气嗽生痰。

南星矾水泡一宿　半夏制同上，共泡之　香附皂角水浸一周时，各二两
陈皮去白，四两

上不见火为末，姜汁糊丸。每服五十丸，临卧姜汤送下。

**祛痰丸**百三　治风痰头旋恶逆，胸膈不利。

南星生　半夏生　赤茯苓　橘红　干姜炮，等份

上为细末，面糊丸，梧子大。每服五七十丸，不拘时，米饮
送下。

**天花丸**百四　亦名玉壶丸。治消渴引饮无度。

人参　天花粉各等份

上为细末，炼蜜丸，桐子大。每服三五十丸，麦门冬汤下。

**《局方》玉壶丸**百五　治风痰头痛，亦治诸痰。

南星生　半夏生，各一两　天麻五钱　白面三两

上为末，水和为丸，桐子大。每服三五十丸，用水一大盏，
煎沸入药，煮令药浮即熟，漉出放温，别用生姜汤下。一方：用
南星、半夏各二两俱制，天麻、白矾各五钱，共为末，以姜汁糊

丸，如胡椒大。每服三十丸，白汤下。

**玉液丸**<sub>百六</sub> 治风热痰涎壅盛，利咽膈，清头目，止咳嗽，除烦热。

半夏<sub>汤泡，焙为细末</sub> 枯矾<sub>研细。各十两</sub> 寒水石<sub>煅赤为末，水飞，三十两</sub>

上研匀，面糊丸，桐子大。每服三十丸，食后淡姜汤下。

**洁古玉粉丸**<sub>百七</sub> 治气痰咳嗽。

南星 半夏<sub>各一两，俱汤浸</sub> 橘红<sub>二两</sub>

上为末，汤浸蒸饼为丸，桐子大。每服五七十丸，人参、生姜汤任下，食后。

**《瑞竹》杏仁丸**<sub>百八</sub> 治久嗽，及老人咳嗽，喘急不已，睡卧不得，服此立效。

杏仁<sub>去皮尖，炒</sub> 胡桃肉<sub>去皮</sub>

上等份，研为膏，加炼蜜丸，如弹子大。每服一丸，食后细嚼，姜汤下。

**许学士神术丸**<sub>百九</sub> 治痰饮。此足阳明、太阳治湿发散之剂也。

茅山苍术<sub>一斤，米泔浸一宿，去皮切片，焙干为末</sub> 生油麻<sub>五钱，水二盏研细取浆</sub> 大枣<sub>十五个，煮取肉，研，旋入麻浆拌和药</sub>

上三味，和丸，桐子大，日干。每服五七十丸，空心温酒下。

**《三因》曲术丸**<sub>百十</sub> 治中脘宿食留饮，酸蜇心痛，嘈杂，口吐清水。

神曲<sub>炒，三两</sub> 陈皮<sub>一两</sub> 苍术<sub>米泔浸三宿，切炒，一两半</sub>

上为末，生姜汁别煮神曲糊为丸。姜汤送下。

**《百一》三仙丸**<sub>百十一</sub> 治一切湿痰痰饮，胸膈烦满，痰涎不利，头目不清。

南星  半夏  香附各等份

上南星、半夏以滚汤泡过为末，用生姜自然汁和，不可太软，用楮叶或荷叶包住，外以蒲包再包，罨之令发黄色，晒干收用。须五六月内造如罨曲之法。每制丸药，用药二两，香附一两，同为细末，面糊为丸，绿豆大。每服四五十丸，食后姜汤下。

**青州白丸子**百十二  治男妇风痰壅盛，手足瘫痪，呕吐涎沫，牙关紧急，痰喘麻木，及小儿惊风呕吐。

半夏七两  南星三两  白附子二两  川乌半两，俱生用

上俱研，罗为细末，用生绢袋盛，以瓷盆盛井花水摆洗粉出，未出者，以手揉摆，再擂再摆，以尽为度。然后日晒夜露，每日一换新水，搅而复澄，春五，夏三，秋七，冬十日，去水晒干，白如玉片。以糯米粉作稀糊丸，如绿豆大。每服二十丸，生姜汤下，无时。如瘫痪，用酒下。小儿惊风，薄荷汤下五七丸。

**《局方》琥珀寿星丸**百十三

天南星一斤  朱砂二两，研  琥珀一两，研

上先掘地坑，深二尺，用炭火五斤，于坑内烧热红，取出炭扫净，以好酒一升浇之。将南星乘热下坑内，用盆急盖，以泥壅护，经一宿取出，焙干为末，同二味和匀，用生姜汁打面糊丸，如桐子大。每服五十丸，煎人参汤空心送下，日三服。

一方用琥珀四两，朱砂一两，仍用猪心血三个，和药内加糊为丸，如前服。

**《指迷》茯苓丸**百十四  治人有臂痛，手足不能举，或时左右转移。此伏痰在内，中脘停滞，脾气不能流行，上与气搏，脾属四肢而气不下，故上行攻臂，其脉沉细者是也。但治其痰，则臂痛自止。及妇人产后发喘，四肢浮肿者，用此则愈。此治痰第一方也。

半夏制，二两  茯苓一两  枳壳炒，半两  风化硝一钱半

上为末，姜汁煮糊丸，桐子大。每服三五十丸，姜汤下。累有人为痰所苦，夜间两臂常觉抽掣，两手战掉，至于茶盅亦不能举，随服随效。

又简易方：治痰饮流注疼痛。只用大半夏二两，风化硝一两，为末，以姜汁煮糊丸，桐子大。姜汤下十五丸。痰在上，临卧服；在下，食前服。

**丹溪白螺丸**百十五　治痰饮积胃脘痛。

白螺蛳壳墙上年久者，烧　滑石炒　苍术　山栀　香附　南星各一两　枳壳　青皮　木香　半夏　砂仁各五钱

上为末，生姜汁浸蒸饼为丸，绿豆大。每服三四十丸，姜汤下。春加川芎，夏加黄连，冬加吴茱萸，各五钱。

**丹溪润下丸**百十六　降热痰甚妙。

半夏二两，依橘红制　南星依橘红制　炙甘草　黄芩　黄连各一两　橘红半斤，以水化盐五钱拌匀，煮干，焙。

上为末，蒸饼丸，绿豆大。每服五七十丸，白汤下。

**《集成》润下丸**百十七　治胸膈停痰，降痰甚妙。

橘红一斤，盐五钱，同水浸煮干　甘草炙，一两

上为末，汤浸蒸饼为丸，绿豆大。每服五十丸，白汤下。

**丹溪黄瓜蒌丸**百十八　治食积作痰，壅滞喘急。

瓜蒌仁　半夏　山楂　神曲炒，等份

上为末，瓜蒌汁丸。姜汤下五十丸。

**丹溪杏仁萝卜子丸**百十九　治气壅痰盛咳嗽。

杏仁　萝卜子炒，各一两

上为末，粥糊丸，桐子大。每服五十丸，白汤下。

**《金匮》陈皮汤**百二十　治呕吐呃逆。

陈皮四两　生姜半斤

水七升，煮取三升。温服一升，下咽即愈。

**《本事》竹茹汤**一二一　治胃热呕吐。

半夏<sub>姜汁制</sub>　干葛<sub>各三钱</sub>　甘草<sub>二钱</sub>

上为末。每服二钱，水一盏，姜三片，竹茹一弹许，枣一枚，同煎七分，去渣温服。

**橘皮竹茹汤**一二二　治吐利后，胃虚膈热，呃逆者。

人参　竹茹　橘红<sub>各二钱</sub>　甘草<sub>炙，一钱</sub>

水一盏半，生姜五片，枣一枚，煎八分。温服。

**二汁饮**一二三　治反胃。

甘蔗汁<sub>二分</sub>　姜汁<sub>一分</sub>

二味和匀，每温服一碗，日三服则吐止。

**东垣葛花解醒汤**一二四　治饮酒太过，痰逆呕吐，心神烦乱，胸膈痞塞，手足颤摇，饮食减少，小便不利。

人参　白术　茯苓　砂仁　白豆蔻　葛花<sub>各一钱</sub>　青皮　陈皮　猪苓　泽泻<sub>各七分</sub>　神曲　木香<sub>各五分</sub>

水二盏，生姜五片，煎七分。食远稍热服。取微汗，酒病去矣。或为末，姜醋汤调服二三钱亦可。

**《金匮》猪苓散**一二五　治呕吐，病在膈上，思水者。

猪苓　茯苓　白术<sub>等份</sub>

上三味，杵为散。饮服方寸匕，日三服。

**《大全》人参散**一二六　治脾胃虚寒，霍乱吐泻，心烦腹痛，饮食不入。

人参　当归　厚朴　橘红<sub>各二钱</sub>　干姜<sub>炮</sub>　炙甘草<sub>各五分</sub>

加枣一枚，水煎服。

**《澹寮》六和汤**一二七　治夏秋暑湿伤脾，或饮冷乘风，多食瓜果，以致客寒犯胃，食留不化，遂成痞膈霍乱呕吐，及广南夏月瘴疾寒热等证。

半夏　人参　炙甘草　砂仁　杏仁<sub>各一钱</sub>　赤茯苓　扁豆<sub>炒</sub>

藿香　木瓜各二钱

上㕮咀。每服五钱，水二盅，生姜三片，枣一枚，煎，温服。

一方有白术、香薷、厚朴各一钱，名六和半夏汤。

《良方》丁香散一二八　治霍乱呕吐不止。

丁香五分　藿香　枇杷叶拭去毛，各一钱

上㕮咀。水一盅半，姜一片，煎六分。热服。

《局方》丁香半夏丸一二九　治胃寒呕吐吞酸。

丁香一两　红豆炒　半夏制　白术炒，各二两　陈皮三两

上为末，姜汁打糊丸，胡椒大。每服二三十丸，姜汤下。

《局方》半夏丁香丸百三十　治脾胃宿冷，胸膈停痰，呕吐恶心，吞酸噫腐，心腹痞满，不思饮食。

肉豆蔻　丁香　木香　藿香　人参　陈皮去白，各二钱　半夏制，三两

上为细末，姜汁煮糊丸，桐子大。每服三十丸，姜汤下。

《和剂》大七香丸一三一　治脾胃虚冷，心膈噎塞，渐成膈气，及脾泄泻痢，反胃呕吐。

香附二两　麦芽炒，一两　砂仁　藿香　官桂　甘草　陈皮各二两半　丁香皮三两半　甘松　乌药各六钱半。

上为末，蜜丸，弹子大。每服一丸，嚼碎，盐酒、盐汤任下。忌生冷肥腻。

《良方》许仁则半夏丸一三二　治胃冷呕逆不食。

半夏洗去滑，一斤　小麦面一斤

上水和丸，弹子大，水煮熟。初服四五丸，二服加至十四五丸，旋煮间服之。

《万氏》定喘汤一三三　治诸喘久不愈。按：此方必风痰在肺者乃可用，他则忌之。

白果三七枚，去壳切碎，炒　款冬花　桑白皮蜜炒　麻黄　制半夏各三钱　苏子二钱　黄芩微炒　杏仁各钱半

水三盅，煎二盅，作二次服。不拘时，徐徐饮。

歌曰：诸病原来有药方，惟愁齁喘最难当。麻黄桑杏寻苏子，白果冬花用更良，甘草黄芩同半夏，水煎百沸不须姜。病人遇此仙丹药，服后方知定喘汤。

**《局方》人参定喘汤**一三四　治肺气上喘，喉中有声，坐卧不安，胸膈紧痛，及治肺感寒邪，咳嗽声重。

人参　麻黄　阿胶　半夏曲　五味子　粟壳　甘草各八分桑白皮钱半

水二盅，姜三片，煎八分。食后服。

**《良方》百合汤**一三五　治肺气壅滞，咳嗽喘闷，多渴，腰膝浮肿，小便淋沥。

百合　赤茯苓　陈皮　桑白皮　紫苏　大腹皮　枳壳　马兜铃　人参　猪苓　炙甘草　麦冬各一钱

上分二服。每服水一盅半，姜一片，枣一枚，煎七分。不拘时温服。

**《局方》五虎汤**一三六　治风寒所感，热痰喘急。

麻黄七分　细茶八分　杏仁去皮尖，一钱　石膏一钱半　甘草四分

水一盅半，姜三片，枣一枚，煎服。

**《三因》神秘汤**一三七　治上气喘急不得卧。

人参一钱　陈皮　桔梗　紫苏各钱半　五味子十五粒

水一盅半，煎七分。食远温服。

**《直指》神秘汤**一三八　治水气作喘。

人参　陈皮　桔梗　紫苏　半夏　桑白皮　槟榔各一钱　炙甘草五分　五味子十五粒

水二盅，姜三片，煎八分。食远温服。

**萝卜子汤**一三九　　治积年上气喘促，唾脓血不止，而气实者宜之。

萝卜子一合，研碎

水煎，食后服。其效如神。

**《三因》葶苈大枣泻肺汤**百四十　　治上气喘急，身与面目俱浮，鼻塞声重，不闻香臭，胸膈胀满，将成肺痈。

甜葶苈炒，研细，三钱　大枣十枚，去核

水二盅，先煎大枣至一盅，去枣入葶苈，煎至八分。食后服。须先服小青龙汤，二服方用此。

**苏子煎**一四一　　治上气咳嗽。

苏子　杏仁　生姜汁　生地黄汁　白蜜各一斤

上将苏子捣烂，以二汁和之，绢绞取汁，又捣又和，如此六七次则味尽，乃去渣，以蜜和之，置铜器中，于汤上煎之如饴。每服二匙，日三次，夜一二次，病愈即止。

**《医林》杏仁煎**一四二　　治喘嗽。

杏仁去皮尖，炒　胡桃肉去皮

上等份，研膏，炼蜜丸，弹子大。每服一丸，临卧细嚼，姜汤送下。一方以胡桃肉三枚，姜三片，临卧嚼服，饮汤三四口，再嚼再饮就卧，止嗽无痰。

**《良方》杏仁膏**一四三　　治咳嗽喘急，喉中枯燥如物塞，兼唾血不止。

杏仁二两，去皮尖，炒研如膏　真酥三两　阿胶二两，研炒为末　生姜汁一合　白蜜五合　苏子二两，微炒研膏

上和匀，银锅内慢火熬成膏。每服一匙，不拘时，米饮调下。

**《良方》前胡散**一四四　　治心胸烦热不利，咳嗽涕唾稠黏。

前胡　桑白皮　麦门冬　贝母各钱半　甘草炙，五分　杏仁去皮

尖，一钱

水一盅半，姜三片，煎七分，温服。

**《济生》百花膏**一四五　治咳嗽不已，或痰中有血。

百合蒸，焙干　款冬花等份

上为细末，炼蜜丸，龙眼大。临卧细嚼一丸，姜汤下。

**《本事》枳壳散**一四六　治心下痞闷作痛，嗳气如败卵。

枳壳　白术各五钱　香附一两　槟榔二钱

上为细末。每服二钱，米饮调下，日二三服，不拘时。

**保和汤**一四七　治中染瘴气，发热呕吐，腹满不食。

厚朴姜制　半夏制　大腹皮黑豆水洗　橘红各八分　柴胡　枳壳
甘草各五分　生姜三钱，煨

水煎温服。

**十味保和汤**一四八　治胃虚气滞作嗳。

人参　白术　茯苓　半夏制　陈皮各一钱　藿香　香附　砂仁
各六分　炙甘草　木香各三钱

水一盅半，姜三片，枣二枚，煎七分。食前温服。

**丹溪六郁汤**一四九　能解诸郁。

香附二钱　橘红　苍术　抚芎　半夏炮，各一钱　赤茯苓　栀
子炒，各七分　炙甘草　砂仁各五分

水二盅，姜三片，煎八分。温服。气郁，加乌药、木香、槟
榔、紫苏、干姜，倍砂仁，香附；湿郁，加白术；热郁，加黄
芩，倍栀子；痰郁，加南星、枳壳、小皂荚；血郁，加桃仁、红
花、丹皮；食郁，加山楂、神曲、麦芽。

**《局方》三和散**百五十　治七情气结，脾胃不和，心腹痞满，
大便秘涩。

羌活　苏叶　木瓜　大腹皮　沉香各一钱　木香　槟榔　陈
皮　白术　川芎　炙甘草各七分半

上咀，分二服，每服水一盅，煎六分。不拘时服。

**丹溪生韭饮**一五一　治食郁久则胃脘有瘀血作痛，大能开提气血。

生韭捣取自然汁一盏，加温酒一二杯同服

上先以桃仁连皮细嚼数十枚，后以韭汁送下。

**《三因》温胆汤**一五二　治气郁生涎，梦寐不宁，怔忡惊悸，心虚胆怯，变生诸证。

半夏汤泡　枳实　竹茹各一两　陈皮一两五钱　茯苓七钱　炙甘草四钱

每服四五钱，生姜七片，枣一枚，水一盅半，煎七分。食远温服。一方有远志一两。

**十味温胆汤**一五三　治证同前，兼治四肢浮肿，饮食无味，心虚烦闷，坐卧不安，梦遗精滑等证。

半夏汤泡　枳实麸炒　陈皮各二钱　白茯苓钱半　人参　熟地枣仁炒　远志制　五味各一钱　炙甘草五分

水二盅，生姜五片，枣一枚，煎八分。不拘时服。

**越鞠丸**一五四　治六郁胸膈痞满，或吞酸呕吐，饮食不和，疮疥等证。

香附　山楂　神曲炒　麦芽炒　抚芎　苍术　栀子炒，各等份

上为末，水调神曲糊丸，桐子大。每服五七十丸，滚汤下。丹溪越鞠丸，无山楂、麦芽。

**流气丸**一五五　治五积六聚，癥瘕痞块，留饮之疾。是皆郁气客于肠胃之间，皮肤之下，久而停留，变而为痞。此药能通滞气，和阴阳，消旧饮，虽年高气弱，亦可缓缓服之。

木香　小茴香　橘红　菖蒲　青皮　广茂炮　槟榔　萝卜子神曲炒　麦芽炒　枳壳麸炒　补骨脂炒　砂仁　荜澄茄各一两

上为末，面糊丸，桐子大。每服五十丸，细嚼白豆蔻仁一

枚，食后白汤送下。

**严氏五膈散**—一五六　治五膈五噎。

人参　白术　甘草　白豆蔻　半夏　桔梗　干姜　荜澄茄
木香　杵头糠　沉香各三分　枇杷叶五片，炙去毛

水二盅，姜七片，煎七分。温服。

**《局方》五膈宽中散**—一五七　治七情四气伤于脾胃，以致阴
阳不和，遂成膈噎，一切气逆并治。

青皮　陈皮各五钱　香附童便浸炒　厚朴姜汁炒　甘草各六钱　白
豆蔻　砂仁　丁香　木香各一钱

上为细末。每服二钱，姜盐汤点服。

**《选要》十膈散**—一五八　治十般膈气。风、冷、气、热、痰、
食、水、忧、思、喜。

人参　白术　茯苓　炙甘草　陈皮　枳壳麸炒　神曲炒　麦
芽　干姜炮　官桂　诃子煨　三棱炮　莪术炮，各一两　厚朴姜炒
槟榔　木香磨，各半两

上为细末。每服二钱，入盐少许，白汤调服。如脾胃不和，
腹满胀闷，用水一盅，姜五片，枣一枚，盐少许，煎七分服。

**《局方》五噎散**—一五九　治胸膈痞闷，诸气结聚，胁肋胀满，
痰逆恶心，不进饮食。

白术　南星制　半夏曲　枳壳麸炒　青皮　草果　麦芽　大
腹皮　干姜　丁香各一钱　甘草五分

水一盅半，姜五片，煎七分。不拘时服。

**嘉禾散**百六十　一名谷神散。治脾胃不和，胸膈痞闷，气逆
生痰，不进饮食，五膈五噎。

白茯苓　砂仁　薏仁炒仁　枇杷叶去毛，姜炙　桑白皮炒　沉
香磨汁　五味子　白豆蔻　炙甘草　丁香　人参　白术各五分　木
香磨汁　青皮　陈皮　杜仲姜汁炒　谷芽炒　藿香　大腹皮洗　石

斛酒炒　半夏曲炒　神曲炒　随风子　槟榔各三分

上水二盅，姜三片，枣二枚，煎八分。食远服。五噎，入柿干一个。膈气吐逆，入薤白三寸，枣五枚同煎。

**《局方》人参豆蔻汤**一六一　治嗝噎，宽中顺气。

人参　炙甘草　白豆蔻　石菖蒲各五分　白术　陈皮　半夏曲　萝卜子炒研　当归　厚朴各八分　藿香　丁香各三分

水一盅半，姜三片，粟米一撮，煎七分服。

**《良方》紫苏子饮**一六二　治嗝噎上气咳逆。因怒未定，便挟气饮食，或食饮毕便怒，以致食与气相逆，遂成嗝噎之候。

真苏子　诃子煨　萝卜子微炒　杏仁去皮尖，麸炒　人参各一钱　木香五分　青皮　炙甘草各二钱

上咀。水一盅半，姜三片，煎七分服。

**枇杷叶煎**一六三　治五噎立效。

枇杷叶拭去毛尖　橘红各三钱　生姜半两

水一盅半，煎七分，作二次温服。

**《统旨》补气运脾汤**一六四　治中气不运，噎塞。

人参二钱　白术三钱　黄芪一钱，炙　橘红　茯苓各钱半　砂仁八分　甘草炙，五分

水一盅半，姜一片，枣一枚，煎八分。食远服。

**利膈散**一六五　治胸痹膈塞不通。

人参　白术　陈皮　赤茯苓　前胡各一钱　干姜　桂心　诃子　甘草各五分

水一盅半，姜五片，煎七分。频频服之效。

**《发明》人参利膈丸**一六六　治胸中不利，痰逆喘满，利脾胃壅滞，治膈噎圣药。按：此方必膈噎而大便秘结者乃可用。

人参　当归　藿香各一两　木香　槟榔各七钱　枳实炒　甘草各八钱　厚朴姜炒　大黄酒浸，各二两

上为末，滴水丸，桐子大。温水送下三十丸。

**草豆蔻丸**一六七　治酒积胃口痛，咽膈不通。

草豆蔻煨　白术各一两　麦芽煨　神曲炒　黄芩　半夏炮，各五钱　枳实炒，二两　橘红　青皮各三钱　干姜二钱　炒盐五分

汤浸蒸饼为丸，绿豆大。每服百丸，煎白汤下。按：此方当去黄芩，庶乎不滞。

**东垣清暑益气汤**一六八　治暑热蒸人，四肢倦怠，胸满气促，肢节疼痛，身热而烦，小便黄数，大便溏泻，自汗口渴，不思饮食。

人参　黄芪　升麻　苍术各一钱　白术炒　神曲炒，各五分　陈皮　炙甘草　黄柏　麦冬　当归各五分　干葛　五味　泽泻　青皮各三分

水煎温服。

**《局方》香薷饮**一六九　治一切暑热腹痛，或霍乱吐利烦心等证。按：此方惟治阳暑，阴暑不宜用。

香薷一斤　厚朴制　白扁豆炒，各半斤

每服五钱，水一盏半，煎八分。不拘时温服。

**五物香薷饮**百七十　治一切暑毒腹痛，霍乱吐泻，或头痛昏愦等证。

香薷　茯苓　白扁豆　厚朴　炙甘草各一钱

上为咀。水一盏半，煎服。本方加黄连，即名黄连香薷饮。

**《百一》十味香薷饮**一七一　治伏暑身体倦怠，神昏头重吐泻等证。

香薷二钱　人参　黄芪　白术　茯苓　厚朴姜炒　陈皮　白扁豆炒，各一钱　木瓜　炙甘草各五分

水二盏，煎七分。食远温服。

**黄连香薷饮**一七二　治阳暑中热。

125

黄连四两　香薷一斤　厚朴半斤

每服四钱，如前煎服。

《局方》**缩脾饮**一七三　解伏暑，除烦渴，消暑毒，止吐泻霍乱。

白扁豆炒　干葛各二两。一作干姜　炙甘草　乌梅肉　砂仁　草果各四两

上咬咀。每服四钱，水煎冷服。

《局方》**七味渗湿汤**一七四　治寒湿所伤，身体重著，如坐水中，小便或赤涩，大便溏泄。因坐卧湿地，或为阴雨之所袭也。

炙甘草　苍术　白术各一钱　茯苓　干姜各二钱　丁香　橘红各二分半

水一盅半，姜三片，枣一枚，煎七分。食前服。

**清热渗湿汤**一七五　方在寒阵百十一。

治湿热浮肿，小水不利。

《金匮》**防己黄芪汤**一七六　治风湿脉浮，身重，汗出恶风者。

防己　黄芪去芦，各一两　甘草炙，半两　白术七钱半

上咬咀。每用五钱，生姜四片，枣一枚，水盏半，煎八分。温服，良久再服。喘者，加麻黄半两。胃中不和，加芍药。气上冲者，加桂枝。下有陈寒者，加细辛。服后当如虫行皮中，从腰下如冰，厚坐被上，又以一被绕腰下，温令微瘥。

《百一》**除湿汤**一七七　治中湿身体重著，腰腿酸疼，大便溏，小便或涩或利。

半夏曲　苍术　厚朴　茯苓各钱半　陈皮七分　藿香　炙甘草各五分

水二盅，姜七片，枣二枚，煎七分。食远服。

**羌活胜湿汤**一七八　治外伤湿气，一身尽痛者。此方通治湿证。

羌活　独活<sub>各二钱</sub>　藁本　防风<sub>各钱半</sub>　蔓荆子　川芎　炙甘草<sub>各五分</sub>

水二盅，煎八分。食后温服。如身重腰痛沉沉然，经有寒也，加酒防己五分，附子五分。

**东垣升阳除湿汤**一七九　治脾胃虚弱，不思饮食，肠鸣腹痛，泄泻无度，小便黄，四肢困弱。

升麻　柴胡　羌活　防风　半夏　益智仁　神曲　泽泻<sub>各五分</sub>　麦蘗面　陈皮　猪苓　甘草<sub>各三分</sub>　苍术<sub>一钱</sub>

上㕮咀，作一服。水三大盏，生姜三片，枣二枚，煎至一盏，去渣。空心服。

**《拔萃》升阳除湿防风汤**百八十　治下痢下血，大便秘滞，里急后重，数至圊而不能便，或下白脓。慎勿利之，举其阳则阴自降矣。

防风<sub>二钱</sub>　白术　白茯苓　白芍药<sub>各一钱</sub>　苍术<sub>酒浸去皮，炒，四钱</sub>

上先将苍术用水一盅半，煎至一盅，入诸药同煎至八分。食前服。

**《三因》白术酒**一八一　治中湿骨节疼痛。

白术<sub>一两</sub>

用酒三盏，煎一盏。不拘时频服。不能饮酒者，以水代之。

**仲景五苓散**一八二　治暑热烦躁，霍乱泄泻，小便不利而渴，淋涩作痛，下部湿热。

白术　猪苓　茯苓<sub>各七钱半</sub>　肉桂<sub>五钱</sub>　泽泻<sub>一两二钱半</sub>

古法为细末，每服二钱，白汤调下，日三服。今法以水煎服。

**加减五苓散**一八三　治湿热黄疸，小水不利。

即前五苓散去肉桂，加茵陈各等份。

**加味五苓散**一八四　治湿胜身痛，小便不利，体痛发渴。此太阳经解表渗利之剂，治风湿、寒湿药也。

即前五苓散加羌活。

**《金匮》茵陈五苓散**一八五　治黄疸。

茵陈蒿末十分　五苓散五分

上和匀，先食饮方寸匕，日三服。

**柴胡茵陈五苓散**一八六　治伤寒、温湿、热病发黄，小便赤黑，烦渴发热。此以汗下太早，湿热未除，以致遍身发黄，尝用此治之甚效。

五苓散一两　加茵陈半两　车前子一钱　木通　柴胡各一钱半

上分二服，用水一盅半，灯草五十茎，煎服。连进数服，小便清利而愈。因酒后者，加干葛二钱。

**四苓散**一八七　即前五苓散去肉桂。

**仲景猪苓汤**一八八　治伤寒下后，脉浮发热，渴欲饮水，小便不利；及少阴病下利，咳而呕、渴，心烦不得眠者。

猪苓去皮　茯苓　阿胶　滑石　泽泻各一两

上五味，以水四升，先煮四味取二升，去滓，纳阿胶烊尽，服七合，日三服。

**茯苓汤**一八九　治湿热泄泻，或饮食泄泻。

茯苓　白术炒，各五钱

上用水煎，食前服。一方有芍药等份，名白术散。

**胃苓汤**百九十　治脾湿太过，泄泻不止。

陈皮　厚朴　甘草　苍术　白术　茯苓　泽泻　猪苓　肉桂各等份

每服五六钱，姜五片，枣二枚，水煎服。

**橘半胃苓汤**—九一　治呕吐泄泻，胀满不下，食不知味。

橘红　半夏制，各一钱　苍术米泔浸炒　白术炒　厚朴　炙甘草　人参　茯苓　泽泻　茅根各二钱　姜汁数匙

水二盅，煎一盅，入姜汁再煎一二沸。陆续饮之。

**柴苓汤**—九二　治身热烦渴泄泻。

白术　茯苓　泽泻　柴胡　猪苓　黄芩

上水煎服。

**加减柴苓汤**—九三　治诸疝。此和肝肾、顺气、消疝、治湿之剂。

柴胡　甘草　半夏　茯苓　白术　泽泻　猪苓　山栀炒　山楂　荔核煨，各等份

上咬咀。水二盅，姜三片，煎八分。食前服。

**《局方》真人养脏汤**—九四　治大人小儿冷热不调，下痢赤白，或如脓血、鱼脑，里急后重，脐腹疼痛；或脱肛坠下，酒毒便血，并治之。

人参　当归　诃子　肉豆蔻面煨　炙甘草　木香各一钱　芍药　白术各三钱　肉桂五分　粟壳蜜炙，二钱

水二盅，煎八分。食远服。脏寒者，加附子一钱。

**《良方》草果散**—九五　治中寒泄泻，腹痛无度。

厚朴姜汁炒，二两　肉豆蔻面煨　草豆蔻煨，各十个

上每服三钱，姜、水煎服。

**《经验》大橘皮汤**—九六　治湿热内甚，心腹胀满，水泻，小便不利。

橘皮　槟榔各一钱　滑石　茯苓　猪苓　泽泻　白术各二钱　官桂　甘草各五分

水一盅半，生姜三片，煎八分。食远服。

**消食导气饮**—九七　治凡遇气怒便作泄泻，此必因怒挟食所

致。其有脾土本虚，不胜肝气者，此方主之。

人参　白术　茯苓　炙甘草　川芎　半夏　青皮　陈皮　枳实　香附　神曲　砂仁　木香

上酌虚实增减用。

水一盅半，姜三片，煎七分。食远温服。

**《外台》黄芩汤**一九八　治干呕下利。

黄芩　人参　干姜各三两　桂枝一两　半夏半升　大枣十二枚

上六味，以水七升，煮取三升。温分三服。

**秘传斗门方**一九九　治毒痢脏腑撮痛，脓血赤白，或下血片，日夜不息，及噤口恶痢，里急后重，全不进食，久渴不止，他药不能治者，立见神效。

干姜炒，四钱　粟壳蜜炙，八钱　地榆　甘草炙，各六钱　白芍药炒，三钱　黑豆炒，去皮，一两半

上㕮咀，可分三四帖，用水一盅半，煎七分。食远热服。

**治痢简易八方**二百　《外台秘要》方：治痢下白脓不止。用白面一味炒熟，捣筛，煮米粥内，方寸匕食之。此疗泻痢日至百行，药所不及者也。

《千金方》：治痢。用薤白一握，细切，煮粥食之。

《圣惠方》：治赤白痢疾。以葱一握，切，和米煮粥，空腹食之。

《千金翼方》：用鸡子以醋煮极熟，空腹食之，治久痢赤白。

又方：用干姜于火内烧焦黑，不可成炭，放瓷瓶中闭冷，为末。每服一钱，米饮调下。

炙鸡散：治脾胃气虚，肠滑下痢。用黄雌鸡一只，制如食法，以炭火炙之，捶扁，用盐醋刷遍，又炙，令极熟而燥。空腹食之。

一方：治热毒下血，痢久不已。用当归、黄连各三钱，乌梅

五个，水煎八分，空心服。

《类方》**曲术丸**<sub>二百一</sub>　治暑湿暴泻，壮脾温胃，及治饮食所伤，胸膈痞闷。

神曲<sub>炒</sub>　苍术<sub>米泔浸一宿，切，炒。等份</sub>

上为细末，面糊丸，桐子大。每服七八十丸，米饮下，不拘时。

《局方》**戊己丸**<sub>二百二</sub>　治脾经受湿，泻痢不止，米谷不化，脐腹刺痛。

黄连<sub>炒</sub>　吴茱萸<sub>泡，炒</sub>　白芍药<sub>各五两</sub>

一方：黄连四两，吴茱萸二两，芍药三两。

上为细末，面糊丸，桐子大。每服七十丸，空心食前米饮下。

《圣惠》**双荷散**<sub>二百三</sub>　治卒暴吐血。

藕节<sub>七节</sub>　荷叶顶<sub>七个</sub>

上入蜜一匙，擂细，水二盅，煎八分，温服；或为末，蜜汤调下二钱亦妙。

《直指》**侧柏散**<sub>二百四</sub>　治内损失血，饮酒太过，劳伤于内，气血妄行，血如涌泉，口鼻皆出，须臾不救，服此即安。又治男妇九窍出血。

人参　荆芥穗<sub>烧灰，各一钱</sub>　侧柏叶<sub>蒸干，一两半</sub>

上为末。每服三钱，入飞罗面三钱，拌匀，汲水调黏，啜服。

**地黄煎**<sub>二百五</sub>　治吐血，忧患内伤，胸膈疼痛，及虚劳唾血百病，久服佳。

用生地黄一斤，捣取汁，于银锅或砂锅微火煎一二沸，入白蜜一斤，再煎至三升。每服半升，日三服。

一方：用生地黄汁一升，生姜汁一合，和匀。温服，日三四次。

一方：治虚劳吐血。用生地黄五斤，捣，以好酒五升煮，去渣服。

《局方》**枇杷叶散**二百六　治暑毒攻心，呕吐鲜血。

香薷二钱　厚朴　甘草　麦门冬　木瓜　茅根各一钱　陈皮　枇杷叶　丁香各五分

上为末。每服二钱，姜、水煎服。

**阿胶散**二百七　治肺燥咳嗽不已及唾血。

阿胶炒　白及各二钱　天门冬　北五味子　人参　生地黄　茯苓各一钱

上以白及为细末，余药用水一盏半，入蜜二匙，秫米百粒，生姜五片，同煎熟，入白及末调。食后温服。

《良方》**阿胶散**二百八　方在妇人六。

安胎补血气

**钱氏阿胶散**二百九　方在小儿三四。

治小儿咳嗽喘急。

**绿云散**二百十　治吐血。

柏叶　人参　阿胶炒珠　百合

上等份为末。每服二钱，不拘时，糯米饮调下。

《简易》**黑神散**二一一　治一切吐血，及伤酒食醉饱，低头掬损，吐血致多，并血热妄行，口鼻俱出，但声未失，无有不效。

百草霜　不拘多少，村居者佳。

上研细，每服二钱，糯米煎汤下。喜凉水者，以新汲水调服。衄血者，用少许吹鼻。皮破出血或灸疮出血，掺之即止。

《局方》**黑神散**二一二　方在妇人五十。

治产后恶露不尽，胎衣不下，攻心腹痛。

**天门冬丸**二一三　治吐血咯血，大能润肺止嗽。

天门冬一两　贝母　杏仁各七钱，炒　白茯苓　阿胶　甘草各五钱

上为细末，炼蜜丸，芡实大。每噙化一丸，津咽下。

**发灰散**二一四　治起居所伤，小便溺血，或忍溺脬转，脐下急痛，小便不通，又治肺疸心衄，内崩吐血，舌上出血。

乱发烧灰。即血余也

上每服二钱，以米醋汤调服。

**棕灰散**二一五　治大肠下血不止，或妇人崩漏下血。

败棕　不拘多少，烧灰存性，为细末。

每服二钱，空心好酒或清米饮调服。

**《宝鉴》平胃地榆汤**二一六　治邪陷阴分，则阴结便血。

陈皮　厚朴　苍术　甘草　地榆　人参　白术　当归　芍药升麻　干葛　茯苓　神曲　干姜炒　香附各等份

上咀。每服五钱，加姜、枣煎，空心服。

**海藏愈风汤**二一七　一名举卿古拜散。治一切失血，筋脉紧急，产后或汗后搐搦。

荆芥穗为细末

上先炒大豆黄卷，以酒沃之，去黄卷取净汁，调前末三四钱服之。轻者一服，重者二三服即止。气虚者忌服。童便调亦可。

**《局方》小乌沉汤**二一八　治气逆便血不止。

乌药一两　炙甘草　香附醋炒，四两

上为末。每服二钱，食前盐汤下。

**除湿和血汤**二一九　治阳明经湿热虚陷，便血腹痛。

当归身酒拌　牡丹皮　生地黄　熟地黄　黄芪炙　炙甘草各一钱　白芍药钱半　生甘草　升麻　陈皮　秦艽　苍术　肉桂各五分水二盅，煎八分。空心，候宿食消尽热服。

**驱疟饮**二百二十　治诸疟久疟不愈者。

草果　青皮　陈皮　人参　茯苓　半夏制　厚朴　苍术炒
槟榔　白术　甘草各一钱　良姜五分

水二盅，枣二枚，乌梅一个，煎八分。食远服。

**祛疟饮**二二一　三发后，火盛气强者，可因其衰而减之，立效。

贝母去心　紫苏各一钱　橘红　山楂肉　枳实各钱半　槟榔八分
柴胡七分　甘草炙，三分　知母去毛净，盐酒炒过，五钱

上用水二盅，煎一盅，又将滓再煎，至八分，并一处，露过宿。临发日早温服一半，未发前一时许再温服后半。

**截疟饮**二二二　《史崇质传》云：得之四明胡君，屡试屡验。

黄芪炙，一钱六分　人参　白术　白茯苓　橘红　砂仁　草果
五味子各一钱　甘草七分　乌梅二枚

水二盅，姜三片，枣二枚，煎一盅。温服。

《济生》**万安散**二二三　治一切疟病之初，邪盛气壮者，进此药以逐邪取效。若气虚胃弱及妊妇，皆不宜用。

苍术　厚朴姜炒　陈皮　槟榔　常山酒浸　甘草炙，各一钱半

上咀。水一盅半，煎八分，露一宿。临发早，温服。忌热物。

《济生》**鳖甲饮子**二二四　治疟疾久不愈，胁下痞满，腹中结块，名曰疟母。

鳖甲醋炙　川芎　黄芪　草果仁　槟榔　白术　橘红　白芍药　甘草　厚朴制，等份

上咬咀。每服五七钱，水一盅，姜七片，枣一枚，乌梅少许，煎七分。温服无时。

《济生》**清脾饮**二二五　治瘅疟脉来弦数，但热不寒，或热

多寒少，口苦咽干，小便赤涩。

厚朴<sub>制</sub> 青皮 白术 草果仁 柴胡 茯苓 黄芩 半夏
甘草<sub>各等份</sub>

每服四五钱，水一盏半，姜三片，枣一枚。未发前服。忌生冷油腻。寒多者，可加肉桂；热多者，可加黄连。

《局方》**草果饮**二二六 治诸疟通用。

草果 川芎 白芷 苏叶 青皮 陈皮 良姜 炙甘草

上等份，㕮咀。每服五钱，水一盏半，煎七分，温服，留渣两服并煎。当发日，进三服，不以时。加姜煎，亦治寒疟。

《简易》**七宝饮**二二七 治一切疟疾，不拘寒热，鬼疟、食疟。

常山 草果 槟榔 厚朴<sub>姜制</sub> 青皮 陈皮 甘草<sub>各一钱</sub>

上用酒、水各一盏，共煎一盏，将滓亦如前再煎一盏，各另放，俱露一宿。至次日当发清晨，面东先温服头服，少须，再饮二服，大有神效。

《简易》**四兽饮**二二八 治诸疟，和胃消痰。

人参 白术 茯苓 甘草<sub>炙，减半</sub> 陈皮 半夏 草果 乌梅
<sub>各等份</sub> 大枣<sub>三枚</sub> 生姜<sub>五片</sub>

上咀，以盐少许，腌食顷，湿纸厚裹，慢火煨香熟。每服四五钱，水一盏半，煎七分。温服。

《局方》**常山饮**二二九 治疟疾发散不愈，渐成痨瘵。

知母 常山 草果 乌梅肉<sub>各一斤</sub> 良姜<sub>二十两</sub> 炙甘草<sub>一斤</sub>
上咀。每服五钱，姜五片，枣一枚，水煎服。

**丹溪截疟丹**二百三十

雄黄<sub>一两</sub> 人参<sub>五钱</sub>

上为末，于端午日用粽子尖丸，桐子大。每服一丸，发日早，面东，井花水吞之。忌诸热味。

**《集成》截疟常山饮**二三一

常山　草果　穿山甲炙　甘草炙　槟榔　知母　乌梅

上等份，用水、酒各一盅，煎至一盅，露一宿。发前二时温服。如吐则顺之。

**《宝鉴》交加饮子**二三二　治痰、食、瘴气、虚寒等疟。

肉豆蔻　草豆蔻各二个，一煨一生　厚朴二钱，半炒半生　大甘草二寸，半生半炙　生姜一两，半生半煨

上水一盅半，煎八分。发日空心服，未愈再服。

**柴平汤**二三三　治脉濡湿疟，一身尽痛，手足沉重，寒多热少。

柴胡　人参　半夏　黄芩　甘草　陈皮　厚朴　苍术

水二盅，加姜、枣煎服。

**《局方》人参养胃汤**二三四　治外感风寒，内伤饮食，寒热头疼，身体拘急，山岚瘴气，疫疠疟疾等症。

半夏　厚朴姜制　橘红各八分　藿香　草果　茯苓　人参各五分　苍术一钱　炙甘草三分

姜七片，乌梅一个，水煎服。

**和解散**二三五　治瘴病初作，胸腹满闷，头眩发热。

厚朴姜汁炒　陈皮各二两　甘草四两，炒　藁本　桔梗各三两　苍术半斤，米泔浸一宿，二两

上为粗末。每服五七钱，水盅半，姜三片，枣二枚，煎七分，热服。日三服，夜一服。此药不拘伤风伤寒，初作未分证候，任服之，大能助胃祛邪，和解百病。

**槟榔煎**二三六　治山岚瘴气，寒热呕吐腹满，不思饮食。

槟榔　苍术　厚朴姜制　陈皮　草果各一钱　甘草一寸　煨生姜一块

水一盅半，枣三枚，煎八分。食远热服。

**屠酥酒**二三七　辟山岚瘴气，瘟疫等气。

麻黄　川椒去合口者　细辛　防风　苍术制　干姜　肉桂去粗皮　桔梗等份

上为粗末，绢囊贮浸酒中，密封瓶口，三日后可服。每日空心服一二杯。冒露远行，辟诸邪气，但不宜多饮使醉。

**降椒酒**二三八　辟一切瘴气，寻常宜饮之。

降真香二两，细锉　川椒一两，去合口者

上用绢囊贮浸无灰酒中，约二斗许，每日饮数杯，百邪皆不能犯，兼治风湿脚气，疝气冷气，及背面恶寒、风疾有效。

**《局方》省风汤**二三九　治中风挟热挟痰，口噤，口眼㖞斜，挛急疼痛，风盛痰实。

防风　南星生用，各二钱　半夏浸洗，生用　黄芩　甘草各一钱

水二盅，生姜五片，煎八分。不拘时服。此药同导痰汤合服尤妙。

**《局方》八风散**二百四十　治风气上攻，头目昏眩，肢体拘急烦疼，或皮肤风疮痒痛，及寒壅不调，鼻塞声重。

藿香去土，半斤　前胡去芦　白芷各一斤　黄芪炙　甘草炙　人参各二斤　羌活　防风各三斤

上为细末。每服二钱，水一盅，入薄荷少许。煎七分。食后温服。或用腊茶清调服一钱亦可。小儿虚风，用腊茶清调下半钱，更量儿大小加减服。

**防风当归汤**二四一　治发汗过多，发热，头摇口噤，脊背反张，太阳兼阳明证也，宜去风养血。

防风　当归　川芎　熟地黄等份

每服一两，水二盅，煎一盅。温服。

**顺风匀气散**二四二　治中风中气，半身不遂，口眼㖞斜，先宜服此。

白术　人参　天麻各五分　沉香　白芷　青皮　甘草各四分
紫苏　木瓜各三分　乌药一钱半

水一盅半，姜三片，煎七分。食远服。

**《易简》星香汤**二四三　治中风痰盛，服热药不得者。凡痰
厥气厥，身热面赤者，宜服之。

南星八钱　木香一钱

上作二帖。水二盅，生姜十片，煎七分。不拘时服。

**《济生》八味顺气散**二四四　治气厥，身冷似中风。凡患中
风者，先服此药顺气，次进治风药。

人参　白术　茯苓　青皮　陈皮　白芷　台乌各一两　甘草
半两

上咀。每服三钱，水一盏，煎七分。温服。

**《机要》大秦艽汤**二四五　治中风外无六经之形证，内无便
溺之阻隔，血弱不能养筋，故手足不能运动，舌强不能言语，宜
养血而筋自愈。

当归　芍药　白术　生地　熟地　川芎　甘草　茯苓　防风
白芷　独活　羌活　黄芩各七分　秦艽　石膏各一钱　细辛五分

春夏加知母一钱。

水二盅，煎一盅。温服。如遇天阴，加生姜七片。如心下
痞，加枳实五分。按：此汤自河间、东垣而下，俱用为中风之要
药。夫既无六经之外证，而胡为用羌、辛、防、芷等药？既内无
便溺之阻隔，而何用石膏、秦艽、黄芩之类？其为风寒痛痹而血
虚有火者，乃宜此方耳。

**《拔萃》养血当归地黄汤**二四六　治中风少血偏枯，筋脉拘
挛疼痛。

当归　川芎　熟地黄　芍药　藁本　防风　白芷各一钱　细
辛五分

水一盅半，煎八分。食远温服。

**薏苡仁汤**二四七　治中风流注，手足疼痛，麻痹不仁，难以伸屈。

薏苡仁　当归　芍药　麻黄　官桂　苍术<sub>米泔浸，切，炒</sub>
甘草

水一盅半，生姜七片，煎八分。食前服。自汗去麻黄，有热减官桂。

**涤痰汤**二四八　治中风痰迷心窍，舌强不能言。

南星<sub>制</sub>　半夏<sub>泡七次，各二钱半</sub>　枳实<sub>麸炒</sub>　茯苓<sub>各一钱</sub>　橘红<sub>一钱半</sub>　石菖蒲　人参<sub>各一钱</sub>　竹茹<sub>七分</sub>　甘草<sub>五分</sub>

水一盅半，生姜五片，煎八分。食后服。

**清心散**二四九　治风痰不开。

青黛　硼砂　薄荷<sub>各二钱</sub>　牛黄　冰片<sub>各三分</sub>

上为细末。先以蜜水洗舌，后以姜汁擦舌，将药末蜜水调稀搽舌本上。

**《简易》虎骨散**二百五十　治半身不遂，肌肉干瘦为偏枯。忌用麻黄发汗，恐枯津液，惟此方润筋去风。

当归　乌蛇肉<sub>各二两</sub>　赤芍药　白术　续断　藁本　虎骨<sub>各一两</sub>

上为细末。每服二钱，食后温酒调下。若骨中烦疼，加生地黄一两。若脏寒自利，加天雄半两。

**虎骨散**二五一　治风毒走注，疼痛不定，少得睡卧。

虎胫骨<sub>醋炙</sub>　龟甲<sub>醋炙，各二两</sub>　血竭<sub>另研</sub>　没药<sub>另研</sub>　自然铜<sub>醋淬</sub>　赤芍药　当归　苍耳子<sub>炒</sub>　骨碎补<sub>去毛</sub>　防风<sub>各七钱半</sub>　牛膝<sub>酒浸</sub>　天麻　槟榔　五加皮　羌活<sub>各一两</sub>　白附子<sub>炮</sub>　桂心　白芷<sub>各半两</sub>

上为细末。每服二钱，温酒调下，不拘时。

**交加散**二五二　　治瘈疭，或战振，或产后不省人事，口吐痰涎。

当归　荆芥穗等份

上为细末。每服二钱，水一盏，酒少许，煎七分，灌服，神效。

**《良方》交加散**二五三　　方在妇人百。

治经脉结聚不调，腹中撮痛。

**洁古四白丹**二五四　　清肺气，养魂魄，以中风多昏，胃气不清利也，兼能下强骨髓。

白术　白茯苓　人参　川芎　甘草　砂仁　香附　防风各半两　白芷一两　白檀香　藿香各钱半　知母　细辛各二钱　羌活　薄荷　独活各二钱半　麝香一钱，另研　牛黄　片脑各五分，另研　甜竹叶

上为末，炼蜜为丸，每两作十丸。临睡嚼一丸，煎愈风汤送下。上清肺气，下强骨髓。

**续断丹**二五五　　治中风寒湿，筋挛骨痛。

续断　草薢酒浸　牛膝酒浸　干木瓜　杜仲炒，各二两

上为末，炼蜜和丸，每两作四丸。每服一丸，细嚼温酒下，不拘时。

**《济生》豨莶丸**二五六　　治中风口眼㖞斜，时吐涎沫，语言謇涩，手足缓弱。

豨莶草　生于沃壤间带猪气者是。

五月五日或六月六日采叶洗净，不拘多少，九蒸九晒，每蒸用酒蜜洒之，蒸一饭顷。九蒸毕，日干为末，炼蜜丸，桐子大。每服百丸，空心温酒、米饮任下。

一方：每豨莶草一斤，加四物料各半两，川乌、羌活、防风各二钱，丸服。

**蠲痹汤**二五七　治周痹及手足冷痹，脚腿沉重，或身体烦疼，背项拘急。

当归　赤芍药煨　黄芪　姜黄　羌活各钱半　甘草五分

水二盅，姜三片，枣二枚。不拘时服。

**三痹汤**二五八　治血气凝滞，手足拘挛，风痹等疾皆效。

人参　黄芪　当归　川芎　熟地黄　白芍药　杜仲姜汁炒

续断　桂心　牛膝　细辛　白茯苓　防风　秦艽　独活　甘草等份

水二盅，姜三片，枣一枚，煎七分。不拘时服。

**加味五痹汤**二五九　治五脏痹证。

人参　白芍药煨　茯苓　川芎或倍之　当归各一钱　五味子十五粒　细辛七分　甘草五分　白术一钱，脾痹倍用。

水二盅，姜一片，煎八分。食远服。肝痹，加枣仁、柴胡；心痹，加远志、茯神、麦冬、犀角；脾痹，加厚朴、枳实、砂仁、神曲；肺痹，加紫菀、半夏、杏仁、麻黄；肾痹，加独活、官桂、杜仲、牛膝、黄芪、萆薢。

**人参散**二百六十　治肝脾气逆，胸胁引痛，眠卧多惊，筋脉挛急，此药镇肝去邪。

人参二两　杜仲炒　黄芪炙　枣仁微炒　茯神各一两　五味子细辛去苗　熟地黄　秦艽　羌活去芦　川芎　丹砂细研，各半两

上为细末，入丹砂再研匀。每服一钱，不拘时，温酒调下，日三服。

**六味茯苓汤**二六一　治肢体手足麻痹，多痰唾，眩冒者。

半夏制　赤茯苓　橘红各二钱　枳壳麸炒　桔梗去芦　甘草炙，各一钱

水二盅，姜五片，煎八分。不拘时服。

**枳实散**二六二　治心痹胸中气坚急，心微痛，气短促，咳唾

亦痛，不能饮食。

　　枳实麸炒　桂心　细辛　桔梗各七钱半　青皮一两

　　上㕮咀。每服三钱，水一盏，生姜一钱半，煎六分。不拘时服。

　　**紫苏子汤**二六三　治肺痹心胸满塞，上气不下。

　　紫苏子炒,八两　半夏汤泡,五两　橘红　桂心各三两　人参　白术　甘草炙,各二两

　　上㕮咀。每服四五钱，水一盏，生姜五片，枣二枚，煎七分。不拘时温服。

　　**除湿蠲痛汤**二六四　治风湿痛痹。

　　羌活　茯苓　泽泻　白术各一钱半　陈皮一钱　甘草四分　苍术米泔浸炒,二钱

　　水二盏，煎八分，入姜汁、竹沥各二三匙服。痛在上者，加桂枝、威灵仙、桔梗；痛在下者，加防己、木通、黄柏、牛膝。

　　**桂心散**二六五　治风邪走注疼痛。

　　桂心　漏芦　川芎　威灵仙　白芷　当归　木香　白僵蚕炒　地龙去土炒干,各半两

　　上为细末。每服二钱，温酒调下，不拘时。

　　**湿郁汤**二六六　治雨露所袭，或岚气所侵，或坐卧湿地，或汗出衣衫湿郁，其状身重而痛，倦怠嗜卧，遇阴寒则发，脉沉而细缓者是也。

　　苍术三钱　白术　香附　橘红　厚朴姜汁炒　半夏制　白茯苓　川芎　羌活　独活各一钱　甘草五分

　　生姜五片，水煎服。

　　**趁痛散**二六七

　　乳香　没药　桃仁　红花　当归　羌活　地龙酒炒　牛膝酒洗　甘草　香附童便洗　五灵脂酒炒

上为末。每服二钱，酒调服。或加酒炒芩、柏。

**秦艽地黄汤**二六八　治风热血燥，筋骨作痛。

秦艽　生地黄　当归　川芎　白芍药　甘草　防风　荆芥
升麻　白芷　蔓荆子　大力子蒸　羌活各一钱

上水煎服。

**活络饮**二六九　治风湿痹痛，诸药不效。

当归　白术　川芎　羌活　独活各一钱　甘草五分

水一盏半，姜五分，煎七分。温服。

**《宝鉴》独活寄生汤**二百七十　治肾虚卧冷，寒湿当风，腰脚疼痛。

独活一钱　杜仲炒　细辛　桑寄生　人参　当归　川芎　芍
药　茯苓　牛膝　甘草　桂心　熟地黄　防风　秦艽

水一盏半，姜三片，煎七分。空心服。

**透经解挛汤**二七一　治风热筋挛骨痛。

穿山甲三钱，炮　荆芥　红花　苏木　羌活　当归　蝉蜕去土
防风　天麻　甘草各七分　白芷一钱　连翘　川芎各五分

上酒、水各半煎服。

**熏蒸方**二七二　治肾气衰弱，或肝脾肾三经受风寒湿气，停于腿膝经络，致成脚痹疼痛。宜用此药和荣卫、通经络，是亦治痹之法。

花椒一撮　葱三大茎，切　盐一把　小麦麸约四五升　酒一盏　醋不拘多少，以拌前件，至润为度

上放铜器内炒令极热，摊卧褥下，将患脚熏蒸其上，盖以衣被，稳卧一时，要汗出为度，勿见风。或加姜、桂亦妙。

**熏洗痛风法**二七三　治手足冷痛如虎咬者。

上用樟木屑一斗，以急流水一担煮沸，将樟木屑入大桶内，用前汤泡之，桶边放一兀凳，桶内安一矮凳，令病人坐桶边，放

脚在桶内，外以草荐一领围之，勿令汤气入眼，恐致坏眼。其功甚捷。

**愈风丹**二七四　治足三阴亏损，风邪所伤，肢体麻木，手足不遂等证。

羌活十四两　当归　熟地　生地各一斤　杜仲七两　天麻　萆薢另研细　牛膝酒浸焙干　玄参各六两　独活五两　肉桂三两

炼蜜丸，桐子大。每服五七十丸，或百丸，空心食前，温酒或白汤下。

**易老天麻丸**二七五　治诸风肢节麻木，手足不遂等证。

天麻酒浸三日，焙干　牛膝制同前　萆薢各六两，另研末　当归二十两　附子制，一两　羌活十两　生地一斤

丸服如前法。一方有玄参六两，杜仲七两，独活五两。

按：此方与前愈风丹大同，但生地性凉，恐滞经络，宜改用熟地为妥。且以六十四两之诸药，而佐以一两之附子，果能效否？此最少亦宜四两或六两方可也。

**愈风燥湿化痰丸**二七六　治历节风，湿痰壅滞，昼夜疼痛无休者。

白术炒　苍术米泔浸　杜仲姜汁炒，各二两　牛膝酒浸　川芎　薏仁　巴戟　补骨脂炒，各一两　当归　牙皂瓦炒　防风　羌活　生地　独活　防己　天麻　南星　半夏　陈皮　木香　沉香　川乌　僵蚕　全蝎各五钱

上为末，酒糊丸，桐子大。每服百丸，空心食前酒送下，日二次，食干物压之。

**活络丹**二七七　治中风手足不用，日久不愈，经络中有湿痰死血者。

草乌炮，去皮　川乌炮，去皮脐　胆星各六两　地龙去土焙干　乳香去油　没药各二两二钱

蜜丸，桐子大。每服二三十丸，温酒、茶清任下。

**东垣开结导饮丸**二七八　治饮食不消，心下痞闷，腿脚肿痛。

白术炒　陈皮炒　泽泻　茯苓　神曲炒　麦芽炒　半夏制，各一两　枳实炒　青皮　干姜各五钱　如有积块者，加巴豆霜钱半。

为末，汤浸蒸饼为丸，梧子大。每服四五丸或十丸，温水下。此内伤饮食，脾胃之气不能运行上升，则注为脚气，故用此以导引行水化脾气也。

**换骨丹**二七九　通治诸风痹痛，兼治鹤膝风，此与后史国公浸酒方大同。

虎骨酥炙　防风　牛膝　当归　羌活　独活　败龟甲　秦艽　萆薢　晚蚕沙　松节各一两　枸杞一两半　茄根洗净，二两

酒糊丸服，或酒浸，或为末服亦可。

**《局方》换腿丸**二百八十　治足三阴经为风寒热湿所侵，发为挛痹，纵缓疼痛，上攻胸胁，下至脚膝，足心发热，行步艰难。

薏仁　南星　防己　防风　石斛　槟榔　萆薢　石楠叶　羌活　木瓜各四两　牛膝酒浸　当归　天麻　续断各一两　黄芪一两半

上为末，酒糊丸，梧子大。每服五七十丸，空心盐酒下。

**史国公浸酒方**二八一　一名万病无忧酒。治诸风五痹，左瘫右痪，四肢顽麻，口眼㖞斜，骨节酸疼，诸般寒湿风气，效难尽述。

当归　鳖甲炙　羌活　萆薢　秦艽　防风去芦　牛膝　晚蚕沙　松节各二两　枸杞五两　干茄根八两，饭上蒸熟　虎胫骨酒浸一日，焙干，酥炙

用无灰酒一斗，绢袋盛药入酒内，封十日可服。取饮时，不可面向坛口，恐药气冲人头面。饮酒不可间断。饮尽，将药渣晒

145

干为末，米糊丸，桐子大，空心酒下五十丸。忌发风动气等物。

**《类方》煨肾散**二八二　治腰痛。

人参　当归　杜仲　肉苁蓉　补骨脂　巴戟　鹿角霜　秋石<sub>等份</sub>

为末，用猪腰子一个，洗净血水，淡盐淹过，劈开两半，勿令断，中间细细花开，用前药掺入，另用稀绢包裹，线缚定，外用小砂罐入酒少许，用纸封固，毋令泄药气，煮腰子候熟取食之，仍饮醇酒三杯，立愈。

**调荣活络饮**二八三　治失力闪腰，或跌仆瘀血，及大便不通，腰痛。

当归　牛膝　杏仁<sub>研如泥</sub>　大黄<sub>各二钱</sub>　生地　芍药　红花　羌活<sub>各一钱</sub>　桂枝<sub>三分</sub>　川芎<sub>一钱半</sub>

水一盅半，煎八分。食前温服。

**胡桃汤**二八四　治肾虚腰痛。

胡桃肉　补骨脂　杜仲<sub>各四两。一作各四钱</sub>

上咬咀，分二帖。用水二盅，煎七分。空心服。

**《良方》鸡鸣散**二八五　治脚气第一品药，不问男女皆可服。如感风湿流注，脚痛不可忍，筋脉浮肿者，并宜服之，其效如神。

槟榔<sub>七枚</sub>　橘红　木瓜<sub>各一两</sub>　吴茱萸　苏叶<sub>各三钱</sub>　桔梗<sub>去芦</sub>　生姜<sub>连皮，各半两</sub>

上咬咀。用水三大碗，慢火煎至一碗半，取渣再入水二碗，煎取一小碗，两汁相和，安置床头。次日五更，分作三五次冷服之，冬月略温亦可，服了用干物压下，如服不尽，留次日渐渐服之亦可。服药至天明，当下黑粪水，即是肾家所感寒湿之毒气也。至早饭时，必痛住肿消，只宜迟吃饭，使药力作效。此药并无所忌。

**茱萸木瓜汤**二八六　治脚气冲心，闷乱不识人，手足脉欲绝。

吴茱萸<sub>半两</sub>　干木瓜<sub>一两</sub>　槟榔<sub>二两</sub>

上咬咀。每服八钱，水一盏半，生姜五片，煎八分。不拘时温服。

**立效散**<sub>二八七</sub>　治脚气攻心。此方消肿甚效，及治暴肿。

槟榔<sub>七枚</sub>　生姜<sub>二两</sub>　陈皮　吴茱萸　紫苏　木瓜<sub>各一两</sub>

上水三升，煎一升，分作二服。

**丹溪防己饮**<sub>二八八</sub>　治脚气。

白术　木通　防己　槟榔　川芎　甘草梢　犀角　苍术<sub>盐水炒</sub>　生地黄　黄柏<sub>酒炒，等份</sub>

上水煎服。大便实，加桃仁。小便涩，加牛膝。有热，加黄芩、黄连。大热及时令热，加石膏。有痰，加竹沥、姜汁。

**紫苏散**<sub>二八九</sub>　治脚气上气，心胸壅闷，不得眠卧。

苏叶　桑白皮　赤茯苓　槟榔　木瓜<sub>各一两</sub>　炙甘草　紫菀　前胡<sub>去芦</sub>　杏仁<sub>去皮尖</sub>　百合<sub>各七钱</sub>

上咬咀。每服八钱，水一盏半，生姜五片，煎八分。不拘时温服。

**《三因》紫苏汤**<sub>二百九十</sub>　治脚气阴阳交错，上重下虚，中满喘急，呕吐自汗。

苏子<sub>炒</sub>　半夏<sub>制，各一钱</sub>　前胡　厚朴<sub>姜汁炒</sub>　甘草<sub>炒</sub>　归身<sub>各七分</sub>　陈皮　肉桂<sub>各四分</sub>

水一盏半，姜三片，煎七分。不拘时服。

**《济生》槟榔汤**<sub>二九一</sub>　治一切脚气，散气疏壅。

槟榔　香附　陈皮　苏叶　木瓜　五加皮　甘草<sub>炙，各七分</sub>

上咬咀。水一盏半，生姜三片，煎服。

**加减槟榔汤**<sub>二九二</sub>　治一切脚气、脚弱，名曰壅疾，贵在疏通，春夏尤宜服之。

槟榔　橘红　苏叶各一两　甘草炙，半两

上每服五七钱，水一盏半，生姜五片，煎八分。不拘时温服。如脚痛不已者，加木香、五加皮。妇人脚痛，加当归。室女脚痛，多是肝血滞实，宜加赤芍药。中满不食，加枳实。痰厥或吐，加半夏。腹痛大便不通，用此汤下青木香丸，或加大黄。小便不利，加木通。转筋者，加吴茱萸。脚肿而痛者，加大腹皮、木瓜。脚痛而热，加地骨皮。

**槟榔散**二九三　治脚气冲心，烦闷不识人。

槟榔　茴香　木香各半两

咬咀。每服五钱，以童便一盏，煎七分。不拘时温服。

**《活人》桑白皮散**二九四　治脚气盛发，上气喘促，两脚浮肿，小便赤涩，腹胁胀满，气急坐卧不得。

桑白皮　郁李仁各一两　赤茯苓二两　木香　防己　大腹子各一两半　苏子　木通　槟榔　青皮各七钱半

上每服三五钱，姜三片，水煎服。

**木香散**二九五　治脚气冲心，烦闷，脐下气滞。

木香半两　槟榔　木通各一两

上咬咀。每服八钱，水一盏半，生姜五片，葱白七寸，煎八分。不拘时温服。

**木通散**二九六　治脚气遍身肿满，喘促烦闷。

木通去皮　苏叶　猪苓各一两　桑白皮　赤茯苓　槟榔各二两

上咬咀。每服五七钱，水一盏半，生姜五片，葱白七寸，煎一盏。不拘时温服。

**人参桂心散**二九七　治脚气呕逆，心烦不能饮食。

人参去芦　赤茯苓　槟榔　麦门冬　橘红各一两　桂心七钱半

上咬咀。每用八钱，水一盏半，加生姜七片，煎服。

**橘皮汤**二九八　治脚气痰壅呕逆，心胸满闷，不思饮食。

橘红　人参<sub>去芦</sub>　苏叶<sub>各一两</sub>

上㕮咀。每服八钱，水一盏半，生姜五片，煎一盏。不拘时温服。

**《集验》半夏散**<sub>二九九</sub>　治脚气烦闷呕逆，心胸壅闷，不能饮食。

半夏<sub>泡七次，切</sub>　桂心<sub>各七钱半</sub>　赤茯苓　人参<sub>去芦</sub>　橘红　前胡<sub>去芦</sub>　槟榔<sub>各一两</sub>　苏叶<sub>一两半</sub>

上㕮咀。每服五七钱，水一盏半，生姜七片，淡竹茹二钱，煎七分。温服无时。

**大腹皮散**<sub>三百</sub>　治诸脚气浮肿，心腹痞闷，小便不利。

大腹皮<sub>三两</sub>　木瓜　苏子　槟榔　荆芥穗　乌药　橘红　苏叶<sub>各一两</sub>　萝卜子<sub>半两</sub>　沉香　枳壳<sub>麸炒</sub>　桑白皮<sub>各两半</sub>

上㕮咀。每服八钱，水一盏半，姜五片，煎八分。温服。《御医药方》加木通、白茯苓、炒茴香、炙甘草四味，即名沉香大腹皮散。

**《活人》大腹子散**<sub>三百一</sub>　治风毒脚气，肢节烦疼，心神壅闷。

大腹子　紫苏　木通　桑白皮　羌活　木瓜　荆芥　赤芍药青皮　独活<sub>各一两</sub>　枳壳<sub>二两</sub>

上每服四钱，水一盏，姜五片，葱白七寸煎。空心温服。

**地黄汤**<sub>三百二</sub>　治穿心脚气。

熟地黄<sub>四两</sub>　当归<sub>二两</sub>　芍药　川芎　牛膝<sub>酒浸</sub>　山奈<sub>各一两</sub>杜仲<sub>半两，姜汁炒</sub>

上㕮咀。每服一两，水一盏半，煎八分。不拘时温服。

**木瓜汤**<sub>三百三</sub>　治脚气。

木瓜　大腹皮　紫苏　木香　羌活　炙甘草<sub>各一钱</sub>　茯苓陈皮<sub>各八分</sub>

水一盅半，煎八分。食前服。

**沉香汤** 三百四　治脚气攻心，烦闷气促，脚酸疼。

沉香　木通　槟榔 各五分　吴茱萸 三分　赤芍药 一钱半　紫苏 一钱

水一盅半，生姜三片，煎八分。不拘时温服。

**续断丸** 三百五　治风湿流注，四肢浮肿，肌肉麻痹。

川续断　当归　草薢　附子　防风　天麻 各一两　乳香　没药 各半两　川芎 七钱半

上为细末，炼蜜丸，桐子大。每服四十丸，空心温酒或米饮下。

**《本事》续断丸** 三百六　治肝肾风寒气弱，脚不可践地，脚痪疼痛，风毒流注下部，行止艰难，小便余沥。此药补五脏内伤，调中益气，凉血，强筋骨。

杜仲 五两　五加皮　防风　薏仁　羌活　续断　牛膝 酒浸，各三两　草薢 四两　生地黄 五两

上为末，用好酒三升，化青盐三两，用木瓜半斤去皮、子，以前盐、酒煮成膏，和药为丸，梧子大。每服五七十丸，空心食前，温酒、盐汤任下。

**《保命》牛膝丸** 三百七　治肾肝虚损，骨痪不能起于床，筋弱不能收持，宜益精缓中。

牛膝 酒浸　草薢　杜仲 炒　白蒺藜　防风　菟丝子 酒煮　肉苁蓉 酒浸，等份　官桂 减半

上为末，酒煮猪腰子捣和丸，桐子大。每服五七十丸，空心温酒送下。

**《本事》酒浸牛膝丸** 三百八　治腰脚筋骨酸软无力。

牛膝 三两，炙黄　川椒 去合口者　虎骨 真者，醋炙黄，各半两　附子 一枚，炮去皮脐

上吹咀，用生绢作袋盛药，以煮酒一斗，春秋浸十日，夏七日，冬十四日，每日空心饮一大盏。酒尽出药为末，醋糊丸，每服二三十丸，空心温酒、盐汤任下。忌动风等物。

**茱萸丸**三百九　治脚气入腹，喘急欲死。

吴茱萸泡　木瓜等份

上为末，酒糊丸，梧子大，每服五七十丸至百丸，空心酒饮任下。或以木瓜蒸烂，研膏丸服尤妙。此方内加大黄，名三将军丸。

**东垣健步丸**三百十　治脚膝无力，屈伸不得，腰背腿脚沉重，行步艰难。

防己酒洗，一两　羌活　柴胡　滑石炒　炙甘草　天花粉酒洗，各五钱　防风　泽泻各三钱　苦参酒洗　川乌各一钱　肉桂五分

上为细末，酒糊丸，桐子大。每服七八十丸，煎愈风汤空心送下。

**调元健步丸**三一一　治阴虚血少，湿热兼行，足履无力。

当归酒洗　川黄柏盐酒炒　枸杞各二两　牛膝三两，盐酒浸　白芍药微炒　白茯苓　白术炒　苍术　陈皮各一两　炙甘草三钱　木瓜五加皮各八钱　川续断七钱　泽泻　防己各五钱

蜜丸，桐子大。空心盐汤送下七八十丸，或百丸。

**《三因》胜骏丸**三一二　治元气不足，为寒湿之气所袭，腰足挛蹜，或脚面连指走痛无定，筋脉不伸，行步不随。常服益真气，壮筋骨。

附子炮制　当归　天麻　牛膝　木香　枣仁炒　熟地酒蒸　防风各二两　木瓜四两　羌活　乳香各半两　全蝎炒　甘草炙　没药各一两　麝香二钱

上为末，用生地黄二斤，以无灰酒四升煮干，晒二日，杵烂如膏，入前末和匀，杵千余下，每两作十丸。每服一二丸，细嚼

临卧酒下。作小丸服亦可。

**神应养真丹**三一三 治厥阴经为四气所袭，脚膝无力，或右痪左瘫，半身不遂，手足顽麻，语言謇涩，气血凝滞，遍身疼痛。

当归酒浸片时，捣 熟地黄酒蒸，捣 川芎 芍药 羌活 天麻 菟丝子酒制 木瓜等份

上为末，入地黄、当归二膏，加蜜捣丸，桐子大。每服百丸，空心酒下，盐汤亦可。

**透骨丹**三一四 专治脚气。

川乌炮 羌活 沉香 乳香另研 川芎 槟榔 木瓜各一两 木香一两半 白茯苓二两

上为末，曲糊丸，梧子大。食前姜汤下六七十丸。

**《本事》虎骨酒**三一五 去风，补血益气，壮筋骨，强脚力。

虎胫骨真者 草薢 淫羊藿 薏苡仁 牛膝 熟地黄各二两

上锉细，绢袋盛，浸酒二斗，饮了一盏，入一盏，可得百日。妇人去牛膝。

**《活人》薏仁酒**三一六 治脚痹。

薏苡仁 牛膝各二两 海桐皮 五加皮 独活 防风 杜仲各一两 熟地黄一两半 白术半两

上为粗末，以生绢袋盛，用好酒五升浸，春秋冬二七日，夏月分作数帖，逐帖浸酒用之。每日空心服一盏或半盏，日三四服，常令酒气不绝。久服觉皮肤下如有虫行，即风湿气散。

**椒艾囊**三一七 治脚气极效，及避一切脚气风气毒气。

艾叶揉，半斤 川椒一斤，净 草乌二两，为粗末

上三味，和匀，用布袱铺如棉褥，裹足底及足胫，即用火踏，下加微火，烘踏于上，使椒艾之气得行于足，自然寒湿风毒诸气皆得消散，立能止痛。痛止后，仍要三二日一为之，或夜卧

包之，达旦去之。用此方法，无不效者。

**丹溪敷脚气方**三一八　治脚气肿痛。

芥菜子　白芷等份

上为末，姜汁和敷痛处。

**芜荑散**三一九　治大人小儿蛔咬心痛不可忍，或吐青黄绿水涎沫，或吐虫出，发有休止，此蛔心痛也，宜此主之。

芜荑　雷丸各半两　干漆捶碎，炒大烟尽，一两

上为细末。每服三钱，用温水七分盅调和服，不拘时，甚者不过三服。小儿每服五分。

**《直指》芜荑散**三百二十　取诸虫。

鸡心槟榔　芜荑各三钱　木香一钱

上为末，作一服。先以酸石榴根煎汤，俟五更时，乃嚼炙肉引虫头向上，然后以石榴根汤调药温服，虫自软困而下。

**榧子煎**三二一　治寸白虫，化为水。

细榧子四十九枚，去壳

以沙糖水半盏，用砂锅煮干，熟食之，每月上旬平旦空心服七枚，七日服尽，虫化为水，永瘥。一方以百枚食尽佳；不能食者，尽五十枚。经宿，虫消自下。并治三虫，神效方也。

**圣效方**三二二　治寸白虫神效。

槟榔半两　南木香二钱

上为细末。每服三钱，浓米饮调下。须五更空心，先嚼炙肉，只咽汁下咽，吐其肉，随即服药，巳间当虫下，尽去病根，此方简易屡验。

**仲景乌梅丸**三百二十三　治胃寒吐蛔、蛔厥等证。

乌梅肉三十个　人参　黄柏炙　细辛　附子炮　桂枝各六钱黄连炒，一两六钱　干姜一两　当归酒浸　川椒去目及闭口者，各四钱。

《撮要》作各四两

上研末，先将乌梅用酒蒸烂捣膏，加炼蜜丸，桐子大。每服一二十丸，日三服。忌生冷滑物。或用理中汤下。成无己曰：肺欲收，急食酸以收之；乌梅之酸，以收肺气。脾欲缓，急食甘以缓之；人参之甘，以缓脾气。寒淫于内，以辛润之；当归、桂、椒、细辛之辛，以润内寒。寒淫所胜，平以辛热；姜、附之辛热以胜寒。蛔得甘则动，得苦则安，黄连、黄柏之苦以安蛔。

**《济生》乌梅丸**三二四　方在固阵六十。

治大便下血。

**神授散**三二五　方在因阵二五五。

治传尸痨虫。

**《宝鉴》川楝散**三二六　治诸疝、小肠气。

木香　小茴香盐炒，各一两　川楝子一两。用巴豆十五粒打破，用炒黄，去巴豆不用

上为末。空心酒下二钱。

**荔核散**三二七　治疝气阴核肿大，痛不可忍。

大茴香炒　沉香　木香　青盐　食盐各一钱　川楝肉　小茴香各二钱　荔枝核十四枚，用新者，烧焦裂。

上为细末。每三钱，食前热酒调服。

**《经验》苍术散**三二八　治下元虚损，偏坠，肾茎痛楚。

真茅山苍术六斤，分六制：一斤用老米泔水浸二日夜；一斤酒浸二日，切片晒干；一斤用斗子青盐半斤，同炒黄色，不用盐；一斤小茴香四两，同炒黄色，去茴香不用；一斤用大茴香四两，同炒如前；一斤桑椹二斤，取汁拌制，晒干。

上为细末。每服三钱，空心酒下。

**《宝鉴》天台乌药散**三二九　治小肠疝气，卒引脐腹疼痛。

乌药　木香　茴香炒　良姜炒　青皮各半两　槟榔二个　川楝子十个　巴豆七十粒

上将巴豆微打破，同川楝子加麸炒黑，去麸及巴豆不用，其余共为细末。每服一钱，温酒下，甚者姜酒下。

**《百选》桃仁膏**三百三十　治气血凝滞，疝气，膀胱小肠气，痛不可忍。

桃仁炒，去皮尖　大茴香炒

上等份为末。每服二钱，葱白二寸煨熟，蘸药细嚼，空心热酒下。

**《局方》守效丸**三三一　治癞疝不痛者之要药。

苍术　南星　白芷　川芎　山楂　半夏　枳实一云橘核

上等份为末，姜汁糊丸，桐子大。每服七八十丸，盐汤下。有寒，加吴茱萸。有热，加山栀子。又或加青皮、荔枝核。

**来复丹**三三二　治伏暑泄泻，里寒外热，其效如神，及治诸腹痛疝气，小儿惊风。

硝石一两，同硫黄为末，入瓷碟内，用微火炒，以柳枝搅结砂子，火不可大，恐伤药力；再研极细，名二气末　舶上硫黄一两　五灵脂澄去砂　橘红　青皮各二两。一作各二钱　太阴玄精石各一两

上为末，醋糊丸，豌豆大。每服三十丸，空心米饮下。伏暑闷乱，紫苏汤下。大人疝气诸痛，悉宜服之。小儿惊风欲绝，研碎，米汤下。

**《卫生》润肠汤**三三三　治大便燥结不通。

生地黄　生甘草　熟地黄　当归尾　大黄煨，各五钱　桃仁　麻子仁各一钱　红花

上用水二盏，煎一盏，空心服。

**通幽汤**三三四　治大便燥结坚黑，腹痛。

熟地　生地　归梢　红花　桃仁泥　大黄各一钱　升麻二分

水一盅半，煎服。古方加麻仁、甘草，即名润燥汤。

**东垣导滞通幽汤**三三五　治幽门不通，气不升降，大便闭

塞。凡脾胃初受热中，多有此证，治在幽门，以辛润之。

升麻梢　桃仁泥　归身各一钱　炙甘草　红花各三分　熟地
生地各五分

水二盏，煎一盏，调槟榔末五分。稍热服。

**河间厚朴汤**三三六　治大便气秘不通，不能饮食，小便清利
者，谓之虚秘，此汤主之。盖实秘者物也，虚秘者气也。

厚朴一钱半　白术二钱　半夏　枳壳　陈皮　甘草各一钱

水一盏半，姜三片，枣三枚，煎八分。食远服。如不通，加
大黄一钱。

**《会编》皂角散**三三七　治大小便关格不通，经三五日者。

大皂角烧存性

上为末。米汤调下。又以猪脂一两煮熟，以汁及脂俱食之。
又宜以八正散加槟榔、枳壳、朴硝、桃仁、灯心、茶叶煎服。

**《良方》三仁丸**三三八　治大肠有热，津液竭燥，大便涩。

柏子仁　松子仁　火麻仁各一两

上研匀，用黄蜡半两溶化和丸，桐子大。每服二十丸，食前
米饮下；未快，加数服之。

**脾约丸**三三九　方在攻阵九三。

通大便秘结。

**东垣润肠丸**三百四十　治胃中伏火，大便秘涩不通，不思饮
食，或风结血秘，皆须润燥和血疏风，则自通矣。

归梢　大黄煨　羌活各五钱　麻仁　桃仁去皮尖，各一两

上以二仁另研为泥，外为细末，炼蜜为丸，桐子大。每服三
五十丸，空心白汤送下。一方有皂角仁、秦艽各五钱。

**《济生》苁蓉润肠丸**三四一　治发汗利小便致亡津液，大腑
秘结，老人虚人宜服。

肉苁蓉酒浸，焙，二两　沉香一两，另研

上为末，取麻子仁捣烂，和水取汁打糊丸，桐子大。每服七八十丸，空心米饮或酒送下。

**益血润肠丸**三四二　治老人大便燥结。

熟地黄六两　杏仁炒，去皮尖　麻仁各三两，以上三味同杵膏　枳壳麸炒　橘红各二两　肉苁蓉酒洗去甲　阿胶炒，各一两　苏子　荆芥各一两　当归三两

上以后七味为末，同前三味膏和杵千余下，仍加炼蜜丸，桐子大。每服五六十丸，空心白汤或酒下。

**搜风顺气丸**三四三　治痔漏风热闭结，老人燥秘等证。

车前子两半　大麻子微炒，二钱　大黄五钱，半生半熟　牛膝酒浸　郁李仁　菟丝子酒浸　枳壳　山药各二钱

上为末，炼蜜丸，桐子大。每服三十丸，温酒下。

**《圣惠》搜风顺气丸**三四四　治风气脚气，凡老人小儿血热风热而大便秘结者宜服。

车前子两半　大麻仁微炒，去壳　郁李仁泡，去皮　菟丝子酒浸煮　牛膝酒浸一宿　干山药各一两　白槟榔一两　枳壳麸炒　防风　独活各八钱　大黄五钱，半生半熟

炼蜜丸，小豆大。茶酒汤任下，早晚各一服。

**地髓汤**三四五　治死血作淋，痛不可忍，及五淋小便不通，茎中痛甚欲死。一名牛膝膏，又名苦杖散。

牛膝不拘多少

或用一两捶碎。以水二盏，煎浓汁一盏，去渣。日三服。又法：入麝香少许，空心服。或单以酒煎亦可。

**牛膝膏**三四六　治死血作淋。

桃仁去皮尖　归尾酒洗各一两　生地黄酒洗　赤芍药各两半　川芎五钱　牛膝去芦，四两，酒浸一宿

上㕮咀。用好水十盏，炭火慢煎至二盏，入麝香少许，分四

次空心服。如夏月，须用冷水换浸之则不坏。

《经验》**琥珀散**三四七　治老人虚人小便不通，淋涩。

琥珀为末　人参煎汤

空心，以人参汤调服琥珀末一钱。

**导赤散**三四八　方在寒阵一二二。

利小肠热涩。

**万全木通汤**三四九　治小便难而黄。

木通　赤茯苓　车前叶　滑石各二钱　瞿麦一钱

水一盅半，煎七分。食前服。

**葱白汤**三百五十　治小便猝暴不通，小腹胀急，气上冲心，闷绝欲死。此由暴气乘膀胱，或因惊忧气无所伸，冲逆胞系，郁闭不流。

陈皮三两　葵子一两　葱白三茎

上㕮咀。用水五升，煮取二升。分三服。一云每服五钱，葱白三茎，水煎服。

**东垣清肺饮子**三五一　治渴而小便不利，邪热在上焦气分也。

茯苓　猪苓　泽泻各一钱半　车前子　琥珀　木通　瞿麦　萹蓄各一钱　通草　灯心各五分

水二盅，煎一盅。食远服。

**半夏丸**三五二　治湿痰流注、白浊，神效。

半夏制　猪苓等份

上为末，神曲糊丸服。按：此方与《本事》猪苓丸同意，详固阵四八。

《**良方**》**醍醐膏**三五三　治消渴。

白沙蜜五斤　砂仁为末，半两　乌梅一斤，捶碎。用水四大碗，煎一碗，去渣上入砂锅，慢火熬赤色成膏，取下放冷，加白檀细末三钱，麝香一字，搅匀，以瓷器收贮密封。冬月沸汤调服，夏月凉水亦可。

**无择养劳汤**三五四　治五疸虚弱，脚软心悸，口淡耳鸣，微发寒热，气急，小便白浊，当作虚劳治之。

人参　黄芪　白术　当归　甘草炙　桂心　陈皮各一两　白芍药三两　生地黄　茯苓各五钱　五味子　远志各三钱

上咀。每服一两，水一盏半，姜三片，枣三枚，煎七分。食前服。

**《纲目》绿矾丸**三五五　治黄胖。

绿矾六两，以米醋于铁杓内炒七次，干为度，放地上出火气　南星炒黄色　神曲一两，炒黄色　大皂角一斤，铁锅水煮烂，揉出声，胶净汁入锅，入枣肉再熬成胶和药　红枣六两，蒸，去皮核，入皂角汁内熬胶

上前三味为细末，以皂角枣胶捣丸，桐子大。每服五丸，清晨下床时用姜汤下，夜卧上床时再服五丸。忌油腻煎炒。如身上发红斑，急煎枣汤解之自愈。

**《简易》济众方**三五六　治心气不宁，怔忡惊悸，清上膈风热痰饮。

白石英　朱砂等份

上为细末。每服五分，金银汤调下。

**抱胆丸**三五七　治男妇一切癫痫风狂，或因惊恐畏怖所致，及妇人产后惊气入心，并室女经脉通时惊邪蕴结，气实上盛者，累效。

水银二两　黑铅一两半　朱砂细研　乳香细研，各一两

上将黑铅入铫子内溶化，下水银结成沙子，次下朱砂、乳香，乘热用柳木槌研匀，丸鸡豆子大。每服一丸，空心井花水吞下。病者得睡，切莫惊动，觉来即安，再一丸可除根。

**《灵苑》辰砂散**三五八　治风痰诸痫，狂言妄走，精神恍惚，

思虑迷乱，乍歌乍哭，饮食失常，疾发仆地，吐沫戴眼，魂魄不守。

辰砂光明佳者，一两　枣仁微炒　乳香明者，各半两

上为细末。先令病人随量恣饮沉醉，但勿令吐，居静室中，将前药都作一服，用温酒一盏调匀，令顿饮之。如量浅者，但随量取醉。服药讫，便令安卧，病浅者半日至一日，病深者卧三两日，只令家人潜伺之，察其鼻息匀调，切勿唤觉，亦不可惊触使觉，必待其自醒，即神魂定矣。万一惊悟，则不可复治。吴正肃公少时心病，服此一剂，五日方悟，遂瘥。

**归神丹**三五九　治五痫诸风，痰壅惊悸，神不守舍。

人参　当归　枣仁　白茯苓各二两　朱砂大块者　琥珀　远志姜汤制　龙齿各一两　金箔　银箔各二十片

上为末，酒糊丸，桐子大。每服三五十丸，麦门冬汤下。

**《得效》宁志丸**三百六十　治心风癫痫，服此一料，其病顿减。

朱砂佳者，一两　人参　白茯苓　当归　石菖蒲　乳香另研枣仁浸去皮，取仁炒香熟。各五钱

上将朱砂用熟绢一小片包裹线扎，以猳猪心一枚，竹刀切开，纸拭去血，入朱砂包定，再用线缚，外以竹箸重裹，麻皮扎紧，用无灰酒二升同入砂罐煮，酒尽，取出朱砂另研；将猪心用竹刀细切，砂盆内研烂，拌入药末，再加煮熟净枣肉四两捣，丸桐子大，留少朱砂为衣。每服五七十丸，人参汤下。

**人参琥珀丸**三六一　治癫痫。

人参　琥珀另研　茯神　白茯苓　石菖蒲小者　远志酒浸，各半两　乳香另研　朱砂水飞　枣仁温酒浸半日，去壳，纸上炒香。各二钱半。

上为末，炼蜜丸，桐子大。每服三五十丸，食后温酒送下，日再服。如不能饮者，枣汤下。此可常服。

**《集验》秘方半夏丸**三六二　治心风癫狂。张德明传：其内

人失心狂数年，服此药而愈，后再作，服人参琥珀丸而安。

半夏一两，用生姜汁煮三五十沸，取出切作块，更煮令熟，焙干为末　麝香一钱，研　水银半两　生薄荷一大握，用水银研如泥

上药同薄荷泥更研千百下，丸如芥子。每服十五丸，金银汤临卧服，三日再服。

**神应丹**三六三　治诸痫。

辰砂佳者，不拘多少

上研细，猪心血和匀，以蒸饼裹剂蒸熟，就热取出，丸桐子大。每服一丸，人参汤下，食后临卧服。

**杨氏五痫神应丸**三六四　治癫痫潮发，不问新久。

白附子炮，半两　半夏二两，汤洗　南星　乌蛇酒浸　白矾生，各一两　全蝎炒，二钱　蜈蚣半条　白僵蚕炒，一两半　麝香三字，研　皂角二两，捶碎，用水半升揉汁去渣，同白矾一处熬干为度，研　朱砂飞二钱半

上为细末，生姜汁煮面糊为丸，桐子大。每服三十丸，生姜汤食后送下。

**《局方》牛黄清心丸**三六五　治心志不定，神气不宁，惊恐癫狂，语言谵妄，虚烦少睡，甚至弃衣登高，逾垣上屋，或小儿风痰上壅，抽搐发热，或急惊痰盛发搐，目反口噤，烦躁等证。

牛黄　白术　麦门冬　枯黄芩各两半　人参　神曲　蒲黄炒，各二两半　山药七两　炙甘草五两　杏仁去皮尖，炒黄色，另研　桔梗各二两二钱　大豆黄卷微炒　当归　肉桂各一两七钱　阿胶　白蔹各七钱半　白茯苓一两二钱　川芎　防风　麝香　冰片各五钱　羚羊角镑，一两　犀角镑，二两　雄黄八钱，飞　干姜炮，七钱　大枣百枚，蒸熟去皮，研膏　金箔一千四百张，内四百为衣

上另研为末，炼蜜与枣杵匀，每两作十丸，用金箔为衣。每服一丸，温水化下。

**《医统》牛黄丸**三六六　治癫狂风痫心风，神不守舍，时发

无常，仆地吐涎，不自知觉。

牛黄　珍珠　麝香各五分　朱砂　龙齿各另研　犀角　琥珀各二钱　天门冬去心　麦门冬去心　人参　茯苓各四钱　水银五分　防风　黄芩　知母　龙胆草　石菖蒲　白芍药　全蝎　甘草各五钱　蜂房三钱　金箔　银箔各七十片

上为细末，共和匀，炼蜜和捣千杵，丸如梧桐子大。每服十五丸，食后临卧新竹叶汤下。

**万氏牛黄清心丸**三六七　方在小儿九四。

治心热神昏。

**钱氏牛黄丸**三六八　方在小儿九二。

治小儿痰涎风痫。

**《杂著》牛黄丸**三六九　方在小儿九三。

治小儿惊痫，痰涎壅盛。

**三味牛黄丸**三百七十　方在小儿九五。

治小儿惊热疳积。

**苏合香丸**三七一　治中气，或卒暴气逆心痛，鬼魅恶气等证。

麝香　沉香　丁香　白檀香　香附　荜茇　白术　诃子煨去皮　朱砂水飞　青木香　乌犀角各二两　熏陆香　龙脑各一两　安息香二两，另为末，用无灰酒一升熬膏　苏合油二两，入安息香膏内

上为细末，用安息香膏并炼蜜，每两作十丸，熔黄蜡包裹为善。每用温水化服一丸。或丸如桐子大，每服四五丸。

**龙脑鸡苏丸**三七二　治上焦之火，除烦解劳，安吐血衄血，清五脏虚烦，神志不定，上而酒毒膈热消渴，下而血滞五淋血崩等疾。

麦冬四两　甘草一两半　龙脑薄荷叶一斤　阿胶炒　人参各二两　黄芪炙，一两　生地六两，另为末　木通　银柴胡各二两。此二味用沸汤

浸一日夜，绞取汁

上用好白蜜二斤，先煎一两沸，却入地黄末，不住手搅，徐加木通、柴胡汁，慢火熬成膏，然后加前诸药末和丸，如豌豆大。每服二十丸，随证用引送下。如室女虚劳，寒热潮作，用人参柴胡汤下。一方如前，有黄连一两。

**九还金液丹**三七三　方在小儿八八。

治男妇小儿中风惊风，痰盛气急。

**《良方》香橘汤**三七四　治七情内伤，胸膈不快，腹胁胀痛。

香附炒　半夏制　橘红各三钱　甘草炙，一钱

水一盏半，生姜五片，红枣二枚　煎八分。食远服。

**《良方》分气紫苏饮**三七五　治腹胁疼痛，气促喘息。

苏叶　桔梗去芦　桑白皮　草果仁　大腹皮　白茯苓　陈皮炙甘草各一钱半

水一盏半，生姜三片，入盐少许，煎八分，食前服。

**《本事》枳实散**三七六　治男子两胁疼痛。

枳实一两　白芍药炒　雀脑芎　人参各半两

上为细末。姜枣汤调服二钱，酒亦可。食前，日三服。

**《济生》推气散**三七七　治右胁疼痛，胀满不食。

片姜黄　枳壳麸炒　桂心各五钱　甘草炙，二钱

上为细末。每服二钱，姜、枣汤食远调服。

**白术丸**三七八　治息积病，胁下满闷，喘息不安，呼吸引痛，不可针灸，宜导引，服此药。

白术炒　枳实麸炒　官桂各一两半　人参二两　陈皮　桔梗醋炒炙甘草各一两

上为细末，炼蜜丸如桐子大。每服五七十丸，不拘时，温酒送下，日三服。

# 攻　阵

**仲景大承气汤**一　治阳明太阴伤寒，谵语，五六日不大便，腹满烦渴，并少阴舌干口燥，潮热脉实者。刘河间加甘草，名三一承气汤。

大黄四两　厚朴半斤　枳实五枚　芒硝三合

上以水一斗，先煮厚、枳二物取五斤，去滓，纳大黄，煮取二升，去滓，纳芒硝，更上火微一两沸。分温再服，得下，余勿服。

**仲景小承气汤**二　治病在太阴，无表证，汗后潮热狂言，腹胀脉实，六七日不大便，喘满者。

即前大承气汤减去芒硝。

**仲景调胃承气汤**三　治太阳、阳明不恶寒，反恶热，大便秘结，日晡潮热者。凡阳明病有一证在经者，当解肌；入腑者，当攻下。

大黄　芒硝　甘草各五钱。此从近法

每服三五钱，水一大盏，煎七分。温服。

**仲景桃仁承气汤**四　治伤寒蓄血，小腹急，大便黑而不通。

桃仁十二枚，去皮尖　官桂　甘草各一钱　芒硝三钱　大黄半两或一两。此从近法

上㕮咀，作一服或分二服。水一大盏，煎七分。温服。

**《良方》桃仁承气汤**五　治瘀血小腹作痛，大便不利，或谵语口干，漱水不咽，遍身黄色，小便自利，或血结胸中可近，或寒热昏迷，其人如狂。

桃仁半两，去皮尖　大黄炒，一两　甘草二钱　肉桂一钱

上姜、水煎，发日五更服。

**当归承气汤**六　治燥热里热，火郁为病，或皮肤枯燥，或咽干鼻干，或便溺结秘，通宜此方。

当归　大黄各四钱　甘草　芒硝各二钱

上㕮咀。入姜煎服。

**仲景大柴胡汤**七　表证未除，里证又急，汗下兼行用此。

柴胡半斤　半夏半升　黄芩　芍药各三两　生姜五两，切　枳实四枚　大黄二两　大枣十二枚，擘

上七味，以水一斗二升，煮取六升，去滓再煎。温服一升，日三服。

**陶氏六一顺气汤**八　以代大小承气、大柴胡、大陷胸等汤之神药也。此汤治伤寒热邪传里，大便结实，口燥咽干，怕热谵语，揭衣狂走，斑黄阳厥，潮热自汗，胸胁满硬，脐腹疼痛等证，效不尽述。

大黄　枳实　黄芩　厚朴　柴胡　甘草　芍药　芒硝

水煎服。欲峻者，大黄后入。凡伤寒过经，反老弱或血气两虚之人，或妇人产后，有下证，或有下后不解，或表证尚未除而里证又急，不得不下者，用此汤去芒硝下之则吉。盖恐硝性峻急，故有此戒。经云：转药孰紧？有芒硝者紧也。今之庸医，不分当急下、可少与宜微和胃气之论，一概用大黄、芒硝乱投汤剂下之，因兹柱死者多矣。仲景云：荡涤伤寒热积皆用汤液，切禁丸药，不可不知也。

**仲景大陷胸汤**九　治大结胸手不可按。

大黄四钱　芒硝三钱　甘遂末二分。此从近数

用水一盏半，先煎大黄至一盏，纳芒硝，煎一二沸去渣，纳甘遂末和匀服，得利则止。此药极峻，必不得已而用之。原方用大黄六两，芒硝一升，甘遂末一钱，水六升，如前法煮二升，分

二服。得快利，止后服。

**小陷胸汤**十　方在寒阵十六。

治小结胸，正在心下，按之则痛，脉浮滑者。

**河间大黄汤**十一　治泻痢湿热邪盛，脓血稠黏，里急后重，日夜无度者。

大黄一两

上细锉，好酒二大盏浸半日。煎至一盏半，去大黄，分二服，顿服之。痢止，一服；如未止，再服，以利为度，服芍药汤以和之。痢止，再服黄芩汤和之，以彻其毒。

**《外科》大黄汤**十二　方在外科一六七。

治肠痈小腹坚肿。

**《金匮》大黄甘草汤**十三　治食已即吐。按：此汤必下焦胀实，大便秘结不通，而格拒吐食者方可用之。若因胃虚而食已即吐者，此则大非所宜，用者不可误认。

大黄四两　甘草一两

上二味，以水三升，煮取一升。分温再服。

**《金匮》大黄硝石汤**十四　治黄疸腹满，小便不利而赤，自汗出，表和里实者宜用之。

大黄　黄柏　硝石各四两　栀子十五枚

上四味，以水六升，煮取二升，去滓，纳硝，更煮取一升。顿服。

**《金匮》栀子大黄汤**十五　治酒疸心中懊侬，成热痛。

栀子十四枚　大黄一两　枳实五枚　豉一升

上用水六升，煮取二升，分温三服。

**河间防风通圣散**十六　治诸风潮搐，手足瘛疭，小儿急惊便结，邪热暴甚，肌肉蠕动，一切风热疮痢等疾。

防风　川芎　当归　芍药　麻黄　连翘　薄荷叶　大黄　芒

硝各五钱　石膏　黄芩　桔梗各一两　滑石三两　甘草二两　荆芥

白术　栀子各二钱半

上为末。每服二钱，水一大盅，生姜三片，煎六七分。温服。《医统》方各五分，用水二盅煎服。痰嗽加半夏。闭结加大黄二钱。破伤风加羌活、全蝎各五分。此方有四：贾同知方无芒硝；崔宣武方无芒硝，有缩砂；《疠疡机要》有白芷、蒺藜、鼠黏子、甘草。

**双解散**十七　方在痘疹四一。

治痘疹表里俱实。

**牛黄双解散**十八　方在外科二百九。

治便痈热毒，大小便秘。

**《局方》凉膈散**十九　泻三焦六经诸火。

大黄　朴硝　甘草各一钱　连翘一钱半　栀子　黄芩　薄荷各五分

水一盅半，加竹叶七片，煎八分，入蜜一匙，和匀服。

**东垣凉膈散**二十　方在痘疹八三。

解痘疹内热良方。

**陶氏黄龙汤**二一　治热邪传里，胃有燥粪结实，心下硬痛而下利纯清水，身热谵语发渴。此非内寒而利，乃因汤药而利也，名曰积热利证，宜急下之。身无热者，宜用此汤；身有热者，宜六一顺气汤。医家有不识此证者，便呼为漏底伤寒，即用热药止之者，是犹抱薪救火也，误人多矣。

大黄　芒硝老弱者去此　枳实　厚朴　甘草　人参　当归

水一盅半，生姜三片，枣二枚，煎服。

**《良方》黄龙汤**二二　方在妇人八十五。

治妊妇感冒风寒，热入胞宫，寒热如疟。

**钱氏黄龙汤**二三　方在小儿二十五。

治小儿感冒发热，或寒热往来。

**子和玉烛散**二四　治血虚有滞，或妇人经候不通，腹胀作痛。此四物汤合调胃承气汤也。

当归　川芎　芍药　地黄　大黄　芒硝　甘草各等份

上㕮咀。水煎服。甚者倍用大黄。

**四顺清凉饮子**二五　治大人小儿血脉壅实，脏腑生热，面赤烦渴，睡卧不宁，大便秘结。

大黄　当归　芍药　甘草各等份

上㕮咀。水煎服。

**《元戎》四物汤**二六　治脏结秘涩。

当归　熟地黄　川芎　白芍药　大黄煨　桃仁各等份

上用水煎，或丸服亦可。

**仲景抵当汤**二七　治伤寒热在下焦，少腹硬满，其人发狂，小便自利者，下血乃愈，以太阳病瘀热在里也。

水蛭三十条，熬　虻虫三十个，熬，去翅尾　桃仁二十个，去皮尖　大黄三两，酒浸

上四味为末。以水五升，煮取三升。又，抵当丸，亦即此四味。

**仲景十枣汤**二八　治悬饮内痛。

芫花醋拌经宿，炒微黑勿焦　大戟长流水煮半时，晒干　甘遂面裹煨，各等份

上为细末。先以水一盅半，煮大枣十枚至八分，去枣纳药末，强人一钱，弱人五分，平旦服之，不下更加五分，决下，徐以糜粥补之。

**洁古三化汤**二九　治中风外有六经之形证，先以续命汤主之；内有便溺之阻格，此方主之。

厚朴姜制　大黄　枳实　羌活各等份

上咬咀。每服一两，水煎服。微利则止。

**《选要》透膈汤**三十　治脾胃不和，中脘气滞，胸膈满闷，噎塞不通，胁肋胀痛，痰涎呕逆，饮食不下。

木香　白豆蔻　砂仁　槟榔　枳壳<sub>麸炒</sub>　厚朴<sub>姜汁炒</sub>　半夏<sub>制</sub>
青皮　橘红　甘草　大黄　朴硝<sub>各一钱</sub>

水一盅半，姜三片，红枣一枚，煎八分。食远服。

**《金匮》茵陈蒿汤**三一　治伤寒发黄，及谷疸。发热不食，大小便秘，或食即头眩，是为谷疸。

茵陈<sub>九钱</sub>　大黄<sub>四钱半</sub>　山栀<sub>一钱半</sub>

上作二服，每服水二盅，煎八分。食远温服。

**河间芍药汤**三二　下血调气。经曰：溲而便脓血，气行而血止，行血则便自愈，调气则后重除。

芍药<sub>一两</sub>　当归　黄连<sub>各五钱</sub>　木香　甘草<sub>炙</sub>　槟榔<sub>各二钱</sub>　大黄<sub>三钱</sub>　官桂<sub>一钱半</sub>　黄芩<sub>五钱</sub>

上咀。每服半两，水二盏，煎一盏。食后温服。如血痢，则渐加大黄；如汗后脏毒，加黄柏半两，依前服。愚按：此汤乃河间之心方，然惟真有实热者可用，若假热假实者，误服则死。

**枳实大黄汤**三三　治湿滞脚气。

羌活<sub>钱半</sub>　当归<sub>一钱</sub>　枳实<sub>五分</sub>　大黄<sub>酒煨，三钱</sub>

水一盅半，煎八分。食前空心温服，以利为度。

**羌活导滞汤**三四　治风湿实滞脚气。

羌活　独活<sub>各半两</sub>　防己　当归<sub>各三钱</sub>　枳实<sub>麸炒，二钱</sub>　大黄<sub>酒煨，一两</sub>

上每服五七钱，水一盅半，煎至七分。温服，量虚实加减，微利则已。

**牛黄泻心汤**三五　治心经实热，狂言妄语，神志不安。

牛黄<sub>另研，一两</sub>　冰片<sub>另研，一分</sub>　朱砂<sub>另研，二钱</sub>　大黄<sub>生，一两</sub>

上为细末，和匀。每服一二钱，冷姜汤或蜜水调下。

**《宣明》三棱散**三六　治积聚、癥瘕，疟癖不散，坚满痞闷，食不下。

三棱　白术炒，各二两　蓬术　当归各五钱　木香　槟榔各三钱

上为末。每服三钱，沸汤调下。

**三棱丸**三七　治血癥血瘕，食积痰滞。

莪术醋浸炒　三棱各三两　青皮　麦芽炒　半夏各一两

上共用好醋一盅，煮干焙为末，醋糊丸，桐子大。每服四十丸，淡醋汤下。痰积，姜汤下。

**三圣膏**三八　贴积聚癥块。

石灰十两　官桂半两，为末　大黄一两，绵纹者，为末

上将石灰细筛过，炒红，急用好醋熬成膏，入大黄、官桂末搅匀，以瓷器收贮，用泊纸或柿漆纸摊贴患处，火烘熨之。

**《良方》桃仁煎**三九　治血瘕。

桃仁　大黄炒，各一两　虻虫半两，炒黑　朴硝一两

上为末，以醇醋一盅，瓷器中煮三分，下前三味，不住手搅，煎至可丸，乃下朴硝，丸如桐子大。不吃晚食，五更初温酒下五丸，日午下秽物，如未见，再服。仍以调气血药补之。立斋曰：向在毗陵，一妇人小便不通，脐腹胀甚。余诊之曰：此血瘕也。用前药一服，腹痛，下瘀血血水即愈。此药猛烈大峻，气血虚者，斟酌与之。

**穿山甲散**四十　治癥痞瘀血，心腹作痛。

穿山甲炒焦　鳖甲醋炙　赤芍药　大黄炒　干漆炒烟尽　桂心各一两　川芎　莞花醋炒　归尾各半两　麝香一钱

上为末。每服一钱，酒调下。

**子和禹功散**四一　泻水之剂。

黑丑头末，四两　茴香一两，炒　或加木香一两

上为细末。以生姜自然汁调一二钱，临卧服。

**子和浚川散**四二　治一切痰饮，十种水气。

甘遂面裹煨　芒硝各二钱　郁李仁一钱　大黄　牵牛末各三钱

上为末，滴水丸，桐子大。每服五十丸，温水下。

**稀涎散**四三　吐顽痰。

牙皂炙，去皮弦一钱　藜芦五分

上为细末。每服五分或一二钱，浆水调下。牙关不开者灌之。

**大异香散**四四　治积聚胀满。

三棱　蓬术　青皮　陈皮　枳壳炒　藿香　香附　半夏曲
桔梗　益智各一钱半　炙甘草五分

上分二贴，水二盅，姜三片，枣一枚，煎七分。食远服。

**《经验》流金膏**四五　治一切火痰咳逆等证。

白石膏微煅研细　大黄锦纹者，捶碎，酒浸半日，蒸晒九次。各二两
黄芩酒洗　橘红各两半　连翘　川芎　桔梗　贝母各一两　胆星
苏州薄荷　香附各五钱

上为极细末，炼蜜丸，弹子大。午后临卧细嚼一丸。忌酒面诸湿热物。按：此方当去川芎、桔梗，效必更速。

**子和通经散**四六　治妇人气逆血闭。

陈皮去白　当归各一两　甘遂以面包勿令透水，煮百余滚，取出用冷水浸过，去面焙干，一两

上为细末。每服三钱，温汤调下，临卧服。

**《外台》苦楝汤**四七　治蛔虫。

苦楝根东引不出土者，刮去皮土，取内白皮二两，水三碗，煎一碗半，去渣以晚米三合煮糜粥。空心先以炙肉一片嚼之，引虫向上，次吃药粥一二口，少顷又吃，渐渐加至一碗，其虫下尽而愈。

**《宣明》三花神祐丸**四八　治一切沉积痰饮，变生诸病，或气血壅滞，湿热郁结，走注疼痛，风痰胀满等证。子和神祐丸用黑丑一两，无轻粉。

黑丑取头落末，二两　大黄一两　芫花醋浸炒　大戟醋浸炒　甘遂面裹煨，各五钱　轻粉一钱

上为细末，滴水为丸，小豆大。初服五丸，每服加五丸，温水下，日三服，以快利为度。欲速下者，宜八九十丸或百余丸。凡痞满甚者，以痰涎壅盛，顿攻不开，则转加痛闷，须渐进之，初服只三丸，每加二丸，至快利即止。

**木香槟榔丸**四九　杀下诸虫。

槟榔一两　木香　鹤虱　贯众　锡灰　干漆烧烟尽　使君子各五钱　轻粉一钱　雷丸　巴豆仁各二钱半

面糊丸，麻子大。每服二十丸，五更粥饮下，或煎菖蒲石榴汤下。

**《宝鉴》木香槟榔丸**五十　治一切气滞，心腹痞满，胁肋胀闷，大小便涩秘不通。

木香　槟榔　青皮去瓤　陈皮去白　枳壳面炒　蓬术煨切　黄连各一两　黄柏去皮　香附炒　大黄炒，各三两　黑丑取头落末，四两

滴水为丸，豌豆大。每服三五十丸，食远姜汤送下，以微利为度。

**遇仙丹**五一　追虫逐积，消澼利痰，万病可除。

黑丑头末　槟榔各一斤　大黄半斤　三棱　莪术醋炙，各四两　木香二两

上为末，用大皂角去子打碎，煎浓汤去滓，煮面糊为丸，桐子大。每服四五十丸，以强弱为加减，五更茶清下，如未通，再饮温茶助之。下虫积恶物尽了，白粥补之。

**备急丸**五二　治胃中停滞寒冷之物，心腹作痛如锥，及胀满

下气，并卒暴百病，中恶客忤，口噤卒死皆治之。易老名独行
丸。《脾胃论》名备急大黄丸。

巴霜　大黄　干姜<sub>俱为末</sub>

上等份，和匀炼蜜丸，石臼内杵千余下如泥，丸如小豆大。
夜卧时温水下一丸，气实者加一、二丸，如卒病，不计时候服。
如卒死口噤，即斡口折齿灌之。司空裴秀亦作散用，用其急也。
孕妇忌用。

**《和剂》神保丸**五三　治心膈痛，腹痛，血痛，肾气胁下
痛，大便不通，气噎，宿食不消。

木香　胡椒<sub>各二钱半</sub>　干蝎<sub>七枚</sub>　巴豆<sub>十粒，去皮心研</sub>

上为末，汤浸蒸饼丸，麻子大，朱砂三钱为衣。每服五丸，
用柿蒂汤，或姜、醋、茶、蜜、茴香、木香等汤，随宜送下。

**《宝藏》感应丸**五四　治宿食积滞腹痛，胸膈痞闷，疼痛
吐泻。

南木香　肉豆蔻　丁香<sub>各两半</sub>　干姜<sub>炮，一两</sub>　巴霜<sub>七十粒</sub>　百
草霜<sub>二两</sub>　杏仁<sub>一百四十粒，去皮尖，研</sub>

上先将前四味为末，后入三味同研匀，外用好黄蜡六两溶
化，以绢滤净，更用好酒一升，于银、石器内煮蜡数沸，倾出，
其蜡自浮，听用。凡春夏修合，先用香油一两，铫内熬令香熟，
次下酒蜡四两，同化成汁，就铫内乘热拌和前药成剂，分作小
锭，油纸裹放，旋丸服之。若秋冬须用香油一两五钱。每服三十
丸，空心姜汤下。

**大金花丸**五五　治中外诸热，淋秘溺血，嗽血，衄血，头痛
骨蒸，咳嗽肺痿。

黄连　黄芩　黄柏　栀子　大黄<sub>各等份</sub>

上为细末，滴水丸，小豆大。每服三十丸，凉水、茶清任
下。本方去大黄，倍加栀子，名栀子金花丸。

《千金》**大硝石丸**五六 治痃积。

硝石六两 大黄八两，另研 人参 甘草各三两。

上为细末，用好陈醋三升，以瓷器微火熬丸。每入醋一升，先入大黄，不住手搅使微沸，尽一刻又入一升，再熬微干，又下一升，并下余药再熬，使可丸，如鸡子黄大，每服一丸，白汤化下；或丸如桐子大，每服三五十丸。服后当下如鸡肝，或如米泔赤黑色等物乃效。下后忌风冷，宜软粥将息。

**东垣枳实导滞丸**五七 治伤湿热之物，不得旋化而作痞满，闷乱不安。

黄芩 茯苓 白术 黄连各三钱 枳实热炒 神曲各五钱，炒泽泻二钱 大黄煨，一两

上为末，汤浸蒸饼为丸。食远白汤下五十丸。

《秘方》**化滞丸**五八 理诸气，化诸积。夺造化，有通塞之功；调阴阳，有补泻之妙。久坚沉痼者，磨之自消；暴滞积留者，导之自去。此与邓山房感应丸略同，但彼方犹有沉香、檀香、砂仁、香附四味。

南木香 丁香 青皮 橘红 黄连各二钱半 莪术煨 三棱各五钱 半夏曲三钱

上八味，共为细末。

巴豆去壳，滚汤泡去心膜，用好醋浸少顷，慢火熬至醋干，用六钱研细，入前药，又研匀，再入后乌梅膏。巴豆若干，只用梅四钱五分 乌梅肉焙干为末，用五钱，以米醋调略清，慢火熬成膏，和入前药

上和匀，用白面八钱调厚糊为丸，萝卜子大。每服五七丸，壮人十丸，五更空心用陈皮汤下。不欲通者，以津下。知所积物，取本汁冷下。停食饱闷，枳壳汤下。因食，吐不止，以津咽下即止。妇人血气痛，当归汤下。赤冷痢，甘草汤下。白痢，冷干姜汤下。心痛，石菖蒲汤下。诸气痛，生姜陈皮汤下。肠气，

茴香酒下。若欲推荡积滞，热姜汤下，仍加数丸；未利，再服。利多不止，饮冷水一二口即止。此药得热即行，得冷即止。小儿疳积，量大小饮汤下。妊娠勿服。

### 化铁丹歌 五九

八梅十六豆，一豆管三椒；青陈各半两，丁木不相饶。

将来研作末，醋打面糊调；丸如黍米大，日晒要坚牢。

五分或三分，强弱或儿曹。任意作引下，是铁也能消。

### 陈米三棱丸 六十　消积聚，去米面五谷等积。

陈仓米一两，用新巴豆五枚去壳，同米慢火炒，巴豆焦色，去豆不用　陈皮　三棱煨　砂仁　麦芽各二钱　南木香一钱

上为末，醋糊丸，绿豆大。每服十五丸至二十丸，食远姜汤下。

### 《局方》温白丸 六一　治心腹积聚，癥癖痞块，大如杯碗，胸胁胀满，呕吐，心下坚结，旁攻两胁，如有所碍，及一切诸风，身体顽麻，三十六种遁尸疰忤，十种水病，痞塞心痛，腹中一切诸疾，但服此药，无不除愈。

川乌制，二两　皂角炙，去皮弦　吴茱萸汤泡一宿，炒　石菖蒲　柴胡　桔梗去芦，炒　厚朴姜制　紫菀　人参　黄连去须　茯苓　干姜炮姜　肉桂　川椒去目，炒　巴霜各五钱，另研

上为末，入巴豆研匀，蜜丸，桐子大。每服三丸。姜汤下。按：此方与海藏万病紫菀丸大同，但彼多羌活、独活、防风三味，只用巴霜二钱，而群药更倍，随证用引送下，与此为稍异也。

洁古治法：肝积肥气，温白丸加柴胡、川芎；心积伏梁，温白丸加菖蒲、黄连、桃仁；脾积痞气，温白丸加吴茱萸、干姜；肺积息奔，温白丸加人参、紫菀；肾积奔豚，温白丸加丁香、茯苓、远志。

**陈氏温白丸**六二　方在小儿九十。

祛风豁痰定惊。

**丹溪阿魏丸**六三　治内积。

阿魏醋煮作糊　糖球子各一两　黄连六钱　连翘五钱

上为末，阿魏糊丸，桐子大。每服二三十丸，白汤送下。

**《医林》阿魏丸**六四　治诸般积聚，癥瘕痞块。

山楂肉　南星皂角水浸　半夏　麦芽炒　神曲炒　黄连各一两
连翘　阿魏醋浸　瓜蒌仁　贝母各五钱　风化硝　石碱　萝卜子炒
胡黄连各二钱半

上为末，姜汤浸蒸饼为丸，桐子大。每服五十丸，食远姜汤下。

**守病丸**六五

此药名为守病，朱砂加上雄黄，硼砂轻粉要相当，去皮巴霜半两。

硇砂合济有功，乳香五钱随良。蜜丸一粒放毫光，取下多年积胀。

**《简易》胜红丸**六六　治脾积气滞，胸膈满闷，气促不安，呕吐清水，丈夫酒积，妇人脾血积，小儿食积并治。

三棱　蓬术各醋煮　青皮　陈皮　干姜　良姜各一两　香附二两，炒

上为末，醋糊丸，桐子大。每服三四十丸，姜汤下。

**《御院》助气丸**六七　治三焦痞塞，胸膈饱闷，气不流通，蕴结成积，痃癖气块，并皆治之。

三棱炮　莪术炮，各一两　青皮　橘红　白术各五钱　木香　槟榔　枳壳各三钱

上为末，糊丸桐子大。每服五十丸，米汤下。

**《局方》三黄丸**六八　治三焦积热，咽喉肿闭，心膈烦躁，

小便赤涩，大便秘结。

黄芩　黄连　大黄各等份

炼蜜丸，桐子大。每服四五十丸，白汤送下，或淡盐汤亦可。此方为汤，即名泻心汤。

**东垣雄黄圣饼子**六九　治一切酒食伤脾，积聚满闷等证。

巴豆百枚，去膜油　雄黄半两　白面十两，炒，罗过

上二味为细末，同面和匀，用新汲水搅和作饼如手大，以水煮之，候浮于汤上，看硬软捏作小饼子。每服五七饼，加至十饼、十五饼，嚼食一饼利一行，二饼利二行。食前茶酒任下。

**河间舟车丸**七十　治一切水湿蛊腹，痰饮癖积，气血壅满，不得宣通，风热郁痹，走注疼痛，及妇人血逆气滞等证。

黑丑头末，四两　甘遂面裹煨　芫花　大戟俱醋炒，各一两　大黄二两　青皮　陈皮　木香　槟榔各五钱　轻粉一钱

取虫加芜荑半两。

上为末，水糊丸，如小豆大。空心温水下，初服五丸，日三服，以快利为度。服法如前三花神祐丸。

**子和导水丸**七一

大黄　黄芩各二两　滑石　黑丑头末，各四两

加法：甘遂一两，去湿热腰痛，泄水湿肿满，久病则加。白芥子一两，去遍身走注疼痛宜加。朴硝一两，退热散肿毒止痛，久毒宜加。郁李仁一两，散结滞，通关节，润肠胃，行滞气，通血脉宜加。樟柳根一两，去腰腿沉重宜加。

上为细末，滴水丸，桐子大。每服五十丸，或加至百丸，临卧温水下。

**子和神芎丸**七二　治心经积热，风痰壅滞，头目赤肿，疮疖咽痛，胸膈不利，大小便秘，一切风热等证。

大黄生　黄芩各二两　黑丑头末，生　滑石各四两　黄连　川芎

薄荷叶<sub>各半两</sub>

滴水丸，桐子大。每服五十丸，食后温水下。《局方》无黄连。

**《三因》小胃丹**<sub>七三</sub>　上可去胸膈之痰，下可利肠胃之痰。

芫花　大戟<sub>俱醋炒</sub>　甘遂<sub>面裹煨，各一两</sub>　大黄<sub>酒拌蒸，一两半</sub>
黄柏<sub>炒褐色，二两</sub>

上为细末，粥丸，麻子大。每服十丸，温水下。

**清气化痰丸**<sub>七四</sub>

南星　半夏<sub>各八两。用皂角、白矾、生姜各三两，水十碗煮至五碗，取汤浸星、夏二日，却煮至无白点为度，晒干听用</sub>　橘红　槟榔<sub>各二两</sub>　木香
沉香<sub>各一两</sub>　苍术<sub>米泔浸炒，四两</sub>

上为末，姜汁糊丸。淡盐汤、白汤任下。

**丹溪清气化痰丸**<sub>七五</sub>　治上焦痰火壅盛，咳嗽烦热口渴，胸中痞满。

南星<sub>制，三两</sub>　半夏<sub>制</sub>　黄连　黄芩<sub>各五两</sub>　瓜蒌仁　杏仁<sub>去皮尖</sub>　茯苓<sub>各四两</sub>　枳实<sub>炒</sub>　陈皮<sub>各六两</sub>　甘草

上为细末，姜汁煮糊丸，桐子大。每服五十丸，姜汤下。

**法制清气化痰丸**<sub>七六</sub>　顺气快脾，化痰消食。

南星<sub>去皮</sub>　半夏<sub>各四两　用皂角、白矾、干姜各四两，入水五碗，煎至三碗，去渣，却入南星、半夏浸二日，再煮至星、夏俱无白点为度，晒干，加后药</sub>　陈皮　青皮　苏子<sub>炒</sub>　神曲<sub>炒</sub>　麦芽<sub>炒</sub>　萝卜子<sub>炒，另研</sub>　杏仁<sub>去皮尖，炒</sub>　葛根　山楂　香附<sub>各二两</sub>

上为末，汤泡蒸饼丸，桐子大。每服五七十丸，临卧、食后茶汤下。

**隐君滚痰丸**<sub>七七</sub>　治一切湿热食积等痰，窠囊老痰。一方礞石只用五钱，外加百药煎五钱，乃能收敛周身痰涎，聚于一处，然后利下，所以甚效。

礞石硝煅金色，一两　大黄酒蒸　黄芩去朽者，各半斤　沉香五钱

上为细末，滴水为丸，桐子大。每服三五十丸，量人强弱加减。凡服滚痰丸之法，必须临卧就床，用热水一口许，只送过咽，即便仰卧，令药徐徐而下；服后须多半日勿饮食起坐，必使药气除逐上焦痰滞恶物，过膈入腹，然后动作，方能中病。或病甚者，须连进二三次，或壮人病实者，须多至百丸，多服无妨。

**子和朱砂滚涎丸**七八　治五痫。

朱砂　白矾生　硝石　赤石脂等份

上为细末，研蒜膏为丸，绿豆大。每服三五十丸，食后荆芥汤下。

**丹溪青礞石丸**七九　解食积，去湿痰，重在风化硝。

南星二两，切片，用白矾末五钱，水浸一二日，晒干。又云一两　半夏一两，汤泡切片，以皂角水浸一日，晒干　黄芩姜汁炒　茯苓　枳实炒，各一两　礞石二两，捶碎，焰硝二两同入小砂罐内，瓦片盖之，铁线缚定，盐泥固济，晒干，火煅红，候冷取出　法制硝同莱菔水煮化，去卜，棉滤令结，复入腊月牛胆内风化之。或只用风化硝一两

上为末，神曲糊丸，桐子大。每服三五十丸，白汤下。

又方：半夏二两　白术　礞石各一两　黄芩五钱　茯苓　陈皮各七钱半　风化硝二钱

上为末，丸同前。

**节斋化痰丸**八十　润燥开郁，降火消痰，治老痰郁痰结成黏块，凝滞喉间，肺气不清，或吐咯难出。皆因火邪炎上，凝滞于心肺之分，俱宜开郁降火消痰，缓而治之，庶可效耳。

天门冬去心　黄芩酒炒　海粉另研　瓜蒌仁另研　橘红各一两　连翘　香附淡盐水浸炒　桔梗各五钱　青黛另研　芒硝另研，各三钱

上为细末，炼蜜入姜汁少许捣丸，龙眼大。噙嚼一丸，清汤送下，或丸如绿豆大，淡姜汤送下五六十丸。此等老痰，大约饮

酒人多有之，酒气上蒸，肺与胃脘皆受火邪，故结而成痰。此方天冬、黄芩泻肺火，海石、芒硝咸以软坚，瓜蒌润肺消痰，香附、连翘开郁降火，青黛去郁火，故不用辛燥等药。

**《医林》辰砂化痰丸**八一　治风化痰，安神定志，止嗽除坚。

辰砂另研　明矾另研，各五钱　南星制，一两半　半夏曲三两

上为细末，姜汁糊丸，绿豆大，朱砂为衣。每服三十丸，食后姜汤下。

**《三因》控涎丹**八二　凡人忽患胸背手足腰胯疼痛，牵引钓动，时时走易不定，不可忍者，或手足冷痹，气脉不通，是皆痰涎在心膈上下，故为此证。

真白芥子　紫大戟去皮　甘遂面裹煨，各等份

上为末，糊丸，桐子大。临卧淡姜汤或温水下五七丸至十丸。痰甚者，量加之。

**《医林》乌巴丸**八三　治胸膈久为顽痰所害，面色青白浮肿，不思饮食，遍身疼痛，夜间气壅不得睡，往来寒热，手足冷痛，不得转侧，屡用痰药坠之不下，取之不出，此是顽痰坚滞，宜此药利下之则愈，未利再服。

乌梅肉二两　巴霜五粒，去油

上用水二碗，砂锅内将乌梅肉煮烂，候水稍干，入巴豆，将竹片搅如稠糊，取出捣为丸，桐子大。每服七丸、九丸、十丸、十一丸、或十五丸，姜汤下，不拘时。

**《御药》吐痰方**八四　治胸中有痰瘀癖者。

用白矾一两，水二升，煮一升，入蜜一合，更煮少时。温服。须臾即吐，如未吐，再饮热水一盏，吐痰为效。

**人参利膈丸**八五　方在和阵一六六。

治痰逆膈噎圣药。

《和剂》**青木香丸**八六　治胸膈噎塞，气滞不行，肠中水声，呕哕痰逆，不思饮食，宽中和膈。

黑丑炒香，取头末，十二两　补骨脂炒　荜茇各四两　木香二两槟榔用酸粟米饭裹，湿纸包，火煨令纸焦，去饭，四两

上为末，滴水为丸，绿豆大。每服三四十丸，茶汤、热水任下。

### 消痞核桃八七

莪术酒洗　当归酒洗　白芥子　急性子各四两，俱捣碎　皮硝海粉各八两　大核桃百枚

上先以群药入砂锅内，宽水煮一二沸，后入大核桃重五钱者百枚，同煮一日夜，以重一两为度，取起晾干。先用好膏药一个，掺阿魏一钱，麝香半分，量痞大小贴住，以热手磨擦。每空心服前桃一个，三日后二个，以至三个。服完后，须四物汤之类，数贴即愈。

### 熨痞方八八

一层用麝香二三分掺肉上。二层阿魏一二钱，三层芒硝一二两铺盖于上。

上先用荞麦面和成条，量痞大小围住，铺药于内，以青布盖之，随烧热砖四五块，轮流布上熨之，觉腹中气行宽快，即是痞消之兆。以手烘热摩之亦妙。内须服调养气血之药。

**开结导饮丸**八九　方在和阵二百七十八。

治饮食不消，心下痞闷，腿脚肿痛。

《局方》**犀角丸**九十　除三焦热邪，及痰涎壅滞，肠胃燥涩，大小便难。

黄连去须　犀角镑，各十两　人参二十两　大黄八十两　黑丑炒捣，取头末，六十两

上为细末，炼蜜丸，梧子大。每服十五丸至二十丸，临卧汤

下。更量虚实加减。

**河间犀角丸**九一　治癫痫发作有时，扬手掷足，口吐痰涎，不省人事，暗倒屈伸。

犀角末半两　赤石脂三两　朴硝二两　白僵蚕　薄荷各一两

上为末，面糊丸，梧子大。每服二三十丸，温水下，日三服，不拘时。如觉痰多，即减其数。忌油腻炙煿。

**麻仁丸**九二　治大便秘结，胃实能食，小便热赤者。

芝麻四两，研取汁　杏仁四两，去皮尖，研如泥　大黄五两　山栀十两

上为末，炼蜜入麻汁和丸，桐子大。每服五十丸，食前白汤下。

**《局方》脾约丸**九三　此即仲景麻仁丸。仲景曰：跌阳脉浮而涩，浮则胃气强，涩则小便数，浮涩相搏，大便则难，其脾为约，麻仁丸主之。亦名润肠丸。治脏腑不和，津液偏渗于膀胱，以致小便利，大便秘结者。

大黄蒸　杏仁去皮尖，炒　厚朴　麻仁各四两　枳实二两

炼蜜丸，桐子大。每服二十丸，白滚汤下，日三服，渐加，以和为度。

**《局方》七宣丸**九四　治风气结聚，宿食不消，心腹胀满，胸膈痞塞，风毒肿气连及头面，大便秘涩，小便时数，脾胃气壅，不能饮食。东垣云：治在脉则涩，在时则秋。

柴胡　枳实　诃子肉　木香各五两　炙甘草四两　桃仁炒，去皮尖，六两　大黄蒸，十五两

上为末，炼蜜丸，桐子大。每服二十丸，食远米饮下，渐加至四五十丸，以利为度。觉病退，止服。

**《局方》七圣丸**九五　治风气壅盛，痰热结搏，心烦面赤，咽干口燥，肩背拘急，胸膈胀满，腹胁痞闷，腰膝沉重，大便闭

结，小便赤涩。东垣曰：治在脉则弦，在时则春。

木香　槟榔　川芎　肉桂　羌活<sub>各五钱</sub>　郁李仁<sub>炮，去皮</sub>　大黄<sub>半生半熟，各一两</sub>

上为末，炼蜜丸，小豆大。每服十五丸至二十丸，食后临卧白汤下。

### 《三因》红丸子<sub>九六</sub>　消食疟。

胡椒<sub>一两</sub>　阿魏<sub>一钱，醋化</sub>　青皮<sub>炒，三两</sub>　莪术　三棱<sub>醋煮一伏时，各二两</sub>

上为末，另用陈仓米末同阿魏醋煮糊丸，桐子大，炒土朱为衣。每服七十丸，姜汤下。

### 追虫丸<sub>九七</sub>　取一切虫积。

黑丑<sub>头末</sub>　槟榔<sub>各八钱</sub>　雷丸<sub>醋炙</sub>　南木香<sub>各二钱</sub>

上为末，用茵陈二两，大皂角、苦楝皮各一两，煎浓汁丸，绿豆大。壮人大人每服四钱，小人弱人或一钱五分，量人虚实，于五更时用沙糖水吞下，待追去恶毒虫积二三次，方以粥补之。

### 《医林》化虫散<sub>九八</sub>

雷丸<sub>二粒</sub>　槟榔<sub>二枚</sub>　鹤虱<sub>一钱</sub>　使君子<sub>七枚</sub>　轻粉<sub>少许</sub>

上为末，分二服。候晚刻以精猪肉一两切成片，用皂角浆泡一宿，至五更慢火炙熟，乃以香油拭肉上，候温，取前药一服擦肉上，略烘过食之。至巳时虫下了，乃进饮食。

### 万应丸<sub>九九</sub>　下诸虫。

槟榔<sub>五两</sub>　大黄<sub>半斤</sub>　黑丑<sub>头末，四两</sub>　皂角<sub>不蛀者，十条</sub>　苦楝根皮<sub>一升</sub>

上先将苦楝皮、皂角二味，用水二大碗熬成膏子，搜和前三味为丸，桐子大，以沉香、雷丸、木香各一两为衣，先用沉香衣，后用雷丸、木香衣。每服三钱，四更时用沙糖水送下。

### 妙应丸<sub>百</sub>　一名剪红丸。杀诸虫。

大黄　牵牛<sub>头末</sub>　槟榔<sub>各三两</sub>　雷丸　锡灰<sub>各五钱</sub>　大戟<sub>三钱</sub>　鹤虱　使君子<sub>煨</sub>　茴香　贯众<sub>各二钱半</sub>　轻粉<sub>少许</sub>　苦楝根<sub>一两</sub>

上为细末，用皂角煎膏丸服。每服五六十丸，随弱强加减，五更初茶清下。如未通，再吃温茶助之。下虫积尽了，白粥补之。

**《运气》五瘟丹**<sub>百一</sub>　治瘟疫火证。

黄芩　黄柏　黄连　山栀　香附　紫苏　甘草梢　大黄

上以前七味生为末，用大黄三倍煎浓汤，去滓和药，丸如鸡子大，朱砂、雄黄为衣，贴以金箔。每用一丸，取泉水七碗浸化，可服七人。前药甲己年以甘草梢为君，乙庚年黄芩为君，丙辛年黄柏为君，丁壬年山栀为君，戊癸年黄连为君。为君者，多一倍也。余四味同香附、紫苏为臣者，减半也。

**大青丸**<sub>百二</sub>　治时行瘟病发热，上膈结热。

薄荷　栀子　黄芩　黄连　甘草<sub>各三钱</sub>　连翘<sub>六钱</sub>　大黄　玄明粉<sub>各八钱</sub>

上为细末，以青蒿自然汁为丸，绿豆大，雄黄为衣。每服五六十丸，白滚汤下。若治杂病发热者，以朱砂或青黛为衣。

**朱砂丸**<sub>百三</sub>　治卒时中恶垂死。

朱砂<sub>研</sub>　附子<sub>炮，去皮脐</sub>　雄黄<sub>明者，各一两</sub>　麝香<sub>一分，另研</sub>　巴豆<sub>二十粒，去油</sub>

上研匀，炼蜜和捣为丸，麻子大。每服三丸，不拘时粥饮下。如不利，更加三丸至七丸，以利为度。

**李氏八毒赤丸**<sub>百四</sub>　治一切邪祟鬼疰，服之即愈。

雄黄　朱砂　礜石　附子<sub>炮</sub>　藜芦　牡丹皮　巴豆<sub>各一两</sub>　蜈蚣<sub>一条</sub>

上为末，炼蜜丸，如小豆大。每服五七丸，凉水送下，无时。《卫生宝鉴》云：副使许可道宿驿中，夜梦一妇人于胁下打

一拳，遂痛不止，而往来寒热，不能食，乃鬼击也。《名医录》
云：李子豫八毒赤丸，名为杀鬼杖子。遂与药三粒，卧时服，明
旦下清水二斗而愈。又陈庆玉子，因昼卧水仙庙，梦得一饼，食
之而心腹痞满，病及一年，诸治不效。余诊之，问其始末，因思
此疾既非外感，又非内伤，惟八毒赤丸颇为相当。遂与五七丸，
下清黄涎斗余，渐得气调，后以别药理之，数月而愈。

**仲景瓜蒂散**百五　治伤寒头不痛，寸脉微浮，胸中痞硬，气
上冲咽喉不息者，此为胸有寒也，当吐之。

瓜蒂熬黄　赤小豆等份

上二味，各别捣筛为散，然后合之，取一钱匕，以香豉一
合，用热汤七合煮作稀糜，去滓取汁和散，温顿服之。不吐者，
少少再加，得快吐乃止。诸亡血虚家不可与瓜蒂散。

**子和独圣散**百六　吐积蓄痰涎。

甜瓜蒂不拘多少，微炒

为细末。每服一二钱，齑汁调服。膝痛加全蝎，头痛加郁结
者，吐之。

**茶调散**百七　吐除痰积。

瓜蒂二钱　好茶一钱

上为末。每服二钱，齑汁调服。

**陈氏独圣散**百八　方在外科五六。

治疮疡气血凝滞。

**《良方》独圣散**百九　方在妇人十八。

治妊娠伤触动，治腹痛下血。

**钱氏独圣散**百十　方在痘疹七八。

治痘疮倒靥陷伏。

**木通散**百十一　凡男子妇人胁肋苦痛。

木通去节　青皮　萝卜子炒　茴香　川楝子取肉，用巴豆半两同炒

黄，去巴豆。各一两　滑石另研　莪术　木香各半两

上为细末。每服三钱，不拘时，用葱白汤调服，甚者不过三服。

《金匮》**大黄附子汤**百十二　治寒气内积，胁下偏痛。

大黄三两　附子三枚，炮　细辛二两

上三味，用水五升，煮取二升，分温三服。若强人煮取二升半，分温三服。服后如人行四五里，更进一服。

《金匮》**外台走马汤**百十三　治中恶心痛，腹胀，大便不通。

巴豆二枚，去皮心，熬　杏仁二枚

上二味，以棉缠令碎，热汤二合捻取白汁，饮之当下。通治飞尸鬼击病。老小量用。

# 散　阵

**仲景麻黄汤**一　治太阳经伤寒，发热无汗，恶寒及身痛。此峻逐阴邪之方也。

麻黄　桂枝<sub></sub>各三两　甘草一两　杏仁七十个

上四味，以水九升，先煮麻黄减二升，去沫，纳诸药，煮取三升半，去渣。温服八合，覆取微汗。

**麻黄加术汤**二　治风湿。

即前方加白术四两。

**仲景麻黄附子细辛汤**三　治少阴伤寒，始得之，脉虽沉而反发热者，此阴分之表证也，宜此主之。并治寒气厥逆，头痛，脉沉细者。

麻黄去节　细辛各二两　附子一枚，炮去皮，切八片

上三味，以水一斗，先煮麻黄减二升，去上沫，纳药煮取三升，去滓。温服一升，日三服。

**《金匮》麻黄杏仁薏苡甘草汤**四　治风湿一身尽痛，发热，日晡剧者。因汗出当风，或久伤取冷所致。

麻黄去节，汤泡　薏仁各半两　甘草炙，一两　杏仁十个，去皮尖，炒

上每服四钱，水一盏半，煮八分。温服取微汗，避风。

**仲景麻黄附子甘草汤**五　治少阴伤寒，二三日，无别证，用此微发其汗，并治风湿通身浮肿。

麻黄去节　甘草炙，各三两　附子一枚，炮去皮

上三味，以水七升，先煮麻黄一两沸，去上沫，纳诸药，煮取三升，去滓。温服一升，日三服。

**《金匮》麻黄甘草汤**六　治腰以上水肿者，宜此汗之。

麻黄半两　甘草二钱半

上咀。用水二盏，先煮麻黄三四沸，去沫，入甘草，再煎至八分。食远热服取汗。有人患气喘，积久不瘥，遂成水肿，服此效。

**仲景大青龙汤**七　治伤寒头痛发热，无汗而烦躁。

麻黄三钱　桂枝　生姜各一钱　杏仁五枚　甘草五分　大枣一枚。此非古数　石膏半鸡子大一块

水一盏半，煎，分二服。

**仲景小青龙汤**八　治伤寒表不解，心下有水气，呕哕而咳，发热，或渴，或利，或小水不利，小腹满而喘，并治肺经受寒，咳嗽喘急，宜服此以发散表邪。

麻黄去节　桂枝　芍药　甘草　细辛　干姜各三两　半夏　五味各半斤

上八味，以水一斗，先煮麻黄减二升，去上沫，纳诸药，煮取三升。温服一升。按：上方乃仲景古法，今当随证轻重，酌宜用之。

**仲景桂枝汤**九　治太阳经伤风，发热，自汗，恶风。

桂枝　芍药　生姜各三两　甘草二两　大枣十二枚

上以水七升，微火煮取三升，去滓。适寒温服一升。服已须臾，食热稀粥一升余以助药力，温覆一时许，令遍身微似有汗者佳，不可令如水流漓，病必不除。

**桂枝加黄芪汤**十　治黄疸脉浮者，当以汗解之。

即前桂枝汤加黄芪二两。

**桂枝加大黄汤**十一

即前桂枝汤内加大黄一两。

**瓜蒌桂枝汤**十二　治痉。

即前桂枝汤加瓜蒌根二两。

**仲景桂枝人参汤**十三　治太阳伤寒，表里不解，协热下利者。

桂枝去皮　炙甘草各四两　白术　人参　干姜各三两

上五味，以水九升，先煮四味取五升，后纳桂枝，更煮取三升。温服一升，日再夜一服。

**仲景桂枝麻黄各半汤**十四　治太阳伤寒如疟状，发热恶寒，不能得汗，热多寒少而身痒者。

桂枝去皮　麻黄去节　芍药　甘草炙　生姜切，各一两　大枣四枚，擘　杏仁二十四个，汤浸，去皮尖

上七味，以水五升，先煮麻黄一二沸，去上沫，纳诸药，煮取一升八合，去滓。温服六合。

**桂枝附子汤**十五　方在热阵二九。

治伤寒风湿身痛。

**桂枝甘草汤**十六　方在热阵四四。

治过汗心悸。

**桂枝葛根汤**十七　方在痘疹三七。

解散寒邪。

**仲景柴胡桂枝汤**十八　治伤寒发热，微恶寒，肢节烦疼，微呕，心下支结，外证未去者。

柴胡四两　桂枝去皮　人参　黄芩　芍药　生姜各一两半　甘草炙，一两　半夏二合半　大枣六枚，擘

上九味，以水七升，煮取三升，去滓。温服。

**仲景小柴胡汤**十九　治邪在肝胆半表半里之间，寒热往来，喜呕，或日晡发热，胁痛耳聋，郁怒痃疟等证。

柴胡半斤　半夏半斤　人参　黄芩　生姜　甘草各三两　大枣十二枚，擘

上七味，以水一斗二升，煮取六升，去滓，再煎取三升。温服一升，日三服。若胸中烦而不呕，去半夏、人参，加瓜蒌实一枚。若渴者，去半夏，加人参合前成四两半，瓜蒌根四两。若腹中痛者，去黄芩，加芍药三两。若胁下痞硬，去大枣，加牡蛎四两。若心下悸，小便不利者，去黄芩，加茯苓四两。若不渴，外有微热者，去人参，加桂三两，温覆取微汗愈。若咳者，去人参、大枣、生姜，加五味子半升，干姜二两。

按：上方乃汉时古数也，今方改用：柴胡二三钱　半夏　黄芩各一二钱　人参二三钱　甘草五七分

上加姜、枣，水煎服。

**薛氏加味小柴胡汤**二十　亦名柴胡栀子散。治乳母肝火发热，致儿为患，及风热生痰等证。即前方加丹皮、栀子。

**《良方》加味小柴胡汤**二一　治伤寒胁痛，及少阳厥阴热疟。

即前方小柴胡汤加枳壳面炒、牡蛎粉。

加姜三片，枣二枚，水二盅，煎服。

**加减小柴胡汤**二二　治脉弦，寒热，腹中痛。

即前小柴胡汤去黄芩，加芍药。

加姜、枣，水煎服。

**柴胡石膏汤**二三　治少阳阳明外感挟火，头痛口干，身热恶寒拘急。

柴胡二钱　石膏三钱　甘草一钱

上用姜、水煎服。气虚者加人参。

**大柴胡汤**二四　方在攻阵七。

治表证未除，里证又急，汗下兼行，宜此。

**柴平汤**二五　方在和阵二三三。

治湿疟一身尽痛。

**柴苓汤**二六　方在和阵一九二。

治身热烦渴泄泻。

**加减柴苓汤**二七　方在和阵一九三。

治诸疝。和肝肾，顺气除湿。

**仲景四逆散**二八　治阳气亢极，血脉不通，四肢厥逆，在臂胫之下者。若是阴证，则上过于肘，下过于膝，以此为辨，乃不当用此也。

柴胡　芍药　甘草　枳壳各等份

为细末。每服二钱，米饮调下，日三服。嗽加五味子、干姜各五分。悸者，加桂五分。腹痛，加附子一枚炮令坼。泄利下重者，浓煎韭白汤调服。

**仲景葛根汤**二九　治太阳伤寒，项背强几几，无汗恶风，及太阳阳明合病下利者。此即桂枝汤加麻黄、葛根也。

葛根四两　麻黄去节　生姜各三两　桂去皮　芍药　甘草炙，各二两　大枣十二枚，擘

上七味，㕮咀。以水一斗，先煮麻黄、葛根减二升，去沫，纳诸药，煮取三升。去滓，温服一升，覆取微似汗，不须啜粥，余如桂枝法将息及禁忌。

**升麻葛根汤**三十　治伤寒阳明经证，目痛鼻干不眠，无汗恶寒发热，及小儿疮疹疫疠等证。

升麻　葛根　芍药　甘草各等份

水二盅，煎一盅。寒多热服，热多温服。

**柴葛解肌汤**三一　此《槌法》加减方。治足阳明证，目痛鼻干不眠，头疼，眼眶痛，脉微洪者。

柴胡　干葛　甘草　黄芩　芍药　羌活　白芷　桔梗

水二盅，姜三片，枣二枚。《槌法》加石膏末一钱煎之，热服。本经无汗恶寒者去黄芩，冬月加麻黄，他时加苏叶。

**葛根葱白汤**三二　治伤寒已汗未汗，头痛。

葛根　芍药　川芎　知母各二钱　生姜二钱　葱白五寸

水二盅，煎一盅服。

**连须葱白汤**三三　治伤寒已汗未汗，头痛如破。

连须葱白切，半片　生姜二两

水三盅，煎一盅半，分二服。

**《局方》参苏饮**三四　治四时感冒伤寒头痛发热，恶寒无汗，及伤风咳嗽声重，涕唾稠黏，潮热往来。此药解肌宽中，孕妇伤寒、痘疹并治。

人参　苏叶　干葛　前胡　陈皮　枳壳　半夏　茯苓各八分
木香　桔梗　甘草各五分

水二盅，姜五片，枣一枚，煎八分。热服。

**加减参苏饮**三五　方在痘疹三四。

治痘疹初热见点，解利之药。

**败毒散**三六　亦名人参败毒散。治四时伤寒瘟疫，憎寒壮热，风湿风眩项强，身体疼痛，不问老少皆可服。或岭南烟瘴之地，疫疠时行，或处卑湿，脚气痿弱等证，此药不可缺，日三服，以效为度。

人参　茯苓　枳壳　甘草　川芎　羌活　独活　前胡　柴胡
桔梗各等份

水一盅半，姜三片，煎服。或为细末，沸汤点服。

**加味败毒散**三七　方在外科四一。

解利足三阳热毒，寒热如疟。

**荆防败毒散**三八　方在痘疹三一。

发散痘疹俱可用。

**《局方》五积散**三九　治感冒寒邪，头疼身痛，项背拘急，恶寒呕吐，肚腹疼痛，及寒湿客于经络，腰脚骨髓酸痛，及痘疮寒胜等证。

当归　麻黄　苍术　陈皮各一钱　厚朴制　干姜炮　芍药　枳壳各八分　半夏炮　白芷各七分　桔梗　炙甘草　茯苓　肉桂　人参各五分　川芎四分

水二盅，姜三片，葱白三茎，煎八分。不拘时服。

又歌曰：痢后遍生脚痛风，《局方》五积自能攻。就中或却麻黄去，酒煮多多服见功。

**十神汤**四十　治时气瘟疫，感冒风寒，发热憎寒，头痛咳嗽无汗。此药不拘阴阳两感，一切发散宜此。

紫苏　干葛　升麻　芍药各一钱　麻黄　川芎　甘草各八分　白芷　陈皮　香附各六分

水二盅，姜三片，煎服。

**东垣升阳散火汤**四一　治胃虚血虚，因寒邪郁遏阳气，以致肌表俱热如火，扪之烙手。此火郁发之之剂也。

升麻　葛根　羌活　独活　芍药　人参各五分　防风　炙甘草各三分　生甘草二分　柴胡八分

水一盅半，加生姜三片，煎服。忌生冷。

**升阳益胃汤**四二　方在和阵二五。

治秋燥行令，阳气渐衰，恶寒体倦。

**圣散子**四三　治一切山岚瘴气，时行瘟疫，伤寒风湿等疾，有非常之功，如李侍诏所谓内寒外热，上实下虚者，此药尤效通神。宋嘉祐中，黄州民病疫疠大行，得此药痊活者不可胜记，苏东坡撰文勒石以广其传，圣散子之功益著。徽州郑尚书在金陵，用此方治伤寒，活人甚众。故知其大能发散寒湿，驱除瘴疟，实有超凡之效也。

苍术制　防风　厚朴姜炒　猪苓　泽泻煨，各二两　白芷　川芎　赤芍药　藿香　柴胡各半两　麻黄　升麻　羌活　独活　枳

壳　吴茱萸<sub>泡</sub>　细辛　藁本　茯苓<sub>各七钱</sub>　石菖蒲　草豆蔻　良姜<sub>各八钱</sub>　甘草<sub>二两半</sub>　大附子<sub>一枚</sub>

上为粗末。每服三钱，水二盅，枣一枚，煎八分。稍热服。

**易老九味羌活汤**<sub>四四</sub>　一名羌活冲和汤。治四时不正之气，感冒风寒，憎寒壮热，头疼身痛，口渴，人人相似者，此方主之。

羌活　防风　苍术<sub>各一钱</sub>　白芷　川芎　生地　黄芩　甘草<sub>各钱半</sub>　细辛<sub>七分</sub>

水二盅，姜三片，枣一枚，煎八分。热服取汗。有汗者，去苍术，加白术；渴者，加葛根、石膏。

**六神通解散**<sub>四五</sub>　方在寒阵十五。

治发热头痛，脉洪身热无汗。

**《局方》消风百解散**<sub>四六</sub>　治四时伤寒，头痛发热，及风寒咳嗽，鼻塞声重，或喘急。

荆芥穗　麻黄　白芷　苍术　陈皮<sub>各一钱</sub>　甘草<sub>五分</sub>

水一盅半，加姜、葱煎八分。热服。嗽甚者加乌梅一个。

**《局方》消风散**<sub>四七</sub>　一名人参消风散。治风热上攻，头目昏眩，鼻塞声重，及皮肤顽麻，瘾疹瘙痒等证。

荆芥穗　炙甘草　人参　川芎　防风　羌活　薄荷　蝉蜕<sub>炒</sub>　僵蚕<sub>炒</sub>　茯苓<sub>各二钱</sub>　陈皮　厚朴<sub>各一钱</sub>

上为末。每服二三钱，茶清调服，疮癣温酒下。

**子和消风散**<sub>四八</sub>

照前方，但无荆芥、防风、薄荷、甘草四味。

**二味消风散**<sub>四九</sub>　治皮肤瘙痒不能忍。

苏州薄荷叶　蝉蜕<sub>去头足土，各等份</sub>

上为末。食远温酒调下二钱。

**《大旨》黄芩半夏汤**<sub>五十</sub>　专治寒包热，兼治表里。

黄芩<sub>酒炒</sub>　半夏　麻黄　紫苏　桔梗　枳壳　杏仁　甘草<sub>等份</sub>

水二盅，姜三片，枣二枚，煎八分。食远服。天寒加桂枝。

**《金匮》续命汤**五一　治中风肢体不收，口不能言，冒昧不知痛处，拘急不能转侧，并治但伏不得卧，咳逆上气，面目浮肿。

麻黄<sub>去节</sub>　人参　当归　石膏　桂枝　川芎　干姜　甘草<sub>各三两</sub>　杏仁<sub>四十枚，去皮尖</sub>

上九味，以水一斗，煮取四升，温服一升。当小汗，薄覆脊，凭几坐，汗出则愈。不汗更服。无所禁忌，勿当风。

**《千金》小续命汤**五二　通治八风五痹痿厥等证，又于六经分别随证加减用之。

麻黄<sub>去节</sub>　人参<sub>去芦</sub>　黄芩<sub>去腐</sub>　芍药　甘草<sub>炙</sub>　川芎　防己　杏仁<sub>去皮尖，炒</sub>　官桂<sub>各一两</sub>　防风<sub>一两半</sub>　附子<sub>炮，去皮脐，半两</sub>

上㕮咀。每服五钱，用水一盅半，加姜五片，枣一枚，煎八分。温服。春夏加石膏、知母、黄芩，秋冬加官桂、附子、芍药。可随证增减诸药用。

附云岐子加减法：如精神恍惚，加茯苓、远志。心烦多惊，加犀角。骨节间烦疼有热者，去附子，倍芍药。骨间冷痛，倍用桂枝、附子。燥闷、小便涩，去附子，倍芍药，入竹沥一合煎。脏寒下痢，去防己、黄芩，倍附子、白术一两。热痢，减去附子。脚弱，加牛膝、石斛各一两。身痛，加秦艽一两。腰痛，加桃仁、杜仲各半两。失音，加杏仁一两。自汗者，去麻黄、杏仁，加白术。春加麻黄一两，夏加黄芩七钱，秋加当归四两，冬加附子半两。

**《千金》大续命汤**五三

即前方《金匮》续命汤去人参，加黄芩、荆沥。《元戎》方用竹沥。

**续命煮散**五四　补虚消风，通经络，行气血，除瘘疯疼痛。

人参　熟地黄　当归　川芎　芍药　防风　荆芥　独活　细辛　葛根　甘草　远志　半夏各五钱　桂心七钱半

上每服一两，水二盅，生姜三片，煎八分。温服。汗多者，加牡蛎粉一钱半。

**《宝鉴》秦艽升麻汤**五五　治中风手足阳明经，口眼㖞斜，四肢拘急，恶风寒。

升麻　葛根　甘草炙　芍药　人参各半两　秦艽　白芷　防风　桂枝各三钱

每服一两，水二盅，连须葱白头三茎，煎至一盅。食后稍热服，避风寒卧，得微汗即止。

**愈风汤**五六　治中风诸证，当服此药，以行导诸经，则大风悉去，纵有微邪，只从此药加减治之。若初觉风动，服此不致倒仆，此乃治未病之要药也。

羌活　甘草　防风　当归　蔓荆子　川芎　细辛　黄芪　枳壳　人参　麻黄　白芷　甘菊　薄荷　枸杞子　知母　地骨皮　独活　秦艽　黄芩　芍药各三两　苍术　生地黄各四两　肉桂一两

上㕮咀。每服一两，水二盅，生姜三片，煎七分。空心临卧服。空心一服，吞下二丹丸，谓之重剂；临卧一服，吞下四白丹，谓之轻剂。假令一气之微汗，用愈风汤三两，加麻黄一两，作四服，加姜五七片，空心服，以粥投之，得微汗则佳。如一旬之通利，用愈风汤三两，加大黄一两，亦作四服，每服加生姜五七片，临卧煎服，得利为度。又洁古羌活愈风汤：即同前方加柴胡、杜仲、半夏、厚朴、防己、白茯苓、前胡、熟地黄、石膏等九味，共三十三味，云：治肝肾虚，筋骨弱，言语艰难，精神昏愦，风湿内弱，风热体重，或瘦而一肢偏枯，或肥而半身不遂。心劳则百病生，心静则万邪息。此药能安心养神，调阴阳，无偏胜。

景岳曰：中风一证，病在血分，多属肝经，肝主风木，故名中风，奈何自唐宋名家以来，竟以风字看重，遂多用表散之药。不知凡病此者，悉由内伤，本无外感，既无外感而治以发散，是速其危耳。若因其气血留滞，而少佐辛温以通行经络则可，若认为风邪，而必用取汗以发散则不可。倘其中亦或有兼表邪而病者，则诸方亦不可废，故择其要者详录之，亦以存古人之法耳。

**胃风汤**五七　治虚风能食，牙关紧急，手足搐挛，胃风面肿。

白芷一钱二分　升麻二钱　葛根　苍术　蔓荆子　当归各一钱甘草炙　柴胡　藁本　羌活　黄柏　草豆蔻　麻黄各五分

水二盅，姜三片，枣二枚，煎八分。温服。

**地黄散**五八　治中风四肢拘挛。

干地黄　甘草炙　麻黄去节，各一两。

上㕮咀。用酒三升，水七升，煎至四升，去渣，分作八服。日进二服，不拘时。

**东垣羌活附子汤**五九　治冬月犯寒脑痛，齿亦痛，名曰脑风。

羌活　苍术各五分　制附子炮　麻黄　防风　白芷　僵蚕　黄柏各七分　升麻　甘草各二分　黄芪三分　佛耳草无嗽不用

水一盅半，煎八分。温服。一方有细辛。

**《宝鉴》羌活附子汤**六十　方在热阵三五。

治呃逆。

**羌活胜风汤**六一　治两眼眵多眊矂，紧涩羞明，赤脉贯睛，头痛鼻塞，肿胀涕泪，脑颠沉重，眉骨酸疼，外翳如云雾丝缕，秤星螺盖。

羌活　防风　荆芥穗　白芷　独活　柴胡　薄荷叶　白术

桔梗　前胡　枳壳　甘草　川芎　黄芩各五分

水二盅，煎一盅。热服。

**《圣惠》川芎散**六二　治偏正头风疼痛。

川芎　羌活　细辛　香附　槐花　甘草炙　石膏各半两　荆芥穗　薄荷　菊花　茵陈　防风各一两

上为末。每服二钱，食后茶清调服。忌动风物。

**《玉机》川芎散**六三　治风热头痛不清及目病。

川芎三分　羌活　防风　藁本　升麻　甘草各一钱　柴胡七分　黄芩炒　黄连各四钱　生地一钱

上为末。每服一二钱，茶清调下。

**《局方》川芎茶调散**六四　治伤风上攻，偏正头痛，鼻塞声重。

薄荷叶二两　川芎　荆芥穗各一两　羌活　白芷　甘草各五钱　细辛　防风各二钱半

上为细末。每服二钱，食后茶清调下。

**《局方》神术散**六五　治四时瘟疫伤寒，发热恶寒，头疼，项强身痛，及伤风头痛，鼻塞声重，咳嗽。

苍术　藁本　白芷　细辛　羌活　川芎　炙甘草各一钱

水一盅半，姜三片，葱白三寸，煎服。

**《良方》天香散**六六　治年久头风不得愈者。

南星制　半夏制　川乌去皮　白芷各二钱

上作一服，水二盅，加生姜自然汁小半盏，煎一盏。食远服。

**《直指》芎芷散**六七　治风壅头痛。

川芎　白芷　荆芥穗　软石膏

上为末。每服一钱，食后沸汤调下。

**芎辛导痰汤**六八　治痰厥头痛。

川芎　细辛　南星　橘红　茯苓各钱半　半夏二钱　枳实　甘草各一钱

水一盏半，姜七片，煎八分。食后服。

**《奇效》上清散**六九　治头痛、眉骨痛、眼痛不可忍者。

川芎　郁金　芍药　荆芥穗　芒硝各半两　薄荷叶一钱　片脑半钱

上为细末。每用一字，鼻内搐之。一方有乳香、没药各一钱。

**《本事》透顶散**七十　治偏正头风，夹脑风，并一切头风，不问年深日近。

细辛表白者，三茎　瓜蒂七个　丁香三粒　糯米七粒　脑子　麝香各一豆许

上将脑、麝另研极细，却将前四味亦另研细末，然后并研令匀，用瓷罐盛之，紧闭罐口。用时随左右搐之一大豆许，良久出涎则安。

**菊花散**七一　治风热上攻，头疼不止。

甘菊花　旋覆花　防风　枳壳　羌活　蔓荆子　石膏　甘草各一钱

水一盏半，姜五片，煎七分。不拘时服。

**《宝鉴》如圣散**七二　治眼目、偏痛、头风。

麻黄烧灰，半两　盆硝二钱半　麝香　脑子各少许

上为细末搐之。

**点头散**七三　治偏正头痛。

川芎一两　香附四两，炒去毛

上为细末。每服二钱，食后茶清调服。

**东垣清空膏**七四　治偏正头痛年深不愈者。善疗风湿热上壅头目，及脑痛不止。若除血虚头痛者，非此所宜。

川芎<sub>五钱</sub>　柴胡<sub>七钱</sub>　黄连<sub>酒炒</sub>　防风　羌活<sub>各一两</sub>　炙甘草<sub>一两半</sub>　细挺子黄芩<sub>一两，一半炒，一半酒洗</sub>

上为细末。每服二钱匕，热茶调如膏，抹在口内，少用白汤送下，临卧。如若头痛，每服加细辛二分。如太阴脉缓有痰，名曰痰厥头痛，减羌活、防风、川芎、甘草，加半夏一两五钱。

**愈风饼子**<sub>七五</sub>　治头风疼痛。

川乌<sub>炒，半两</sub>　川芎　甘菊　白芷　防风　细辛　天麻　羌活荆芥　薄荷

上为细末，水浸蒸饼为剂，捏作饼子。每服三五饼，细嚼茶酒任下，不拘时。

**《本事》治八般头风**<sub>七六</sub>

草乌尖　细辛<sub>等份</sub>　黄丹<sub>少许</sub>

上为细末，用苇管搐入鼻中。

**《百一》都梁丸**<sub>七七</sub>　治风吹项背，头目昏眩，脑痛，及妇人胎前产后伤风头痛。

白芷<sub>大块白者，沸汤泡切</sub>

上为末，炼蜜丸，弹子大。每用一丸，细嚼荆芥点茶下。

**《和剂》三拗汤**<sub>七八</sub>　治感冒风寒，鼻塞声重，语音不出，咳嗽喘急，胸满多痰。

麻黄<sub>连节</sub>　杏仁<sub>连皮尖</sub>　生甘草

上咀。每服五钱，姜三五片，水煎。食远服。若憎寒恶风，欲取汗解，加桔梗、荆芥，名五拗汤，治咽痛。

**《局方》华盖散**<sub>七九</sub>　治肺受风寒，头痛发热，咳嗽痰饮。

麻黄<sub>去节</sub>　苏子　桑白皮　杏仁<sub>去皮尖，炒</sub>　赤茯苓　橘红<sub>各一钱</sub>　甘草<sub>五分</sub>

水二盅，姜五片，枣一枚，煎八分。食后服。

**冲和散**<sub>八十</sub>　治感冒风湿，头目不清，鼻塞声重，倦怠欠伸

出泪。

　　苍术四两，米泔浸炒　荆芥　甘草炙，八钱

　　上为末。姜汤调服二钱。

　　**金沸草散**八一　治肺感寒邪，鼻塞声重，咳嗽不已，憎寒发热，无汗恶风，或热壅膈间，唾浊痰甚。

　　旋覆花　麻黄　荆芥各一钱　前胡　半夏　芍药各八分　甘草炙，五分

　　水二盅，姜三片，枣一枚，煎八分。食远服。

　　**《三因》旋覆花汤**八二　治风寒暑湿伤肺，喘嗽大甚，坐卧不宁。

　　旋覆花　前胡　甘草　茯苓　半夏曲　杏仁　麻黄　荆芥穗　五味子　赤芍药

　　上每服五钱，加姜、枣水煎。有汗者勿服。

　　**《良方》旋覆花汤**八三　治风痰呕逆，饮食不下，头目昏闷等证。

　　旋覆花　枇杷叶　川芎　细辛　赤茯苓各一钱　前胡一钱半

　　上加姜、枣水煎服。

　　**《医林》桑皮散**八四　治上焦热壅，咳嗽连声，血腥并气不得透。

　　桑皮　柴胡　前胡　紫苏　薄荷　枳壳　桔梗　赤茯苓　黄芩　炙甘草等份

　　上咬咀。每服七八钱，水一盅半，煎七分。食远温服。

　　**《简易》苏陈九宝汤**八五　治老人小儿素有喘急，过寒暄不常，发则连绵不已，咳嗽哮吼，夜不得卧。

　　麻黄　紫苏　薄荷　桂枝　桑白皮　大腹皮　陈皮　杏仁　甘草各六分

　　水一盅半，姜三片，乌梅一个，煎七分服。

《局方》羌活散八六　治风邪壅滞，鼻塞声重，头目昏眩，遍身拘急，肢节烦痛，天阴愈觉不安者。

羌活　麻黄　防风　细辛　川芎　菊花　枳壳　蔓荆子　前胡　白茯苓　甘草　石膏　黄芩等份

水一盏半，姜三片，煎服。

羌活散八七　治风痹手足不仁。

羌活　防己　防风　枣仁　当归　川芎各一两　附子炮，去皮脐　麻黄去根节　天麻各一两半　黄松节　薏仁各二两　荆芥一握

上为细末。每服二钱，不拘时温酒调下。

《得效》芎芷香苏散八八　散风消痰，理脚气。

川芎　甘草二钱　苏叶　干葛　白茯苓　柴胡各半两　半夏六钱　枳壳炒，三钱　桔梗生，二钱半　陈皮三钱半

每服三钱，水一盏，姜三片，枣一枚，煎八分。不拘时温服。

《金匮》越婢汤八九　治风水恶风，一身悉肿，脉浮不渴，续自汗出，无大热。

麻黄一两　石膏半斤　生姜三两　甘草二两　大枣十五枚

上五味，以水六升，先煮麻黄去上沫，纳诸药，煮取三升。分温三服。恶风者，加附子一枚。风水，加白术四两。《古今录验方》即名越婢加术汤。

《金匮》越婢加半夏汤九十　治肺胀咳喘上气，目如脱状，脉浮大者。

麻黄六两　石膏半斤　生姜三两　甘草二两　大枣十五枚　半夏半斤

上六味，以水六升，先煮麻黄去上沫，纳诸药，煮取三升，分温三服。

当归汤九一　治肺痹上气，闭塞胸中，胁下支满，乍作乍

止，不得饮食，唇干舌燥，手足冷痛。

当归焙　防风去叉　黄芪各二两　人参　细辛　黄芩去腐，各一两　桂心三两　柴胡八两　半夏汤泡，五两　杏仁去皮尖炒，五十个　麻黄去根节，水煮二三沸，掠去沫，晒干，一两

上㕮咀。每服五七钱，水一盏，姜七片，枣二枚，煎七分。不拘时温服，日三夜二。

**羌活胜湿汤**九二　方在和阵一七八。

治外伤湿气，一身尽痛。

**《局方》乌药顺气散**九三　治风气攻注，四肢骨节疼痛，遍体顽麻，瘫痪脚气，语言謇涩，痿弱等证。先宜服此以疏气道，然后随证用药。

乌药　麻黄　白芷　川芎　桔梗　橘红　枳壳麸炒　甘草炙　僵蚕炒，各一两　干姜炮，五钱

上每服五钱，姜、水煎服。

**通关散**九四　方在因阵九八。

搐鼻取嚏，开通牙关。

**神效左经丸**九五　治诸风寒湿痹，麻木不仁，肢体手足疼痛，极效。

苍术米泔浸　草乌去皮　葱白　干姜各四两

上四味，捣烂装入瓶内按实，密封瓶口，安于暖处，三日取出晒干，入后药。按：此方当加当归六两更佳。

金毛狗脊　藁本　白芷　补骨脂酒浸，焙干　川芎　小茴香炒　穿山甲炮　牛膝酒浸，各二两　川乌炮　木瓜　白附子　虎胫骨酥炙　乳香炙　没药炙，各一两，另研

上为末，酒糊丸，小豆大。每服三四十丸，空心酒下。

**《三因》麻黄左经汤**九六　治风寒暑湿四气流注足太阳经，腰足挛痹，关节重痛，憎寒发热，无汗恶寒，或自汗恶风头痛。

麻黄去节　干葛　细辛　防风　桂心　羌活　苍术　防己酒拌
茯苓　炙甘草各一钱一分

水二盅，姜三片，枣一枚，煎八分。食前服。

《三因》**半夏左经汤**九七　治足少阳经为四气所乘，以致发热，腰胁疼痛，头痛不食，热闷烦心，腿痹纵缓。

半夏制　干葛　细辛　柴胡　防风　桂心　干姜炮　白术
麦冬　黄芩　茯苓　炙甘草各一钱

水二盅，姜三片，枣一枚，煎八分。食前服。

《三因》**大黄左经汤**九八　治四气流注足阳明经，致腰脚肿痛不可行，大小便秘，或恶饮食，喘满自汗，呕吐腹痛。

大黄煨　细辛　羌活　前胡　杏仁去皮尖，炒　厚朴制　枳壳
黄芩　茯苓　炙甘草各一钱

水二盅，姜三片，枣二枚，煎八分。食前服。

《千金》**第一麻黄汤**九九　治恶风毒气，脚弱无力，顽痹，四肢不仁，失音不能言，毒气冲心。有人病此者，但一病相当，即服此第一方，次服第二、第三、第四方。

麻黄一两　大枣十二枚　茯苓三两　杏仁三十枚　防风　当归
白术　川芎　升麻　芍药　黄芩　桂心　麦冬　甘草各二两

上咬咀。以水九升，清酒二升，合煮取二升半，分四服，日三夜一。覆令小汗，粉之，莫令见风。

《千金》**第二独活汤**百

独活四两　熟地黄三两　生姜五两　葛根　桂心　甘草　芍药
麻黄各二两

上咬咀。以水八升，清酒二升，合煎取二升半，分四服，日三夜一。脚弱者，特忌食瓠子、蕺菜，犯之则一世不愈。

《千金》**第三兼补厚朴汤**百一　并治诸气咳嗽，逆气呕吐。

厚朴　川芎　桂心　熟地黄　芍药　当归　人参各二两　黄

芪　甘草各三两　吴茱萸二升　半夏七两　生姜一斤

上咬咀。以水二斗，煮猪蹄一具，取汁一斗二升，去上肥腻，入清酒三升，合煮取三升，分四服。相去如人行二十里久，更进服。

**《千金》第四风引独活汤**百二　兼补方。

独活四两　茯苓　甘草各三两　升麻一两半　人参　桂心　防风　芍药　当归　黄芪　干姜　附子各二两　大豆二升

上咬咀。以水九升，清酒三升，合煮三升半，分四服，相去如人行二十里久，更进服。

**独活汤**百三　治脚气阳虚寒胜，经气不行，顽肿不用，如神。

独活　麻黄去节　川芎　熟附子　牛膝　黄芪炙　人参　当归　白芍药　白茯苓　白术　杜仲炒　干姜　肉桂　木香　甘草炙，等份

上咬咀。每服五七钱，水一盏半，姜三片，枣三枚，煎八分。食前温服。

**追毒汤**百四　治肝脾肾三经为风寒热湿毒气上攻，阴阳不和，四肢拘挛，上气喘满，小便秘涩，心热烦闷，遍身浮肿，脚弱不能行步。

半夏汤泡七次　黄芪去芦　甘草炙　当归去芦　人参去芦　厚朴姜制　独活去芦　橘红各一两　熟地黄　枳实麸炒　芍药　麻黄去节，各二两　桂心三两

上咬咀。每服八钱，水一盏半，生姜七片，枣三枚，煎八分。食前温服，日三夜一。

**《局方》排风汤**百五　治风虚冷湿，邪气入脏，狂言妄语，精神错乱，及五脏风邪等证。

防风　白术　当归酒浸　芍药　肉桂　杏仁　川芎　白鲜皮

甘草炙，各一钱　麻黄去节　茯苓　独活各三钱

上分二服，水二盅，姜三片，煎七分。食远服。

**阳毒升麻汤**百六　治阳毒，赤斑狂言，吐脓血。

升麻一钱半　犀角磨　射干　黄芩　人参　甘草各八分

水一盏半，煎八分，纳犀角汁和匀服。

**瓜蒌根汤**百七　治风温大渴。

瓜蒌根　干姜　防风　人参　甘草各一钱　石膏三钱

水一盏半，煎八分服。

**再造散**百八　治伤寒头痛发热，恶寒无汗，用表药而汗不出，脉无力者。此以阳虚不能作汗，名曰无阳。若医不识此，复用麻黄等药，及覆逼取汗，误杀者多矣。

人参　黄芪　川芎　甘草　熟附子　桂枝　细辛　羌活　防风　煨生姜

夏月热甚，或加石膏。

水一盅半，枣二枚，煎八分。温服。

**《本事》枳壳煮散**百九　治悲哀烦恼伤肝，两胁骨痛，筋脉紧，腰脚重滞，筋急不能举动，此药大治胁痛。

枳壳麸炒，四两　细辛　川芎　桔梗　防风各二两　葛根一两半
甘草一两

上咀。每服七八钱，水一盅半，姜、枣同煎。食前温服。

**柴胡疏肝散**百十　治胁肋疼痛，寒热往来。

陈皮醋炒　柴胡各二钱　川芎　枳壳麸炒　芍药各一钱半　甘草炙，五分　香附一钱半

水一盅半，煎八分。食前服。

**《本事》桂枝散**百十一　治因惊伤肝，胁骨疼痛不已。

枳壳一两，小者　桂枝半两

上为细末。每服二钱，姜、枣汤调下。

**河间葛根汤**<sub></sub>百十二　治寒邪在经，胁下疼痛不可忍。

葛根　桂枝　川芎　细辛　防风各一钱　麻黄　枳壳　芍药　人参　炙甘草各八分

上咀。水一盏半，姜三片，煎八分。食远温服。

**升麻汤**百十三　治无汗而喘，小便不利，烦渴发斑。

升麻　苍术　麦门冬　麻黄各一钱　黄芩　大青各七分　石膏一、二钱　淡竹叶十片

水二盏，煎八分。温服。

**仲景柴胡桂枝干姜汤**百十四　治伤寒五六日，汗下后，但头汗出，往来寒热，心烦者，邪未解也。

柴胡半斤　桂枝三两　干姜二两　瓜蒌根四两　黄芩三两　牡蛎煅，二两　甘草炙，二两

上七味，以水一斗二升，煮取六升，去滓，再煎取三升。温服一升，日三服。初服微烦，再服汗出便愈。

# 寒　阵

**黄连解毒汤**一　亦名解毒汤。治火热狂躁烦心，口干舌燥，热之甚者，及吐下后热不解，脉洪喘急等证。

黄连　黄芩　黄柏　栀子各等份

上每服五钱，水二盅。煎服。

**仲景白虎汤**二　治伤寒脉浮滑，此表有热，里有邪，宜用此以解内外之热，及一切中暑烦热，热结斑黄，狂躁大渴等证。

石膏一斤，碎　知母六两　甘草二两　糯米六合

上四味，以水一斗，煮米熟去滓。温服一升，日三服。本方加苍术，即名苍术白虎汤。

**仲景白虎加人参汤**三　此即人参白虎汤，亦名化斑汤。仲景法即于前白虎汤内加人参三两，用治服桂枝汤大汗出后，大烦渴不解，脉洪大者。今近代只用人参二钱，石膏五钱，知母二钱，甘草一钱，粳米一撮，以治赤斑口燥烦躁，暑热脉虚等证。又河间名为人参石膏汤，用治膈消烦热，但份量加倍于今方。

**《活人》白虎加桂枝汤**四　治疟但热不寒，及有汗者。

知母　桂枝　甘草炙　粳米各一钱　石膏一钱

上咀。水一盅半，煎八分，温服。

**仲景竹叶石膏汤**五　治阳明汗多而渴，鼻衄，喜水，水入即吐，及暑热烦躁等证。

石膏一两　竹叶二十片　半夏　甘草各二钱　麦冬　人参各三钱
粳米一撮。此系今方分两，非仲景旧法

水二盅，姜三片，煎服。一方云：石膏二钱，人参一钱，其他以递减之，用者当酌宜也。

**六味竹叶石膏汤**六 治胃火盛而作渴。

石膏煅，倍用之 淡竹叶 桔梗 薄荷叶 木通 甘草各一钱

水煎服。

**竹叶黄芪汤**七 治胃虚火盛作渴。

淡竹叶二钱 人参 黄芪 生地黄 当归 川芎 麦冬 芍药 甘草 石膏煅 黄芩炒，各一钱

水煎服。按此方之用，当去川芎为善。外科仍有半夏。

**《宣明》桂苓甘露饮**八 治阳暑发热烦躁，水道不利等证。

滑石飞，四两 石膏 寒水石 白术各二两 茯苓 泽泻各一两 肉桂 猪苓各五钱

上为末。每服三钱，温汤调下。

**子和桂苓甘露饮**九 治证同前，脉虚而渴者当用此。

滑石一两 人参 白术 茯苓 甘草 石膏 寒水石 干葛 泽泻各一两 官桂 木香 藿香各一钱

上为末。每服三钱，白汤调下。

**《千金》甘露饮**十 治男妇小儿胃中客热，口舌生疮，咽喉肿痛，牙龈肿烂，时出脓血，及脾胃受湿，瘀热在内，或醉饱多劳，湿热相搏，致生胆病，身面皆黄，或身热而肿，大小便不调。

枇杷叶拭去毛 生地黄 熟地黄 天门冬 麦门冬 黄芩石斛 茵陈 枳壳各一钱 炙甘草五分

上作一服，水二盅，煎七分，食后服。《本事方》无麦冬、茵陈，有山豆根、犀角屑，治口齿证大有神效。

**三黄石膏汤**十一 治疫疠大热而躁。

石膏生，三钱 黄芩 黄柏 黄连各二钱 豆豉半合 麻黄八分栀子五枚，打碎

水二盏，煎一盏。连进三四盏则愈。

**羌活升麻汤**十二　治暑月时行瘟热，病宜清热解毒，兼治内外者。

羌活　升麻　葛根　人参　白芍药　黄芩<sub>各一钱</sub>　黄连　石膏　甘草　生地黄　知母<sub>各七分</sub>

水二盅，姜三片，枣一枚，煎八分。温服。

**东垣普济消毒饮**十三　治疫疠憎寒壮热，头面肿甚，目不能开，上喘，咽喉不利，口干舌燥，俗云大头瘟病，诸药不效。元泰和二年，东垣制以济人，所活甚众，时人皆曰天方。

黄芩<sub>酒炒</sub>　黄连<sub>酒炒，各五钱</sub>　人参<sub>三钱</sub>　橘红　玄参　生甘草　桔梗　柴胡<sub>各二钱</sub>　薄荷叶　连翘　鼠黏子　板蓝根　马勃<sub>各一钱</sub>　白僵蚕<sub>炒</sub>　升麻<sub>各七分</sub>

上为细末。半用汤调，时时服之；半用蜜丸噙化，服尽良愈。或加防风、川芎、当归、薄荷、细辛，水二盅，煎·盅，食远稍热服。如大便硬，加酒蒸大黄一三钱以利之。或热肿甚者，以砭针刺出其血。

**芩连消毒饮**十四　治天行时疫，大头病发热恶寒，颈项肿，脉洪痰痹等证。

柴胡　桔梗　羌活　防风　黄芩　黄连　连翘　枳壳　荆芥　白芷　川芎　射干　甘草

水一盅半，姜三片，煎服。有痰者，加竹沥、姜汁调服。如秘结热甚者，先加大黄煎服，利二三行后，依本方加人参、当归调理。

**河间六神通解散**十五　治发热头痛，脉洪身热无汗。槌法有川芎、羌活、细辛三味。

麻黄　甘草<sub>各一钱</sub>　黄芩　苍术<sub>各二钱</sub>　石膏　滑石<sub>各钱半</sub>　豆豉<sub>十粒</sub>

水二盅，加葱、姜同煎一盅。温服。

**仲景小陷胸汤**十六　治小结胸，正在心下，按之则痛，脉浮滑者。

半夏三钱　黄连钱半　瓜蒌仁二钱，此非古数

上先以水二盏，煎瓜蒌至一盏半，乃入二药同煎至八分。温服。原方用黄连一两，半夏半斤，瓜蒌实一枚，水六升，如法煮二升，分三服。

**鸡子清饮**十七　治热病五六日，壮热之甚，大便秘结，狂言欲走者。

鸡子二枚，取清　芒硝细研　寒水石细研，各二三钱

上先用新汲水一盏调药末，次下鸡子清搅匀，分二服。按：此法似不若以雪梨浆调二药服之更妙。

**仲景黄连阿胶汤**十八　治少阴伤寒，二三日以上，心中烦不得卧。

黄连四两　黄芩一两　芍药二两　阿胶三两　鸡子黄二枚

上以水五升，先煮前三味，取二升，去滓，纳胶烊尽，小冷，纳鸡子黄搅令相得。温服七合，日三服。

**栀子仁汤**十九　治发热潮热，狂躁面赤咽痛。

栀子　赤芍　大青　知母各一钱　升麻　柴胡　黄芩　石膏
杏仁　甘草各二钱　豆豉百粒

水煎温服。一方无豆豉。又六味栀子仁汤在外科八二。

**仲景栀子豆豉汤**二十　治伤寒烦热懊侬。可为吐剂。

栀子十四枚，擘　香豉四合

上用水四升，先煮栀子得二升半，纳豉再煮取一升半，去滓，分二服。温进一服，得吐者，止后服。

**仲景栀子厚朴汤**二一　治伤寒下后，余邪未清，心烦腹满，起卧不安者。

栀子十四枚，擘　厚朴四两，姜炙　枳实四两炒

以上三味，用水三升半，煮取一升半，去滓，分二服。温进一服，得吐，止后服。

**仲景栀子干姜汤**二二　治伤寒以丸药大下之，身热不去，微烦者。若病人旧有微溏者不可用。

栀子十四枚，擘　干姜三两

上二味，以水三升半，煮取一升半，去滓，分二服。温进一服，得吐者，止后服。

**仲景栀子柏皮汤**二三　治伤寒身黄发热者。

栀子十五枚　甘草一两　黄柏二两

上三味，以水四升，煮取一升半，去滓，分温再服。

**解瘟疫热毒**二四

瘟疫八九日后，已经汗下不退，口渴咽干，欲饮水者，以蚯蚓粪名六一泥不拘多少，播新汲水饮之，或用晚蚕沙亦可。其热甚者，用新青布以冷水浸过，略挤干，置患人胸上，以手按之良久，布热即易之，须臾，当汗出如水，或作战汗而解。夏月极热用此法，他时不可用。

**漏芦丹麻汤**二五　方在外科九十七。

治时毒头面红肿。

**黄连香薷饮**二六　方在和阵一百七二。

治伤暑中热。

**《局方》泻心汤**二七　治心火。

用川黄连去须，为极细末。每服一字，或五分，或一钱，或汤或散，临卧服。

**仲景甘草泻心汤**二八　亦名半夏泻心汤。呕而肠鸣，心下痞者，此方主之。此方辛入脾而散气，半夏、干姜之辛以散结气；苦入心而泄热，黄连、黄芩之苦以泄痞热；脾欲缓，急食甘以缓之，人参、甘草、大枣之甘以缓之也。

半夏半斤，洗　黄连一两　干姜　黄芩　甘草炙　人参各三两
大枣十二枚，擘

上七味，以水一斗，煮取六升，去滓，再煮取三升。温服一
升，日三服。

**仲景生姜泻心汤**二九　治伤寒汗解之后，胃中不和，心下痞
硬，干噫食臭，胁下有水气，腹中雷鸣下利者。

生姜四两，切　甘草炙　人参　黄芩各三两　干姜一两　黄连一
两　半夏半斤，洗　大枣十二枚，擘

上八味，以水一斗，煮取六升，去滓，再煎取三升。温服一
升，日三服。此方无生姜，即名半夏泻心汤。

**仲景大黄黄连泻心汤**三十　治太阳伤寒汗下后，色微黄，心
下痞，按之濡，其脉关上浮者。

大黄二两　黄连一两

上二味，以微沸汤二升渍之，须臾，绞去滓，分温再服。

**仲景附子泻心汤**三一　治伤寒汗下后，心下痞，而复恶寒汗
出者。

大黄一两　黄连　黄芩各二两　附子一枚，炮去皮，破八片，别煮
取汁

上前三味，以麻沸汤二升渍之，须臾，绞去滓，纳附子汁，
分温再服。

**清心莲子饮**三二　治热在气分，口干作渴，小便淋浊，或口
舌生疮，咽疼烦躁。

黄芩　麦冬　地骨皮　车前子炒　甘草各钱半　人参　黄芪
石莲子　柴胡　茯苓各一钱

上每服五钱，水煎服。

**《良方》加味通心饮**三三　治诸疝内热胀痛，及小便不利。

木通　栀子仁　黄芩　瞿麦　连翘　枳壳　川楝子　甘草

等份

上咀。每服五钱，水一盅半，灯心二十根，车前草五茎，煎七分。温服。

**清心汤**三四　治心受热邪，狂言叫骂，动履失常。

黄连　黄芩　栀子　连翘　薄荷　甘草　芒硝　大黄等份

水一盅半，竹叶二十片，煎八分。温服。

**外科清心汤**三五　方在外科八四。

治疮疡肿痛发热。

**《局方》人参清肺汤**三六　治肺胃虚热，咳嗽喘急，坐卧不安，年久劳嗽唾痰。

人参　杏仁去皮尖，炒　阿胶各一钱　粟壳蜜炒，一钱半　炙甘草桑白皮　知母　地骨皮　乌梅肉各五分

水二盅，枣一枚，煎八分。食远服。

**人参平肺散**三七　治心火克肺金，传为咳嗽喘呕，痰涎壅盛，胸膈痞满，咽喉不利。

人参　天冬　黄芩　地骨皮　陈皮　青皮　茯苓各八分　知母一钱　五味二十粒　甘草炙，五分　桑白皮炒，一钱半

水二盅，姜三片，煎八分。食远服。

**黄芩清肺饮**三八　治肺热小便不利，宜用此清之。

栀子二钱　黄芩一钱

水煎服，如不利，加盐豉二十粒。

**清肺汤**三九　方在痘疹一四五。

治麻疹咳嗽甚者。

**东垣清肺饮子**四十　方在和阵三五一。

治邪热在气分，渴而小便不利。

**万氏清肺饮**四一　方在痘疹八七。

治痘疹肺热喘嗽。

**泻白散**四二　治肺火、大肠火、喘急等证。

甘草一钱　桑白皮　地骨皮各二钱

上为末。水调服。

**五味泻白散**四三　方在因阵二六。

治眼目风热，翳膜外障。

**《正传》麦门冬汤**四四　治病后火热乘肺，咳嗽有血，胸胁胀满，上气喘急，五心烦热而渴。

天冬　麦冬　桑白皮各七分　紫菀茸　贝母各六分　桔梗　甘草各五分　淡竹叶　生地各一钱　五味九粒

水一盅半，枣一枚，煎服。

**《类方》麦门冬汤**四五　治肺热气衰血焦，发落好怒，唇口赤甚。

麦门冬　远志甘草煮，去心　人参　黄芩　生地黄　茯神　石膏煅，各一两　甘草炙，半两

上咬咀。每服一两，水煎服。

**万氏麦门冬汤**四六　方在痘疹一四二。

治表邪麻疹，火热嗽甚。

**《家抄》麦门冬饮**四七　治虚劳咳嗽，午后嗽多者是也。

川芎　当归　生地黄　白芍药　麦门冬　黄柏　知母各一钱　桑白皮八分　五味子十五粒

水二盅，姜一片，枣一枚，煎八分。食后服。

**《宣明》麦门冬饮子**四八　治膈消胸满心烦，气多血少，津液不足，为消渴。

麦门冬　生地黄　人参　五味子　甘草炙　茯神　天花粉　知母　干葛等份

上咬咀。每服一两，竹叶十四片，水煎服。

**二母散**四九　治肺热咳嗽，及疹后嗽甚者。

215

贝母去心，童便洗　知母等份　干生姜一片

上水煎服。或为末，每服五分或一钱，沸汤下。

**陈氏二母散**五十　方在妇人八十六。

治产后热血上攻，咳嗽喘促。

**《家抄》黄芩知母汤**五一　治夏月火嗽有痰，面赤烦热。

黄芩　知母　桑白皮　杏仁　山栀　天花粉　贝母　桔梗
甘草等份

水二盅，煎八分。食远服。

**《医林》桑白皮汤**五二　治肺气有余，火炎痰盛作喘。

桑白皮　半夏　苏子　杏仁　贝母　山栀　黄芩　黄连各八分

水二盅，姜三片，煎八分。温服。

**海藏紫菀散**五三　治嗽中有血，虚劳久嗽肺痿。

紫菀　阿胶　知母　贝母各钱半　人参　甘草　茯苓　桔梗各
一钱　五味子十二粒

水二盅，煎八分。食后服。

**东垣清胃散**五四　治醇酒厚味，或补胃热药太过，以致牙痛
不可忍，牵引头脑，满面发热，或齿龈溃烂，喜冷恶热，此阳明
之火也，宜用此方。

生地钱半　升麻　当归　丹皮各一钱　黄连钱半，夏月倍之

水煎服。

**加味清胃散**五五　即前方加犀角、连翘、甘草。

**《秘验》清胃饮**五六　治一切风热湿痰牙痛床肿，血出
动摇。

石膏　栀子　黄连　黄芩　当归　生地　白芍　苍术各一钱
青皮八分　细辛　藿香　荆芥穗各六分　升麻五分　丹皮　甘草各
四分

水二盅，煎八分。食后缓缓含饮之，效。

**钱氏泻黄散**五七　治脾火。

山栀一两　石膏五钱　藿香七钱　防风四钱　甘草三钱

上咬咀，蜜酒拌，略炒香，为细末。每服二钱，水一盏，煎清汁饮。

**和中汤**五八　治虚火嘈杂。

人参　白术　茯苓　陈皮　半夏各一钱　甘草五分　黄连姜炒，钱半　大枣二枚

水一盏半，加粳米一撮，煎八分。温服。

**薛氏柴胡清肝散**五九　治肝胆三焦风热疮疡，或怒火憎寒发热，或疮毒结于两耳、两胁前后，或胸乳小腹下及股足等证。

柴胡　黄芩炒，各钱半　山栀炒　川芎　人参各一钱　甘草五分
连翘　桔梗各八分

水一盏半，煎服

**栀子清肝散**六十　治肝胆三焦风热，耳内作痒，或生疮出水，或胁肋胸乳作痛，寒热往来。

栀子　柴胡　丹皮各一钱　当归　川芎　芍药　牛蒡子炒　茯苓各七分　白术　甘草各五分

上水煎服。一方无白术。

**《原机》芍药清肝散**六一　治眵多眊矂，紧涩羞明，赤脉贯睛，脏腑秘结。

白术　川芎　防风　羌活　桔梗　滑石　石膏　芒硝各三分
黄芩　薄荷　荆芥　前胡　炙甘草　芍药各二分半　柴胡　山栀
知母各二分　大黄四分

水煎，食远热服。

**《良方》龙胆泻肝汤**六二　亦名龙胆汤。治肝经湿热，小便赤涩，或胁胀口苦寒热，凡肝经有余之证宜服之。

龙胆草酒拌炒　人参　天冬　麦冬　生甘草　黄连炒　山栀

知母各五分　黄芩七分　柴胡一钱　五味三分

水一盅半，煎服。

**七味龙胆泻肝汤**六三　治肝火内炎，如前诸证。

柴胡梢　泽泻　车前子　木通　龙胆草　归梢　生地各等份

上咬咀。水二盅，煎一盅。空心稍热服。

**薛氏加味龙胆泻肝汤**六四　治肝经湿热，或囊痈下疳便毒，小便涩滞，或阴囊作痛，小便短少。

龙胆草酒炒，一钱　车前子炒　当归尾　木通　泽泻大人倍用　甘草　黄芩　生地　山栀大人倍用

上水煎。若治小儿，子母同服。

**当归六黄汤**六五　治盗汗之圣药。

当归　黄芪蜜炙，各二钱　生地黄　熟地黄　黄连　黄芩　黄柏各一钱

水二盅，煎服。

**正气汤**六六　治阴分有火盗汗。

黄柏炒　知母炒，各二钱　炙甘草六分

水一盅半，煎八分。食远热服。

**仲景芍药甘草汤**六七　治伤寒脉浮，自汗出，小便数，心烦，微恶寒，脚挛急，足温者。

白芍药　甘草炙，各四两

上二味，以水三升，煮取一升半，去滓，分温再服。

**生地黄煎**六八　治阴火盗汗。

生地　当归　黄芪炙　甘草炙　麻黄根　浮小麦　黄连　黄芩　黄柏各钱

水一盅半，煎八分。食远服。

**《宝鉴》石膏散**六九　治阳明风热头痛。

石膏　川芎　白芷等份

上为细末。每服四钱，热茶清调下。

**《本事》荆芥散**七十　治头风。

荆芥　石膏煅，等份

上为细末。每服二钱，姜三片，连须葱白三寸，水一盏，煎七分。食远服。

**双玉散**七一　治热痰咳嗽喘急，烦渴头痛。

石膏　寒水石等份

上为极细末。每服三钱，人参汤或随证用引调下。

**《玄珠》秘方茶调散**七二　治风热上攻，头目昏痛，及头风热痛不可忍。

小川芎一两　细芽茶　薄荷各三钱　白芷五钱　荆芥穗四钱　片芩二两，酒拌炒三次，不可令焦

头颠及脑痛，加细辛、藁本、蔓荆子各三钱

上为细末。每服二三钱，用茶清调下。

**天花散**七三　治消渴。

天花粉　生地黄　麦门冬　干葛各二钱　五味子　甘草各一钱

上作二服，水一盏半，粳米百粒，煎八分。食远服。

**钱氏地骨皮散**七四　治壮热作渴。

地骨皮　茯苓　甘草　柴胡　人参　知母　半夏等份

上㕮咀。每服一两，水煎服。

**玉泉丸**七五　治烦热口渴。

人参　麦门冬　黄芪蜜炙　茯苓　乌梅肉焙　甘草各一两　天花粉　干葛各两半

上为末，蜜丸，弹子大。每服一丸，温汤嚼下。

**《宣明》清膈导痰汤**七六　治胃火厚味，膈上热痰，咯吐不出，咳唾稠黏。

黄芩　贝母各一钱　天花粉　瓜蒌仁　白茯苓　白术各八分

桔梗　甘草　陈皮<sub>各五分</sub>　石膏　朴硝<sub>各钱半</sub>

水一盅半，加竹叶二十片，揉烂同煎八分。食远服。

**生铁落饮**<sub>七七</sub>　治痰火热狂，坠痰镇心。

生铁<sub>四十斤</sub>入火烧赤沸，砧上锤之，有花出如蓝如蛾，纷纷落地者，是名铁落。用水二斗，煮取一斗，用以煎药。

石膏<sub>三两</sub>　龙齿<sub>研</sub>　茯苓　防风<sub>去芦，各一两半</sub>　玄参　秦艽<sub>各一两</sub>

上㕮咀。入铁汁中煮取五升，去渣，入竹沥一升，和匀。温服二合，无时，每日约须五服。

**大连翘饮**<sub>七八</sub>　治风热热毒，大小便不利，及小儿痘后余毒，肢体患疮，或丹瘤等毒，游走不止。

连翘　山栀<sub>炒</sub>　黄芩　滑石　柴胡　荆芥　防风　甘草　当归　赤芍　木通　瞿麦　蝉蜕<sub>各等份</sub>

上量大小，水煎服。

**《局方》犀角地黄汤**<sub>七九</sub>　治劳心动火，热入血室，吐血衄血，发狂发黄，及小儿疮痘血热等证。景岳云：此方治伤寒血燥血热，以致温毒不解，用此取汗最捷，人所不知。盖以犀角之性，气锐能散。仲景云：如无犀角，以升麻代之，此二味可以通用，其义盖可知矣。

生地<sub>四钱</sub>　芍药　丹皮　犀角<sub>镑，各钱半。如欲取汗退热，必用尖生磨挏入之方妙。</sub>

上㕮咀。水一盅半，煎八分。加犀角汁服。或入桃仁去皮尖七粒同煎，以治血证。

**犀角地黄汤**<sub>八十</sub>

即前方加黄连、黄芩各一钱。

**《拔萃》犀角地黄汤**<sub>八一</sub>　治一切血热失血，三焦血热便秘等证。

犀角磨汁　生地二钱　黄连　黄芩各一钱　大黄三钱

水二盅，煎一盅，入犀角汁，和匀。温服。

**《外科》犀角地黄汤**八二　方在外科四六。

治胃火血热妄行。

**《良方》生地黄散**八三　治血热小便出血。

生地黄二钱　黄芩炒，五钱　阿胶炒　柏叶炒，各一钱

上水煎服。

**生地黄饮子**八四　治诸见血，吐血衄血，下血溺血，皆属热证。

生地　熟地　枸杞　黄芪　芍药　天冬　甘草　地骨皮　黄芩各等份

上咀。每服七钱，水二盅，煎八分。食远服。如脉微身凉恶风者，加桂五分，吐血者多如此。

**茜根散**八五　治衄血不止，心神烦闷。

茜根　黄芩　阿胶炒珠　侧柏叶　生地黄各二钱　甘草炙，一钱

水一盅半，姜三片，煎七分。食远服。

**人参五味子汤**八六　方在外科一百五三。

治虚损肺痿等证。

**二神散**八七　治男妇吐血，或血崩下血。

陈槐花二两，炒焦　百草霜五钱

上为细末。每服三钱，茅根煎汤调下。治下血，宜空心服之。舌上忽然肿破出血，宜此掺之。

**《良方》四生丸**八八　治吐血衄血。阳乘于阴，血热妄行，宜服此药。

生荷叶　生艾叶　生侧柏叶　生地黄等份

上捣烂如鸡子大丸。每服一丸，水二盏，煎一盏，滤去渣服。陈日华云：先公尝游灵石寺，见一僧呕血，明年到寺，问呕

血者何如？主僧云得服四生丸遂愈。自得此方，屡用有效。愚意前证，乃内热暴患者宜用之，若人病本元不足，须补脾以资化源，否则虚火上炎，金反受克，获生鲜矣。

《济生》**鳖甲地黄汤**八九　治虚劳烦热，怔忡羸瘦。

鳖甲醋炙　熟地　人参　白术　当归　麦门冬　茯苓　石斛　柴胡　秦艽各一钱　肉桂　甘草炙，各六分

水二盅，姜五片，乌梅一个，煎七分。不拘时服。

《局方》**黄芪鳖甲煎**九十　治虚劳客热，肌肉消瘦，烦热心悸盗汗，少食多渴，咳嗽有血。

黄芪蜜炙　鳖甲醋浸炙，去裙　人参　知母　桑白皮　紫菀　桔梗　甘草炙，各五分　地骨皮　秦艽　柴胡　生地　芍药各七分　天门冬　白茯苓各八分　肉桂四分

水一盅半，煎八分。食后温服。

**地黄膏**九一　滋阴降火，养血清肝退热。

鲜地黄以十斤为则，捣汁，和众药汁同煎　当归身一斤　芍药半斤　枸杞半斤　天门冬　麦门冬各六两　川芎　丹皮各二两　莲肉四两　知母　地骨皮各三两　人参　甘草各一两

上将众药用水二斗，煎一斗，去滓净，和生地黄汁同熬成膏服之。

《局方》**秦艽扶羸汤**九二　治肺痿骨蒸劳嗽，或寒热往来，声哑自汗，体虚怠惰。

人参　秦艽　当归　鳖甲醋炙　紫菀茸　地骨皮　柴胡　甘草各五分

水一盅半，姜五片，大枣、乌梅各一枚，煎七分。食远服。

**退热汤**九三　治急劳烦热，口干憎寒，饮食不得。

柴胡　龙胆草　青蒿　知母炒　麦冬　甘草各一钱

上用童便一盅半，葱白三寸，薤白三茎，桃、柳枝各五寸，

同浸一宿，平旦煎一盏。空心顿服，至夜再服。

《良方》**团鱼丸**九四　治骨蒸劳嗽累效。

贝母　前胡　知母　杏仁各一两　柴胡半两　团鱼二个

上药与鱼同煮熟，取肉连汁食之。将药焙干为末，再以团鱼骨甲煮汁一盏，和药丸桐子大。每服二三十丸，煎黄芪六一汤空心送下。病既安，仍服黄芪六一汤调理。

《良方》**地榆散**九五　治肠风热证下血。

地榆　黄芩　黄连　栀子　茜根　茯苓等份

上㕮咀。每服五钱，入韭白五寸同煎。食远温服。

《良方》**四味地榆散**九六　一名泼火散。治中暑昏迷不省人事，并治血痢。

地榆　赤芍药　黄连去须　青皮等份

上为末。每服三钱，浆水调服，或新汲水亦可。若治血痢，以水煎服。

《本事》**槐花散**九七　治肠风脏毒下血。

槐花炒　侧柏叶杵　荆芥穗　枳壳麸炒

上各等份，为末。每服二钱，空心米饮调下，或用煎汤。亦名槐花汤。

《外科》**槐花散**九八　方在外科一六九。

治肠风脏毒下血。

**东垣加减四物汤**九九　治肠风下血。

当归　川芎　生地　侧柏叶各八分　枳壳麸炒　荆芥穗　槐花炒　甘草各四分　地榆　条芩　防风各六分　乌梅肥者三枚

水二盏，姜三片，煎八分。空心温服。

《局方》**枳壳汤**百　治大便肠风下血。

枳壳二两，炒黄　大黄连一两，同槐花四两炒焦，去花不用

水二盏，浓煎空心温服。

**枳壳汤**百一　治便血，或妇人经候不调，手足烦热，胸膈不利。

枳壳麸炒　半夏曲　赤芍药　柴胡各一钱　黄芩一钱半

水二盅，姜三片，枣一枚，煎八分。食远服。

**《济生》小蓟饮子**百二　治下焦结热，溲血崩淋等证。

生地四两　小蓟根　滑石　蒲黄炒　藕节　淡竹叶　山栀炙甘草各五钱

上㕮咀。每服五六钱，水一盅半，煎八分。空心温服。

**仲景黄连汤**百三　治伤寒胸中有热，胃中有邪气，腹中痛，欲呕吐者。

黄连　甘草炙　干姜　桂枝去皮，各三两　人参二两　半夏半斤大枣十二枚

上七味，以水一斗，煮取六升，去滓。温服一升，日三服，夜二服。

**黄连汤**百四　治便后下血，腹不痛，名温毒下血。

黄连　当归各二钱　甘草五分

水二盅，煎八分。食后服。

**仲景黄芩汤**百五　治太阳与少阳合病，自下利。

黄芩三两　炙甘草　芍药各二两　大枣十二枚

上四味，以水一斗，煮取三升，去滓。温服一升，日再服，夜一服。若呕者，加半夏半升，生姜三两。

**《外台》黄芩汤**百六　方在和阵一九八。

治干呕下利。

**《直指》黄芩汤**百七　治心肺蕴热，口疮咽痛膈闷，小便淋浊不利。

黄芩　黄连　栀子　生地　麦冬　木通　泽泻　甘草各等份

上每服一两，水一盅半，煎八分。食前服。

**黄芪散**<sub>百八</sub> 治热痢下赤脓，心腹烦热疼痛。

黄芪 当归 龙骨<sub>各七钱半</sub> 生地黄<sub>五钱</sub> 黄连<sub>去须微炒，一两</sub> 黄柏 黄芩 犀角屑 地榆<sub>各半两</sub>

上为细末。每服二钱，不拘时粥饮调下。

**河间黄芩芍药汤**<sub>百九</sub> 治泻痢腹痛，或身热炽后重，脉洪数，脓血稠黏，及阴虚内热，衄吐血者。此方即前仲景之黄芩汤，但份量不同。

黄芩 白芍<sub>各二钱</sub> 甘草<sub>一钱</sub>

水一盏半，煎八分。温服。腹痛甚者，加桂二分。脓血甚者，加当归、黄连各一钱。一方芍药用六钱。

**《局方》木香化滞汤**<sub>百十</sub> 治痢下赤白，腹中疗痛，里急后重，多热多滞者宜之。

木香 甘草<sub>各七分</sub> 人参 陈皮 黄连 泽泻 槟榔<sub>各一钱</sub> 白术 枳壳<sub>麸炒</sub> 厚朴 白芍药 茯苓<sub>各钱半</sub>

水二盏，煎八分。食前服。

**清热渗湿汤**<sub>百十一</sub> 治湿热浮肿，肢节疼痛，小水不利。

黄柏<sub>盐水炒，二钱</sub> 黄连 茯苓 泽泻<sub>各一钱</sub> 苍术 白术<sub>各钱半</sub> 甘草<sub>五分</sub>

水二盏，煎八分服。如单用渗湿，去黄连、黄柏，加橘皮、干姜。

**河间益元散**<sub>百十二</sub> 一名六一散。一名天水散。治中暑身热烦渴，小水不利。河间云：治痢之圣药，分利阴阳，去湿热，其功大矣。

粉甘草 桂府滑石<sub>飞，六两</sub>

上为极细末。每服二三钱，新汲水调下。一方加辰砂三钱，名朱砂益元散。一方加牛黄，治烦而不得眠。

**《局方》香连丸**<sub>百十三</sub> 治热泻痢疾，赤白脓血，湿热侵脾，里急后重。

黄连净，十两。切如豆粒，用净吴茱萸五两，二味用热水拌和，入瓷罐内置热汤中炖一日，同炒至黄连紫黄色为度，去茱萸不用　木香每制净黄连一两，每木香二钱半

上为末，醋糊丸，桐子大。每服七十丸，食前空心米饮下。

**《良方》六神丸**百十四　治食积兼热，赤白痢疾，或腹痛不食，或久而不止。

神曲为糊　麦芽炒　茯苓　枳壳麸炒　木香煨　黄连炒焦黑，等份

上为末，以神曲糊为丸，桐子大。每服五七十丸，白汤送下。

**八正散**百十五　治心经蕴热，脏腑秘结，小便赤涩，淋闭不通，及血淋等证。

车前子　木通　滑石飞　山栀　大黄煨　瞿麦　萹蓄　甘草各等份

上咬咀。每服五钱，水二盅，灯心二十茎，煎七分。食前温服。

**七正散**百十六

车前子　赤茯苓　山栀仁　木通　龙胆草　萹蓄　生甘草梢

加灯心、竹叶，水煎服。

**五淋散**百十七　治膀胱有热，水道不通，淋沥不止，脐腹急痛，或溺如豆汁，或如沙石，膏淋、溺血并皆治之。

茵陈　淡竹叶各一钱　木通　滑石　甘草各钱半　栀子炒　赤芍药　赤茯苓各二钱

水二盅，煎一盅。食前服。

**《局方》薷苓汤**百十八　治夏月暑泻欲成痢者。

香薷　黄连姜汁炒　厚朴姜炒　扁豆炒　猪苓　泽泻　白术

茯苓<sup>等份</sup>

上咀。每服五六钱，水盅半，姜三片，煎七分服。

**《局方》太平丸**<sub>百十九</sub>　治泄泻。

黄连<sub>同吴茱萸炒；去茱萸不用</sub>　芍药<sub>炒，减半</sub>

上为末，老米糊丸服。同干姜炒，加阿胶一半为丸，名驻车丸。

**《本事》火府丹**<sub>百二十</sub>　治心经积热，小便淋涩，黄疸烦渴。

生地黄<sub>二两，杵膏</sub>　木通　黄芩<sub>炒，各一两</sub>

上以二味为末，加蜜丸桐子大。每服五七十丸，木通汤下。许学士云：一卒病渴，日饮水斗许，不食者三月，心中烦闷。时在十月，余谓心经有伏热，与火府丹数服。越二日来谢，云：当日三服，渴止；又三服，饮食如故。此本治淋，用以治渴，可谓通变也。

**珍珠粉丸**<sub>一二一</sub>　治精滑白浊。

黄柏　真蛤粉<sub>各一斤</sub>　珍珠<sub>三两。一方代以青黛亦效</sub>

上为末，水糊丸，桐子大。每服百丸，空心温酒下，或加椿皮、滑石、青黛俱好。

**《局方》导赤散**<sub>一二二</sub>　治心火及小肠热证，小便赤涩而渴。

生地　木通　生甘草<sub>各等份</sub>

入竹叶二十片，水煎服。一方加人参、麦门冬。

**赤茯苓汤**<sub>一二三</sub>　治膀胱实热，小便不通，口干，咽肿不利。

赤茯苓　猪苓　木通　车前子　瞿麦　葵子　黄芩　滑石　枳实　甘草<sub>各等份</sub>

水一盅半，姜三片，煎八分。食前服。

**《济生》葵子汤**<sub>一二四</sub>　治膀胱实热，腹胀，小便不通，口舌干燥。

葵子微炒　猪苓　赤茯苓　枳实　瞿麦　木通　黄芩　车前子　滑石各一钱　甘草五分

上用水一盏半，姜煎。空心服。

**牛膝汤**一二五　治沙石淋涩。

牛膝一合　麝香少许

上用水煎牛膝去滓，入麝香服之。鄞县耿梦得之内患淋，下沙石剥剥有声，甚为苦楚，一服而愈。

**三味牛膝汤**一二六　治小便不通，茎中痛，及妇人血热内结，腹坚痛。

牛膝根叶一握，生用　当归一两　黄芩去黑心，半两

上咀。每服一两许，水一盏半，煎七分。食远服，日三。

**海金沙散**一二七　治膏淋。

海金沙　滑石各一两　甘草二钱半

上为细末。每服二钱，灯草汤空心调下。

**茵陈汤**一二八　治黄疸发热，大小便涩。

茵陈　栀子仁各二钱　赤茯苓　葶苈各钱半　枳实　甘草各五分

水一盏半，姜三片，煎八分。食前服。

**《活人》茯苓渗湿汤**一二九　治黄疸湿热，呕吐而渴，身目俱黄，小便不利，食少而热。

白茯苓　泽泻　茵陈　青皮　陈皮　防己各五分　栀子　黄芩各八分　黄连　枳实各七分　苍术　白术各一钱

上水煎服。

**东垣当归拈痛汤**百三十　治湿热为病，肢节烦疼，肩背沉重，胸膈不利，手足遍身流注疼痛，热肿等证。

羌活　黄芩　炙甘草　茵陈各五钱　人参　苦参　升麻　干葛　苍术各二钱　防风　归身　白术　知母　猪苓　泽泻各一钱半

上㕮咀。每服一两，水煎空心服，临睡再服。

**《活人》犀角散**－三一　治脚气冲心，烦喘闷乱，头痛口干，坐卧不得。

犀角屑　枳壳麸炒　沉香各七钱半　槟榔　紫苏茎叶　麦门冬　赤茯苓各一两　木香　防风各半两　石膏生用，研，二两

上㕮咀。每服八钱，以水一盏半，煎八分，去渣，入淡竹沥一合，更煎一二沸。不拘时温服。

**东垣清燥汤**－三二　治六七月间湿热成痿，肺金受邪，腰以下痿软，瘫痪不能动，行走不正，两足欹侧。

柴胡　酒黄柏　黄连　麦冬各三分　生地　人参各一钱　炙甘草　猪苓　白茯苓　橘红　神曲　泽泻各五分　白术　苍术各八分　黄芪钱半　升麻三分　五味子九粒

上㕮咀。每服半两，水二盏，煎一盏。稍热空心服。

**苍术汤**－三三　治湿热腰腿疼痛。

苍术三钱　柴胡二钱　黄柏　防风各一钱

上用水煎，空心服。

**丹溪二妙散**－三四　治湿热在经，筋骨疼痛，如有气加气药，如血虚加补血药，如痛甚加姜汁热辣服之。

黄柏炒　苍术去皮，炒制，等份

上为末。捣生姜煎沸汤调服。此二物皆有雄壮之气，如气实者，加少酒佐之。此即《集要》二神汤，各三钱半，用水煎，空心服。

一方以二妙为君，加甘草　羌活各二钱　陈皮　芍药各一钱　威灵仙酒炒，五分　为末，服之佳。

**加味二妙丸**－三五　治两足湿痹，疼痛如火燎，从两足跗热起，渐至腰胯，或麻痹痿软，皆是湿热为病，此方主之。

归尾　川牛膝　川萆薢　防己　龟甲酥炙，各一两　苍术米泔浸炒，四两　黄柏二两，酒浸，晒干

酒煮面糊为丸，桐子大。每服百丸，空心姜盐汤送下。

**《丹溪》苍术黄柏丸**一三六　治湿热，食积，痰饮，流注，脚气。

苍术<sub>盐水炒</sub>　黄柏<sub>盐水炒</sub>　防己　南星　川芎　白芷　犀角　槟榔<sub>等份</sub>

上为末，酒糊丸服。血虚，加牛膝、龟甲。肥人加痰药。

**《正传》虎胫骨丸**一三七　治两足痿弱软痛，或如火焙，从足踝下上冲腿膝等证因热所成者，经验。

牛膝　归尾<sub>各二两</sub>　龟甲<sub>酥炙</sub>　虎胫骨<sub>酥炙</sub>　防己<sub>各一两</sub>　苍术<sub>米泔浸一宿</sub>　黄柏<sub>酒浸日晒，各四两</sub>

上为细末，面糊为丸，桐子大。每服百余丸，空心姜盐汤送下。一方加炮附子五钱。

**河间苦参丸**一三八　治血虚风热着痹。

苦参<sub>二两，取粉</sub>　丹参<sub>炙</sub>　沙参　人参　防风<sub>去叉</sub>　五加皮　蒺藜<sub>炒去刺</sub>　乌蛇<sub>酒浸取肉</sub>　蔓荆子　龟甲<sub>酥炙</sub>　虎骨<sub>酥炙</sub>　玄参<sub>各一两</sub>

上为细末，用不蛀皂角一斤锉碎，以水三升接取汁，于无油铁器熬成膏，加炼蜜四两和丸，桐子大。每服十五丸或二十丸，食后良久、夜卧共三服，荆芥薄荷酒下。

**陈氏苦参丸**一三九　方在外科八八。

治遍身瘙痒，癣疥疮疡。

**钱氏苦参丸**百四十　方在痘疹九九。

治痘后溃烂，疮毒疥癞。

**朱砂凉膈丸**一四一　治上焦虚热，肺脘咽膈有气如烟呛上。

黄连　山栀<sub>各一两</sub>　人参　茯苓<sub>各半两</sub>　朱砂<sub>三钱，另研</sub>　冰片<sub>五分，另研</sub>

上为细末，炼蜜为丸，梧子大，朱砂为衣。熟水送下五七丸，日进三服。食后。

**东垣朱砂安神丸**一四二　一名黄连安神丸。治心神烦乱，发热怔忡不寐，或寐中惊悸头晕等证。

生地　朱砂<sub>另飞为衣</sub>　当归<sub>各一钱</sub>　甘草<sub>五分</sub>　黄连<sub>一钱半</sub>

汤浸蒸饼为丸，黍米大。每服十五丸或二十丸，津液咽之，或食后用温水、凉水送下亦可。

**钱氏安神丸**一四三　治热渴心闷，脉实颊赤口燥。

麦冬　马牙硝　白茯苓　寒水石　山药　甘草<sub>各五钱</sub>　朱砂<sub>一两</sub>　龙脑<sub>一字</sub>

上为末，炼蜜丸，芡实大。每服一丸，沙糖水化下。

**《秘旨》安神丸**一四四　方在小儿七一。

治心虚惊悸。

**十味安神丸**一四五　方在小儿七三。

治虚惊。

**七味安神丸**一四六　方在小儿七二。

治心热多惊。

**《集验》龙脑安神丸**一四七　治男妇小儿五积癫痫，不论远近，发作无时，但服此药，无不痊愈。

龙脑<sub>研</sub>　麝香<sub>研</sub>　牛黄<sub>研，各三钱</sub>　犀角屑　人参　茯神　麦冬　朱砂<sub>飞，各二两</sub>　桑白皮<sub>炒</sub>　地骨皮　甘草<sub>炙，各一两</sub>　马牙硝<sub>二钱</sub>　金箔<sub>三十五片</sub>

为细末，炼蜜丸，弹子大，金箔为衣。寒用热水，热用凉水，不拘时化下一丸，小儿半丸。如病二三年者，日进三服。若男妇虚劳，喘嗽发热者，用新汲水化下，其喘满痰嗽立止。

**万氏龙脑安神丸**一四八　方在小儿七七。

治惊痰，及痘中昏闷谵妄。

**抑青丸**一四九　治肝火。

黄连<sub>姜汁炒</sub>

上单用一味为末，粥丸，温水下。

**钱氏抑青丸**<sub>百五十</sub>　方在小儿九八。

治肝热急惊搐搦。

**泻青丸**－五一　治肝胆火，并小儿急惊发搐，眼赤睛疼。

龙胆草　当归　川芎　防风　羌活　山栀　大黄<sub>等份</sub>

炼蜜为丸，桐子大。每服五十丸。

**泻金丸**－五二　治肺火。

用黄芩为末，滴水丸。白汤下。

**丹溪茱连丸**－五三　治湿热吐酸。

黄连<sub>陈壁土炒，二两</sub>　黄芩<sub>制同，一两</sub>　陈皮　苍术<sub>米泔浸</sub>　吴茱萸<sub>煮少时，浸半日，晒干，各一两</sub>　或加桔梗、茯苓各一两。

上为末，神曲糊丸，绿豆大。每服二三十丸，食后津液送下。

**左金丸**－五四　治肝火胁肋刺痛，或发寒热，或头目作痛，淋秘、泄泻、一切肝火等证。

黄连<sub>六两，炒</sub>　吴茱萸<sub>一两，汤泡片时，焙干用</sub>

上为末，粥丸，梧子大。白术、陈皮煎汤下三四五十丸。

**大补丸**－五五　治阴火。

黄柏<sub>盐酒炒褐色</sub>

米粥丸。血虚四物汤送下，气虚四君子汤送下。

**大造丸**－五六　此方治阴虚血热，能使耳目聪明，须发乌黑，有夺造化之功，故名大造。亦治心风失志，虚劳水亏等证。

紫河车<sub>头生壮盛者一具，以米泔洗净，少加酒，蒸极烂捣膏，以山药末收，烘干用；或洗净即以新瓦上焙干用</sub>　败龟甲<sub>自死者，酥炙，二两</sub>　黄柏<sub>盐酒炒，两半</sub>　杜仲<sub>酥炙，两半</sub>　牛膝<sub>酒洗，一两二钱</sub>　天门冬　麦门冬<sub>各一两二钱</sub>　熟地<sub>二两半，用砂仁末六钱，茯苓二两一块，同稀绢包，入好酒</sub>

煮七次，去茯苓不用

夏加五味子七钱。

上除熟地黄另杵外，共为末，用酒煮米糊同熟地膏捣丸，桐子大；或蜜丸亦可。每服八九十丸，空心临卧盐汤、姜汤任下，冬月酒下。妇人加当归二两，去龟甲。男子遗精白浊，妇人带下，加牡蛎一两半。

**丹溪大补阴丸**一五七　降阴火，补肾水。

黄柏<sub>盐酒炒</sub>　知母<sub>盐酒炒，各四两</sub>　熟地<sub>酒洗，蒸，捣烂</sub>　龟甲<sub>酥炙黄，各六两</sub>

上为细末，用猪脊髓蒸熟，和炼蜜同捣为丸，桐子大。每服五六十丸，空心姜盐酒送下。

**《秘传》大补天丸**一五八　治男妇虚损劳伤，形体羸乏，腰背疼痛，遗精带浊。

紫河车<sub>初胎者一具，米泔洗净，入小砂罐内，加水一碗煮沸，候冷取起，放竹篮中，四围用纸糊密，烘干为末，入群药和匀</sub>　黄柏<sub>蜜炒</sub>　知母<sub>乳炒</sub>　龟甲<sub>酥炙，各三两</sub>　怀熟地<sub>五两，捣</sub>　牛膝<sub>酒洗</sub>　肉苁蓉<sub>酒洗</sub>　麦门冬　山药<sub>炒</sub>　虎胫骨<sub>酥炙</sub>　黄芪<sub>蜜炙</sub>　茯神<sub>各两半</sub>　杜仲<sub>制</sub>　何首乌<sub>制</sub>　人参　白芍药<sub>冬月一两</sub>　枸杞<sub>各二两</sub>　生地<sub>酒洗，沙锅煮烂，捣</sub>　天门冬　当归<sub>酒洗</sub>　北五味<sub>各一两</sub>　冬加干姜<sub>半两，炒黑</sub>

上为细末，用猪脊髓三条蒸熟，同炼蜜和捣为丸，桐子大。每服八十丸，空心淡盐汤送下，冬月酒下。

**大补地黄丸**一五九　治精血枯涸燥热。

黄柏<sub>盐酒炒</sub>　熟地<sub>酒蒸，各四两</sub>　当归<sub>酒洗</sub>　山药<sub>炒</sub>　枸杞<sub>各三两</sub>　知母<sub>盐酒炒</sub>　山茱萸　白芍药<sub>各二两</sub>　生地<sub>二两半</sub>　肉苁蓉<sub>酒浸</sub>　玄参<sub>各两半</sub>

上为末，炼蜜丸，桐子大。每服七八十丸，空心淡盐汤送下。

**丹溪补阴丸**百六十　一名虎潜丸。降阴火，滋肾水。

黄柏制　知母制　熟地酒洗，各三两　龟甲酥炙，四两　白芍酒炒　当归　牛膝各二两　虎胫骨酥炙　锁阳酥炙　陈皮各两半

上为细末，酒煮羯羊肉为丸，桐子大。冬加干姜半两。每服五六十丸，姜盐汤或酒下。

**节斋补阴丸**一六一

黄柏　知母俱酒炒　龟甲各二两　熟地五两　锁阳　枸杞　天冬　白芍各二两　五味一两　干姜五钱

炼蜜入猪脊髓三条捣丸，桐子大。每服八九十丸，空心淡盐汤送下，冬月用酒。

**三补丸**一六二　治三焦火热。

黄连　黄芩　黄柏

滴水丸，桐子大。白汤送下，或淡盐汤亦可。

**东垣滋肾丸**一六三　降肾火。桂与火邪同体，此寒因热用法也。凡不渴者，病在下焦，宜用之。《良方》云：或肾虚足热，小便不利，肚腹肿胀，皮肤胀裂，眼睛突出，此神剂也。

黄柏二两，酒拌，阴干　知母同上　肉桂二钱

为细末，熟水为丸。百沸汤空心送下二百丸。

**加味虎潜丸**一六四　治诸虚不足，腰腿疼痛，行步无力。壮元气，滋肾水。

熟地黄八两　人参　黄芪炙　当归　杜仲酥炙　牛膝酒蒸　锁阳酒洗　龟甲酥炙　菟丝子制　茯苓　补骨脂炒　黄柏蜜水炒　知母酒炒　虎骨酥炙，各一两　山药炒　枸杞子各二两

上炼蜜加猪脊髓酒蒸熟同捣丸，桐子大。每服百余丸，空心淡盐汤或酒任下。

**加味坎离丸**一六五　生精养血，升水降火。

川黄柏八两，分四份，用清酒、盐水、人乳、蜜水各浸二两，晒干，炒褐

色　熟地八两。用茯苓四两打碎，砂仁二两，三味同入绢袋中，好酒二瓶煮干，去茯苓、砂仁，只用地黄　知母八两，盐酒浸炒　白芍酒浸一日，晒干　当归　川芎各四两

上为末，同铺筐中，日晒夜露，三日为度，炼蜜丸，桐子大。每服八九十丸，空心盐汤，冬月温酒任下。

**三才封髓丹**一六六　降心火，益肾水。

天门冬　熟地黄　人参各一两　黄柏炒褐色，三两　砂仁炒，半两　甘草炙，七钱

上为末，面糊丸，桐子大。每服五七十丸，以肉苁蓉五钱，切片酒浸一宿，次日煎三四沸，空心送下。

**当归龙荟丸**一六七　治肝经实火，大便秘结，小便涩滞，或胸膈作痛，阴囊肿胀，凡肝经实火皆宜用之，及一切躁扰狂越，惊悸不宁等证。

当归　龙胆草　栀子仁　黄连　黄柏　黄芩各一两　芦荟　大黄　青黛各五钱　木香二钱半　麝香五分，另研

上为末，神曲糊丸，桐子大。每服二三十丸，姜汤、白汤任下。

**《良方》芦荟丸**一六八　治疳癖肌肉消瘦，发热潮热，饮食少思，口干作渴，或肝火食积，口鼻生疮，牙龈蚀烂等证。

芦荟　胡黄连　黄连炒焦　木香　白芜荑炒　青皮各五钱　当归　茯苓　陈皮各两半　甘草炒，七钱

上为末，米糊丸，桐子大。每服七八十丸，米汤下。

**大芦荟丸**一六九　方在小儿百十五。

治小儿肝脾疳积发热。

**加减芦荟丸**百七十　方在小儿百十六。

治证同前。

**三圣丸**一七一　治嘈杂神效。

235

白术四两，炒　橘红炒，一两　黄连炒，五钱

上为细末，神曲糊丸，绿豆大。每服五六十丸，姜汤下。

**术连丸**一七二　治嘈杂。

白术四两，土炒　黄连一两，姜汁炒

上为末，神曲糊丸，黍米大。每服百余丸，姜汤下。

**软石膏丸**一七三　治嘈杂嗳气。

软石膏煅　半夏制　南星制　香附子炒　栀子仁炒，各等份

上为细末，米粥丸，桐子大。每服五七十丸，姜汤下。

**地榆丸**一七四　治血痢下血极效。

地榆微炒　当归微炒　阿胶糯米炒　黄连去须　诃子取肉炒　木香晒干　乌梅肉各半两

上为细末，炼蜜丸，梧子大。每服三五十丸，空心或食前，陈米饮吞下。

**槐角丸**一七五　治五种肠风下血，并痔漏脱肛。

槐角炒　黄芩　地榆　当归　防风　枳壳麸炒

上等份，为细末，米酒、面糊丸，桐子大。每服五六十丸，空心清米饮送下，极效。一方有乌梅肉。

**《御药》阿胶丸**一七六　治肠风下血。

黄连　阿胶炒珠　赤茯苓等份

上将连、茯为末，阿胶用酒熬化，和末，众手为丸，食前米汤送三五十丸。或其为末糊丸亦可。

**聚金丸**一七七　治酒毒大肠蓄热下血。

黄芩　防风各二两　黄连四两，半生半酒炒

上为末，醋糊丸，梧子大。每服七八十丸，空心米饮下。

**脏连丸**一七八　治远年近日肠风脏毒下血。

大鹰爪黄连半斤　槐米二两　枳壳一两　防风　粉草　槐角　香附　牙皂　木香各五钱

上用陈仓米三合，同香附一处为末，外药共为细末，用猪大肠约长二尺，洗净，装入米、附缚定，量用水二大碗，沙锅炭火煮，干即添水，慢火煮烂如泥，取起和药捣匀，丸桐子大。每空心米饮下七八十丸。忌面、蒜、生冷、煎炙之物。一料病痊。

**《局方》酒蒸黄连丸**一七九　治一切热泻便血，并伏暑发热，解酒毒。

黄连半斤，用净酒二升，浸以丸器，置甑上蒸至烂，取出晒干

上为末，滴水丸。每服五十丸，食前温水下。

**黄连丸**百八十　治肠红便血，痔疮肿痛。

黄连　吴茱萸等份

上二味，用滚汤同漉过，罨一二日，同炒拣开，各另为末，米糊丸，桐子大。每服二三钱。粪前红，服茱萸丸；粪后红，服黄连丸，俱酒下。此与左金丸稍同。

**猪脏丸**一八一　方在外科二二二。

治大便痔漏下血。

**保和丸**一八二　方在小儿三五。

治饮食酒积停滞。

**四顺清凉饮**一八三　方在攻阵二十五。

治脏腑血热，烦渴秘结。

**仲景白头翁汤**一八四　治热痢下重者。

白头翁二两　黄连　黄柏　秦皮各三两

上四味，以水七升，煮取二升，去滓。温服一升，不愈，再服一升。

# 热 阵

**仲景理中丸**一 即名人参理中汤。治太阴即病，自利不渴，阴寒腹痛，短气咳嗽，霍乱呕吐，饮食难化，胸膈噎塞，或疟疾瘴气瘟疫，中气虚损，久不能愈，或中虚生痰等证。

人参 白术炒 干姜炒 炙甘草各三两

上四味，捣筛为末，蜜丸，鸡黄大。以沸汤数合和一丸研碎，温服之，日三四，夜二服；腹中未热，益至三四丸。然不及汤，汤法以四物依数切，用水八升，煮取三升，去渣，温服一升，日三服。原论加减法，详在霍乱门述古条中。宾按：上方两数，乃汉时权度，今后世所用，惟每味数钱，而甘草半之，酌宜可也。

**附子理中汤**二 治证如前，而中气虚寒，腹痛甚者。又或入房腹痛，手足厥冷，或食冷犯寒等证。

即前方加制附子一二三钱，随宜用之。其有寒甚势急者，不妨生用，或炮用亦可。外科附子理中汤有芍药、茯苓，无甘草、干姜。

**附子理中丸**三 治阴寒肾气动者。

即前附子理中汤去白术，炼蜜丸服。

**理中加丁香汤**四 治中脘停寒，喜辛物，入口即吐即哕。

即前附子理中汤加丁香十粒，甚或兼痛者，可加至一二钱。若以理中加木香，即名木香理中汤。

**加味理中汤**五 治脾肺俱虚，咳嗽不已。

人参 白术 茯苓 炙甘草 陈皮 半夏 干姜 细辛 北五味等份

上咀。每服三钱，姜三片，枣一枚，煎七分。食远服。

**《局方》胡椒理中汤**六　治肺胃虚寒，气不宣通，咳喘逆气，虚痞噎闷，胁腹满痛，短气不能饮食，呕吐痰水不止。

白术五两　干姜　炙甘草　胡椒　良姜　荜茇　陈皮　细辛　款冬花去梗，各四两

上㕮咀。每服五七钱，水一盏半，煎七分。食远温服。或炼蜜丸，桐子大。每服三五十丸，白汤、温酒、米饮任下，无时，每日二服。

**《选方》八味理中丸**七　治脾胃虚寒，饮食不化，胸膈痞闷，或呕吐泄泻。

人参　干姜炒，各一两　白术四两，炒　白茯苓　麦芽炒，二两　甘草炙　神曲炒　砂仁炒，各一两半

上为细末，炼蜜为丸，每丸重一钱。空心服一丸，姜汤嚼下。

**枳实理中丸**八　治伤寒寒实结胸。

人参　白术　茯苓　甘草　干姜各二两　枳实十六片

上为细末，炼蜜丸，鸡子黄大。每服一丸，热汤化下，连进二三服。

**理中化痰丸**九　治脾胃虚寒，痰涎内停，呕吐少食，或大便不实，饮食难化，咳唾痰涎。此中气虚弱不能统涎归源也。

人参　白术炒　干姜炮　茯苓各二两　炙甘草一两　半夏制，三两

姜汤煮面糊丸，桐子大。每服四五十丸，白汤送下。

**治中汤**十　治脾胃不和，呕逆霍乱，中满虚痞，或泄泻。此即理中汤加青皮、陈皮也。

人参　白术　干姜炮　炙甘草　青皮　陈皮等份

上每服五钱，水煎服。如呕，加半夏。

**丁香温中汤**十一　治同前。

即前治中汤加丁香、去半夏。

**《良方》温胃汤**十二　治忧思结聚，脾肺气凝，元阳受损，大肠与胃气不平，胀满上冲，饮食不下，脉虚而紧满。

附子制　厚朴　当归　白芍药　人参　甘草炙　陈皮各一钱干姜炮，一钱　川椒去合口，炒出汗，三分

水一盅半，姜三片，煎一盅。食远服。

**东垣温胃汤**十三　治服寒药多，致脾胃虚弱，胃脘痛。

白豆蔻　人参　泽泻各三分　益智　砂仁　厚朴　甘草　干姜　姜黄各四分　黄芪　陈皮各七分

上为细末。每服三钱，水一盏，煎至半盏。食前温服。

**仲景四逆汤**十四　又名通脉四逆汤。治伤寒阴证自利，里寒外热，脉沉，身痛而厥。

甘草炙，二两　干姜炮，三两　附子一枚，破八片，生用

上咬咀。以水三升，煮取一升二合。分二次温服，其脉即出者愈。面色赤者，加葱九茎。腹中痛者，去葱，加芍药二两。呕者，加生姜二两。咽痛者，加桔梗一两。利止脉不出者，加人参一两。

**仲景四逆加人参汤**十五　治伤寒恶寒，脉微而复利。即于前方内加人参一两。

**仲景四逆加猪胆汁汤**十六　治伤寒吐下后，汗出而厥，四肢拘急，脉微欲绝者。

即于四逆汤内加入猪胆汁半合。

**仲景茯苓四逆汤**十七　治伤寒汗下后，病仍不解，烦躁者。

茯苓六两　人参一两　甘草炙，二两　干姜一两半　附子一枚，生用去皮，切八片

上五味，以水五升，煮取三升，去渣。温服七合，日三服。

**茱萸四逆汤**十八　治厥阴中寒，小腹痛甚。

吴茱萸汤泡　附子炮　干姜各二钱　炙甘草钱半

水一盅半，煎七分。热服。

**韩氏茵陈四逆汤**十九　治发黄，脉沉细迟，肢体逆冷，腰以上自汗。

茵陈二两　炙甘草一两　干姜炮，两半　附子一个，炮，作八片

上分四帖，水煎服。

**仲景当归四逆汤**二十　治伤寒手足厥寒，脉细欲绝者，或下利脉大，肠鸣者，虚也。及其人内有久虚者，宜当归四逆加吴茱萸生姜汤主之。

当归　桂枝　芍药　细辛各三两　甘草　通草各二两　大枣二十五枚，擘

上七味，以水八升，煮取三升，去滓。温服一升，日三服。

**四逆散**二一　方在散阵二八。

治阳邪亢热，血脉不通，四肢厥逆。

**仲景附子汤**二二　治少阴病，得之一二日，口中和，其背恶寒者，当灸之，附子汤主之，并治少阴病身体痛，手足寒，骨节痛，脉沉者。

附子二枚，去皮，破八片　人参二两　白术四两　芍药　茯苓各三两

上五味，以水八升，煮取三升，去渣。温服一升，日三服。

**《三因》附子汤**二三　治风寒湿痹，骨节疼痛，皮肤不仁，肌肉重着，四肢缓纵。

附子生　白芍药　桂心　甘草　白茯苓　人参　干姜各三两　白术一两

上㕮咀。每服四钱，水煎服。

**生附汤**二四　治寒湿腰痛。

附子<sub>生用</sub>　白术　茯苓　牛膝　厚朴　干姜　炙甘草<sub>各一钱</sub>

苍术　杜仲<sub>姜炒，各二钱</sub>

水二盅，生姜三片，红枣二枚，煎八分。食前服。

**参附汤**二五　方在补阵三七。

治元阳不足，喘急呃逆，呕恶厥冷等证。

**仲景术附汤**二六　方在补阵四一。

治中寒中气不足，逆冷，痰盛，口噤等证。

**芪附汤**二七　方在补阵四三。

治气虚阳弱，虚汗倦怠。

**《济生》术附汤**二八　方在补阵四二。

治寒湿腰冷重痛，小便自利。

**《金匮》桂枝附子汤**二九　治伤寒八九日，风湿相搏，身体疼烦，不能转侧，不呕不渴，脉浮虚而涩者。

桂枝<sub>四两，去皮</sub>　生姜<sub>三两，切</sub>　附子<sub>三枚，炮，去皮，各破八片</sub>

甘草<sub>三两，炙</sub>　大枣<sub>十二枚，擘</sub>

上五味，以水六升，煮取二升去渣，分温三服。

**《金匮》白术附子汤**三十　治伤寒八九日，风湿相搏，身体疼烦，不能转侧，不呕不渴，脉虚浮而涩，若大便坚小便自利者，去桂枝，此方主之。

白术<sub>二两</sub>　附子<sub>一枚，炮去皮</sub>　甘草<sub>炙，一两</sub>　生姜<sub>一两半，切</sub>

大枣<sub>六枚</sub>

上五味，以水三升，煮取一升去滓，分温三服。一服觉身痹，半日许，再服。三服都尽，其人如冒状，勿怪，即是术附并走皮中逐水，气未得除故耳。

**《金匮》甘草附子汤**三一　治风湿相搏，骨节疼烦，掣痛不得屈伸，近之则痛剧，汗出短气，小便不利，大便反快，恶风不欲去衣，或身微肿者，此主之。

甘草炙　白术各二两　附子二枚,炮,去皮　桂枝四两,去皮

上四味，以水六升，煮取三升，去渣。温服一升，日三服。初服得微汗则解，能食。汗后复烦者，服五合；恐一升多者，服六七合为妙。

**《良方》姜附汤**三二　治霍乱转筋，手足厥冷，或吐逆身冷，脉微急，用此药救之。此即仲景干姜附子汤。

干姜一两　附子一个,生用

上每服半两，水煎。外科姜附汤有人参、白术。

**生姜附子汤**三三　治岭南瘴疬，内虚发热，或寒热往来，呕痰吐逆，头疼身痛，或汗多烦躁引饮，或自利小便赤，兼主卒中风。

附子一枚,如法制,分四服

上每服水一盏，生姜十片，煎六分。微温服。

**干姜附子汤**三四　治瘴毒阴证发热，或烦躁，手足冷，鼻尖冷，身体重痛，舌上苔生，引饮烦渴，或自利呕吐，汗出恶风。

大附子一枚,制,分四服

上每服加炮干姜二钱同煎，温服；热甚者，冷服。

**《宝鉴》羌活附子汤**三五　治呃逆。

羌活　附子　干姜炮　茴香各一钱　木香五分

水盏半，枣二枚，煎服。《三因方》木香作丁香。

**仲景芍药甘草附子汤**三六　治发汗病不解，反恶寒者，虚故也。

芍药　甘草炙,各三两　附子一枚,炮,去皮,切八片

上三味，以水五升，煮取一升五合，去渣，分温服。

**《活人》附子八味汤**三七　治气虚中寒，脚气等症。

附子炮,去皮脐　人参　干姜炮　芍药　茯苓　甘草炙　桂心各二两　白术四两

上每服五七钱，水一盏半，煎七分。食前温服。又方去桂心，加干熟地黄三两。

**六物附子汤**三八 方在外科三五。

治四气流注太阴，四肢骨节烦疼，浮肿，小水不利。

**小建中汤**三九 方在补阵二二。

治虚劳里急，腹痛失精，四肢酸疼，咽干口燥等证。

**《局方》大建中汤**四十 方在补阵二四。

治阳虚气血不足，腰脚筋骨疼痛。

**八味大建中汤**四一 方在补阵二五。

治中气不足，厥逆呕吐，挈急阴缩，腹痛虚火等证。

**三建汤**四二 治元阳素虚，寒邪外攻，手足厥冷，六脉沉微，大小便数滑，凡中风潮涎，不省人事，伤寒阴证，皆可用之。

大附子 大川乌 天雄各制用，三钱

上用水二盏，姜十片，煎一盏。不拘时，或温服，或冷服。自汗加桂、浮小麦。气逆加沉香。胃冷加丁香、胡椒。

**仲景炙甘草汤**四三 一名复脉汤。治伤寒脉结代，心动悸。

炙甘草四两 生姜 桂枝去皮，各三两 人参 阿胶各二两 生地黄一斤 麦冬去心，半斤 麻子仁半斤 大枣十二枚，擘

上九味，以清酒七升，水八升，先煮八味，取三升，去渣，纳胶烊尽。温服一升，日三服。

**仲景桂枝甘草汤**四四 治发汗过多，其人叉手自冒心，心下悸，欲得按者。

桂枝四两，去皮 甘草二两

上二味，以水三升，煮取一升，去渣。顿服。

**陶氏回阳返本汤**四五 治阴盛格阳，阴极发躁，渴而面赤，欲坐泥水中，脉则无力，或脉全微欲绝者。服后脉微出者生，顿

出者死。

人参　制附子　炮姜　炙甘草　五味子　麦冬　陈皮　腊茶

面戴阳者，下虚也，加葱七茎，黄连少许，用澄清泥浆水一盏煎之。临服入蜜五匙，顿冷服之，取汗为效。

**华佗救脱阳方**四六　治寒中三阴，口噤失音，四肢强直，挛急疼痛，似乎中风，及厥逆唇青，囊缩无脉，或卒倒尸厥脱阳等证。

先急用葱白一握，微捣碎，炒热，用布包熨脐下，以二包更替熨之。甚者仍灸气海、关元二三十壮。脉渐出，手足渐温，乃可生也。

次用附子一个，重一两者，切八片，白术、干姜各五钱，木香二钱，同用水二盏，煎一盏，候冷灌服，须臾，又进一服，或煎服回阳等汤。

**仲景旋覆代赭石汤**四七　治伤寒若汗或吐下解后，心下痞硬，噫气不除者。

旋覆花　甘草炙，各三两　人参二两　生姜五两，切　代赭石一两
大枣十二枚，擘　半夏半升，洗

上七味，以水一斗，煮取六升，去滓，再煎取三升。温服一升，日三服。

**仲景厚朴生姜甘草半夏人参汤**四八　治发汗后腹胀满。

厚朴去皮尖　生姜切，各半斤　半夏半斤，洗　人参一两　甘草二两，炙

上五味，以水一斗，煮取三升，去滓。温服一升，日三服。

**《简易》十味锉散**四九　治中风血弱，臂痛连及筋骨，举动艰难。

附子三两，炮　当归　黄芪炙　白芍药各二两　川芎　防风
白术各两半　肉桂一两　熟地　茯苓各七钱半

上咬咀。每服五七钱，水盅半，姜八片，枣三枚，煎八分。食后临卧服。

**《奇效》芎术汤**五十 治寒湿头痛，眩晕痛极。

川芎 附子<sub>生，去皮脐</sub> 白术<sub>各三钱</sub> 桂心<sub>去皮</sub> 甘草<sub>各一钱</sub>

水一盅半，生姜七片，枣二枚，煎八分。食远服。

**正元散**五一 治眩晕阳虚。

红豆<sub>炒</sub> 干姜<sub>炮，各三钱</sub> 人参 白术 炙甘草 茯苓<sub>各二两</sub> 附子<sub>炮，去皮脐</sub> 川芎 山药<sub>姜汁炒</sub> 乌药 干葛<sub>各一两</sub> 川乌<sub>炮，去皮脐</sub> 肉桂<sub>各五钱</sub> 黄芪<sub>炙，两半</sub> 陈皮<sub>二钱</sub>。

上咬咀。每服三钱，水一盅，姜三片，枣一枚，入盐少许，煎服。

**《金匮》生姜半夏汤**五二 治胸中似喘不喘，似呕不呕，似哕不哕，彻心中愦愦然无奈者。

半夏<sub>半升</sub> 生姜汁<sub>一升</sub>

上二味，以水三升，煎半夏取二升，纳生姜汁，煮取一升半，小冷，分四服，日三夜一服。病止，停后服。

**《金匮》半夏干姜散**五三 治干呕，或吐逆痰涎。

半夏<sub>制</sub> 干姜<sub>炙，等份</sub>

上二味杵为散。取方寸匕，用浆水一升半，煎取七合，去渣，顿服之。

**仲景甘草干姜汤**五四 治少阴伤寒，小便色白，吐逆而渴，动气因下反剧，身虽有热反倦，及肺痿吐涎沫而不咳，口不渴，小便数，遗溺，肺中冷，上虚不能制下，眩晕，多涎唾等证。杨仁斋曰：治男女诸虚出血，胃寒不能引气归元，无以收约其血者。《良方》名姜草汤，治阴盛于阳，寒而呕血。

甘草<sub>炙，四两</sub> 干姜<sub>炮，二两</sub>

上咀。以水三升，煮取一升五合，分温再服。仁斋曰：等份，每服三钱，食前煎服。

**橘皮干姜汤**五五　治恶心呕哕。

人参　干姜　肉桂各一钱　陈皮　通草各钱半　甘草五分

水一盅半，煎八分服。

**《金匮》橘皮汤**五六　亦名生姜橘皮汤。治干呕哕，若手足厥者。

橘皮四两　生姜半斤

上二味，以水七升，煮取三升。温服一升，下咽即愈。

**万氏橘皮汤**五七　方在痘疹九二。

行滞消痰，止呕吐。

**《金匮》橘皮竹茹汤**五八　治哕逆。

橘皮二斤　竹茹二升　生姜半斤　甘草五两　人参一两　大枣三十枚

上六味，以水一斗，煮取三升。温服一升，日三服。

**小半夏汤**五九　方在和阵八。

治呕吐及心下有饮者。

**《三因》丁香散**六十　治呃逆。

丁香　柿蒂各一钱　炙甘草　良姜各五分

上为末。热汤点服二钱，不拘时。

**丁香煮散**六一　治反胃呕逆。

丁香　石莲肉各十四枚　北枣七枚，切碎　生姜七片　黄秫米半合，洗

水一碗半，同煮稀粥，去药啜粥。

**《简易》丁附散**六二　治反胃呕逆，粥食不下。

大附子一枚，坐于砖石上，四面著火，渐渐逼热，淬入生姜汁中，浸少时，如法再淬，约尽姜汁半碗许为度，去皮焙干为末　丁香二钱，研

二味匀和，每服二钱，水一盅，粟米同煎七分服。

**杨氏丁香茯苓汤**六三 治脾胃虚寒，宿食留滞，痞塞疼痛，气不升降，以致呕吐涎沫，或呕酸水，不思饮食。

半夏制 橘红 茯苓各一两半 丁香 附子制 肉桂 砂仁各五钱 干姜炮 木香各一两

每服四钱，水一盏半，姜七片，枣一枚，煎七分服。

**《良方》丁香柿蒂散**六四 治吐利，或病后胃中虚寒呃逆。凡呃逆至七八声相连，收气不回者难治。

丁香 柿蒂 炙甘草 良姜各五分 人参 半夏 陈皮 茯苓各一钱 生姜二钱

水二盏，煎热服。

**《宝鉴》丁香柿蒂散**六五 治呃逆呕吐。

丁香 柿蒂 青皮 陈皮各等份

水一盏半，姜五片，煎服。

**严氏柿蒂汤**六六 治胸满呃逆不止。

柿蒂 丁香各二钱

加生姜五片，水煎服。《家珍》方有人参一味。

**《百一》安脾散**六七 治胃气先逆，饮食过伤，忧思蓄怨，宿食癖积，冷饮寒痰，动扰脾胃，不能消磨，致成斯疾。女人由血气虚损，男子皆由下元虚惫。有食罢即吐，有朝食暮吐，暮食朝吐，所吐酸黄臭水，皆是脾败，惟当速治，迟则发烦渴，大便秘，水饮不得入口而危矣。

南木香磨汁 橘红 人参 白术 草果面煨 茯苓 甘草炙 丁香 胡椒各两半 高良姜一两，用陈壁土三合，以水二碗同煮干，切片

上咀。每服五钱，水一盏半，入盐少许，煎七分。食远温服。或为细末，每服五钱，用盐米汤调下。

**《三因》补脾汤**六八 治脾胃虚寒，泄泻腹满，气逆呕吐，饮食不消。

人参　白术　茯苓　厚朴炒　陈皮各一钱　干姜炒　甘草炙
草果　麦芽炒，各八分

水一盅半，煎七分。空心温服。

**《三因》养胃汤**六九　治脾胃虚寒，呕逆恶心，腹胁胀疼，肠鸣泄泻。

藿香　厚朴炒　半夏制　茯苓各钱半　草果　陈皮　人参　白
术炒，各一钱　附子制，八分　甘草炙，五分

水一盅半，姜三片，枣二枚，煎七分。食远服。

**胃爱散**七十　治脾胃久虚，中焦气滞，或冷涩上壅，呕吐恶心，或胸膈疼痛，不思饮食，或泄泻不止。

人参一两　白术　茯苓　黄芪炙，各三钱　丁香　甘草炙，各二
钱　肉果三个，煨　干姜炒，半两

上用白米炒熟四两，同研为末。每服二三钱，用姜汤或人参汤调服。或为㕮咀，每药五七钱，加炒米一两，煎服亦可。

**东垣藿香安胃散**七一　治脾胃虚弱，不能进食，呕吐吞酸，腹痛不能腐熟。

藿香　人参　陈皮各一钱　丁香五分　生姜十片

水一盅半，煎七分。食远服。

**《良方》七味人参丸**七二　治胃冷兼虚，呕逆不食，服许则仁半夏丸不效，可服此药。方见和阵一三二。

人参　白术炒，各五两　厚朴姜制　北细辛各四两　生姜　橘皮
各三两　桂心二两

上为末，炼蜜丸，桐子大。米饮下十丸，渐加至二十丸。

**甘露汤**七三　治反胃呕吐不止，饮食减少。常服之，快利胸膈，调养脾胃，进饮食。徐东皋曰：常州一富人病反胃，往京口甘露寺设水陆，泊舟岸下，梦一僧持汤一碗与之，饮罢犹记其香味，便觉胸膈少快。早入寺，知客供汤，乃是梦中所饮者，胸膈

尤快，遂求其方，合数十服后，疾遂瘳，名曰观音应梦散。余得之，常以待宾，易名曰甘露汤。又在临汀疗一人愈，甚勿忽之。

干饧糟头柞者，用六分　生姜用四分

上和匀捣烂作饼，或焙或晒干，每十两入炙甘草二两，同研为末。每服二钱，用沸汤入盐少许调，不拘时服。

**《金匮》茯苓泽泻汤**七四　治胃反吐而渴欲饮水者。《外台》治消渴脉绝反胃者。

茯苓半斤　泽泻　生姜各四两　甘草　桂枝各二两　白术三两

上五味，以水一斗，煮取三升，纳泽泻再煮，取二升半。温服八合，日三服。

**仲景茯苓甘草汤**七五　治水饮停蓄心下，甚者作悸作利。

茯苓　桂枝各二两　甘草炙，一两　生姜三两

上四味，以水四升，煮取二升，去滓，分温三服。

**草豆蔻汤**七六　和中调气，治呕吐。

草豆蔻　藿香各五分　陈皮　枳壳各七分　白术　山药各一钱　桂心　丁香各二分

水一盏半，姜五片，枣二枚，粟米少许，煎七分，食前温服。

**大顺散**七七　治冒暑伏热，引饮过多，以致寒湿伤脾，阴阳气逆，霍乱吐泻，脏腑不调等证。

干姜　肉桂　杏仁各四两　甘草三两

上先将甘草微炒黄，次入干姜同炒，令姜裂，又入杏仁同炒，令杏仁不作声为度，却同肉桂研罗一处。每用二三钱，以水一盏，煎数滚。温服。如烦躁者，以井花水调服，不拘时。此方加附子，即名附子大顺散。

**四顺附子汤**七八　治霍乱转筋吐泻，手足逆冷，六脉沉绝，气少不语，身冷汗出。

附子生　白干姜炮　人参　甘草炙，各一两

上咬咀。每服四五钱，水盏半，煎七分。食远服。

**《医林》附子粳米汤**七九　治霍乱四逆，多呕少吐者。

中附子一枚，制　半夏制，两半　干姜炒　甘草炙，各一两　大枣十枚　粳米五合

上咬咀。每服八钱，水盏半，煎米熟，去渣服。

**冷香饮子**八十　治伤暑喝，霍乱腹痛烦躁，脉沉微或伏。

附子炮　陈皮各一钱　草果　甘草炙，各钱半

水一盏半，姜十片，煎八分。井水顿冷服。

**《集成》冷香汤**八一　治夏秋水湿，恣食生冷，阴阳相干，遂成霍乱，脐腹刺痛，胁肋胀满，烦躁引饮无度，或感瘴虚热，胸膈不利，或呕或泄并宜。

良姜　白檀香　草豆蔻面包煨　附子制　炙甘草各一钱　丁香七粒

水一盏半，煎七分，用井水浸冷，于呕吐时服之效。或为细末，水调生面糊丸，如芡实大，每服一丸，新汲水磨下亦可。

**《直指》木瓜汤**八二　治吐泻不已，转筋扰乱。

木瓜一两　茴香微炒，二钱半　吴茱萸半两，汤泡　炙甘草二钱

上咬咀，分二服。加姜五片，紫苏十叶，空腹急煎服之。《良方》有生姜二钱五分，无茴香、甘草，名木瓜煎。

**《三因》诃子散**八三　治老幼霍乱，一服即效。

诃子炮，去核　炙甘草　厚朴姜制　干姜炮　神曲炒　良姜炒　茯苓　麦芽炒　陈皮　草豆蔻等份

上为细末。每服二钱，当病发不可忍时，用水煎，入盐少许服之。

**霍乱三方**八四　治霍乱泻利不止，转筋入腹欲死者。

用生姜三两，捣烂，入酒一升，煮三四沸，顿服。

一方：凡霍乱吐泻不能服药，急用胡椒四十粒，以饮吞之。

一方：凡霍乱吐泻不止，用艾一把，水三升，煮一升，顿服之。

**《千金》霍乱方**八五　治霍乱干呕不止。

以蘘叶煎一升，服三次立愈。

**干霍乱二方**八六　凡欲吐不吐，欲下不下，呕恶不止者，谓之干霍乱。

一方：用盐一两，生姜半两，捣，同炒令色变，以水一碗煎，热服。

一方：用丁香十四粒为末，以热汤一盏调服

**《金匮》苓桂术甘汤**八七　治心下有痰饮，胸胁支满，目眩。

茯苓四两　桂枝　白术各三两　甘草二两

上用水六升，煮取三升，分三服，小便即利。

**姜术汤**八八　治心下停饮怔忡。

白姜　白术　白茯苓　半夏曲各一钱　官桂三分　甘草五分

水一盅半，枣三枚，煎服。

**韩氏温中汤**八九　凡病人两手脉沉迟或紧，是皆胃中寒也；若寸脉短少及力少于关尺者，此阴盛阳虚也。或胸膈满闷，腹中胀满，身体拘急，手足厥冷，急宜温之。

丁皮　丁香各五分　厚朴　干姜　陈皮　白术各一钱

水盅半，加葱白、荆芥穗同煎。

**东垣厚朴温中汤**九十　治脾胃寒滞，心腹胀满，或见疼痛。

厚朴姜炒　橘红　干姜各一钱　茯苓　草豆蔻　木香　甘草各五分

水煎温服。

**大正气散**九一　方在和阵二四。

治风寒湿气伤脾，心腹胀闷，有妨饮食。

**强中汤**九二　治生冷寒浆有伤脾胃，遂成胀满，有妨饮食，甚则腹痛。

人参　橘红　青皮　丁香各二钱　白术钱半　附子炮，去皮脐　草豆蔻　干姜炮，各一钱　厚朴姜汁炒　甘草炙，各五分

水盅半，姜三片，红枣二枚，煎七分。不拘时服。呕加半夏。若伤面食，加莱菔子一钱。

**《三因》强中丸**九三　治胃脘虚寒，痰饮留滞，痞塞不通，气不升降。《局方》温中化痰丸，即此方不用半夏。

高良姜　干姜炮　陈皮　青皮各一两　半夏制，二两

上为细末，生姜汁煮糊丸，桐子大。每服三十丸，姜汤下。

**三生饮**九四　此治中风，乃行经治痰之剂，斩关夺门之将，必用人参驱驾其邪而补助真气，乃可用之，否则恐反为害。

生南星一两　生川乌去皮，半两　生附子去皮，半两　木香二钱

每用一两，加人参一两，同煎服。

**严氏三生丸**九五　治痰厥头痛。

南星　半夏　白附子等份

上为末，姜汁浸蒸饼丸，小豆大。每服四十丸，食后姜汤下。

**五生丸**九六　治风痫。

川乌头　附子各生用，去皮脐　南星生　半夏生　干姜生，各半两

上为细末，醋煮大豆汁作面糊和丸，桐子大。每服五丸，冷酒送下，不拘时。

**《局方》温中化痰丸**九七　治停痰留饮。

陈皮　青皮　良姜　干姜等份

上为细末，醋煮糊丸，桐子大。每服三十丸，空心米饮送下。

《宝鉴》**温胃化痰丸**九八　治膈内有寒，脾胃伤饮，胸膈不快，痰涎不已。

半夏制，三两　白术　陈皮　干姜炮，各一两

上为末，姜汁糊丸，桐子大。姜汤下二十丸。

《局方》**倍术丸**九九　治五饮吞酸等证。一曰留饮，停水在心下；二曰澼饮，水在两胁；三曰痰饮，水在胃中；四曰溢饮，水溢在膈；五曰流饮，水在胁间，沥沥有声。皆由饮水过多，或饮冷酒所致。

白术炒，二两　桂心　干姜炒，各一两

上为末，蜜丸。每服二十丸，温米饮下，加至三五十丸，食前服。

《发明》**丁香半夏丸**百　治心下停饮冷痰。

丁香　半夏制，各一两　人参　干姜炮　细辛各五钱　槟榔三钱

上为细末，姜汁糊丸，桐子大。每服三十丸，姜汤下。

《局方》**丁香五套丸**百一　治胃气虚弱，三焦痞塞，不能宣行水谷，故痰饮聚结，呕吐恶心，胀满不食。

丁香　木香　青皮　橘红各半两　白术　茯苓　良姜　干姜各一两　南星制　半夏制，各二两

上为末，汤浸蒸饼丸，桐子大。每服七十丸，温汤下。

《三因》**复元丹**百二　治脾肾虚寒，发为水肿，四肢虚浮，心腹坚胀，小便不通，两目下肿。

附子炮，二两　南木香煨　茴香炒　川椒炒出汗　厚朴制　独活　白术炒　橘红　吴茱萸炒桂心各一两　泽泻一两半　肉豆蔻煨　槟榔各半两

上为末，糊丸桐子大。每服五十丸，紫苏汤不拘时送下。

薛氏加减《金匮》**肾气丸**百三　方在补阵一二四。

治脾肾阳虚，不能制水，为肿为胀。

《济生》**实脾散**百四　治阴水发肿，宜先实脾土。

附子制　炮干姜　厚朴　木香　大腹皮　草果仁　木瓜各钱半

甘草炙，五分

水二盅，姜五片，枣一枚，煎七分。不拘时服。

**严氏实脾散**百五

即前方加白术、茯苓。

《简易》**腹胀方**百六　凡肚腹胀满不能用药者，以独蒜煨熟去皮，棉裹纳下部中，冷即易之。又治关格胀满，大小便不通，亦用上法，气立通。又方：用生姜如指大一块，煨熟，以棉裹乘热纳下部中，冷即易之。

**丁香止痛散**百七　治心痛不可忍。

丁香半两　良姜二两　茴香炒　甘草各两半

上为细末。每服二钱，不拘时沸汤点服。

**胜金散**百八　治卒心痛。

桂枝　延胡索炒　五灵脂　当归各半两

上为末，炼蜜丸，桐子大。每服二十丸，食前陈皮汤送下。

《良方》**铁刷散**百九　治心脾积痛，妇人血气刺痛，酒病恶心，肠滑泄泻。

良姜炒，二两　茴香炒，七钱　苍术制　甘草炙，各二两八钱

上为末。每服二钱，空心姜盐汤调下。

《局方》**蟠葱散**百十　治男妇脾胃虚冷，滞气不行，攻刺心腹，痛连胸胁，膀胱小肠寒疝气疝，及妇人血气刺痛。

苍术米泔浸，切　炙甘草各八钱　三棱煨　蓬术煨　茯苓　青皮各六钱　丁皮　砂仁去壳　槟榔各四钱　延胡索三钱　干姜炒　肉桂各三钱

上每服五钱，水一盏，入连根葱白一茎，煎七分，空心热服；或为末，用葱汤调服二三钱。

**《宝鉴》沉香桂附丸**百十一　治中气虚寒，饮食不美，阴盛阳虚，脏腑积冷，心腹疼痛，胁肋膨胀，腹中雷鸣，便利无度，面色不泽，手足厥冷，及下焦阳虚，疝气疼痛不可忍，腰屈不能伸，喜热熨稍缓等证。

附子炮，去皮脐　川乌制同　沉香　肉桂　干姜炮　良姜炮　茴香炒　吴茱萸炮，各一两

上为末，醋煮面糊丸，桐子大。每服五七十丸，食前米饮下，日二服。忌生冷。

**椒附丸**百十二　治小肠虚冷，小腹痛，小便频而清白。

椒红炒　附子炮　龙骨　桑螵蛸炙　山茱萸　鹿茸酒蒸，焙。各等份

上为末，酒糊丸，桐子大。每服六十丸，空心盐汤下。

**大沉香丸**百十三　治寒气攻冲，心腹刺痛，亦治卒暴心痛。

沉香　干姜炮　姜黄　桂心　檀香各二两　甘松洗，焙　白芷　天台乌药　甘草各半斤　香附一斤　白豆蔻三两

上为末，炼蜜和丸，弹子大。每服一丸，细嚼，生姜汤下，不拘时。

**《辨疑》桂附二陈汤**百十四　治寒疟，寒多热少，腰足厥冷。

附子炮　肉桂　半夏制　白茯苓　陈皮　炙甘草

上㕮咀。每服五六钱，水一盏半，姜三片，枣一枚，煎服。

**扶阳助胃汤**百十五　罗谦甫治崔运使长男云卿，年二十五，体肥养厚，常食凉物寒药，以致秋间疟发，复用水吞砒石等药，反增吐泻，中气愈虚，延至次年四月，复因劳怒，前证大作。诊其脉得弦细而微，手足稍冷，面色青黄，食少痞闷呕酸，气促汗出。余思《内经》云：中气不足，溲便为之变，肠为之苦鸣。下气不足，则为痿厥心悗。又曰：寒气客于肠胃之间，则卒然而痛。非大热之剂不能愈，遂制此方。

附子炮，去皮脐，二钱　干姜炮，钱半　草豆蔻　益智仁　拣参　甘草炙　官桂　白芍药各一钱　吴茱萸　陈皮　白术各五分

上咬咀。水二盏，枣二枚，姜三片，煎八分。食前温服。三服后，大势去，痛减半。至秋灸中脘以助胃气，次灸气海百余壮，生发元气。明年复灸三里二七壮，亦助胃气，引气下行。仍慎加调摄，一年而平复。

**五味沉附汤**百十六　治虚寒无阳，胃弱干呕。

熟附子　干姜炮，各一钱　白术　炙甘草各钱半　沉香五分

水盏半，姜五斤，煎七分，食前服。

**二味沉附汤**百十七　治瘴疾上热下寒，腿足寒厥。

沉香磨汁　附子制，各三钱

水一盏半，生姜三片，煎八分，去渣，入沉香汁放冷服。此药主上热下寒。《全集》云：沉水真正铁角沉香，其味甘辛者为美，辛辣者性热；附子降气敛阳。治阴毒冷瘴，只一服而回生起死，真可以夺化功。

**《济生》七枣汤**百十八　治瘴疟，或因感冒风寒，或是五脏气虚，阴阳相搏，寒多热少，或但寒不热，皆可服。

大附子一枚。制，分四服。

又方：用川乌代附子，以水调陈壁土为糊，浸泡七次

水二盏，姜七片，枣七枚，煎一盏。当发日早晨空心温服，仍吃枣子三、五枚，忌如常。

**冷汤**百十九　治瘴毒内寒外热，咽嗌间烦躁不解。

人参半两　大附子一钱　甘草炙，三寸　淡竹叶十四片　大枣五枚

水煎温服，或冷服。甚者，宜倍用人参、附子，不可拘此常数。

**生姜煎**百二十　治瘴如疟，憎寒壮热。

老生姜一大块，打破，湿纸包，煨热

上用水一盅，煎半盅。热服取微汗。

**芎附散**一二一 治五种痛痹，自腿臂间发作不定者。

小川芎 附子炮，去皮 黄芪 防风 白术 当归酒洗 熟地 桂心 甘草 柴胡等份

小二盅，姜三片，枣二枚，煎八分。空心服。

**《局方》参附渗湿汤**一二二 治坐卧湿地，雨露所袭，身重脚弱，关节疼痛，发热恶寒，小便不利，大便溏泄。

人参 白术 茯苓 甘草 附子炮 干姜炮 桂枝 芍药等份

水二盅，姜三片，枣一枚，煎八分。不拘时服。

**七味渗湿汤**一二三 方在和阵一七四。

治寒湿所伤，身体重着，小便赤涩，大便溏泄。

**熨背散**一二四 治胸痹心背疼痛气闷。

乌头 细辛 附子 羌活 川椒 桂心各一两 川芎一两二钱

上为末，以少醋拌匀，或炒热，或用帛裹微火炙令暖以熨背上，取瘥乃止。忌生冷如常服。按：此方当用气，惟诸辛香者佳，附子似不必用。

**温中法曲丸**一二五 治脾痹发咳呕汁。

法曲炒 枳实面炒 白茯苓 吴茱萸汤浸，炒 桂心 厚朴姜制 当归 甘草炙，各三两 人参 麦冬 干姜炮 细辛 附子炮 桔梗炒，各一两 麦芽微炒，五合

上为细末，炼蜜丸，桐子大。每服七十丸，食前熟水下，日三。

**丹溪龙虎丹**一二六 治走注疼痛，或麻木不仁，或半身疼痛。

草乌 苍术 白芷各一两

上为末，水拌发热过，再入乳香二钱，当归、牛膝各半两，酒糊丸，弹子大。酒化下。

**活络丹**一二七　方在和阵二七七。

治中风手足不用，日久不愈，经络中有湿痰死血者。

**《济生》二至丸**一二八　治老人虚弱，肾气虚损，腰痛不可屈伸。

附子炮，去皮脐　桂心　杜仲制　补骨脂炒，各一两　鹿角霜　鹿角镑　鹿茸酒炙　青盐另研，各半两

上为末，酒煮糊丸，桐子大。每服七十丸，空心用胡桃肉细嚼，盐汤或盐酒送下。如畏热药者，去附子，加肉苁蓉。

**《三因》肾著汤**一二九　治肾虚身重，腰冷如在水中，不渴，小便自利，食饮如故，腰下重痛如带五千钱。

茯苓　白术各四两　炙甘草　干姜炮，各二两

上㕮咀。每服四钱，水煎，空心冷服。一方用姜四两，术二两。《良方》每服有杏仁五分，治妊娠脚肿。

**韩氏茵陈附子汤**百三十　治发黄，服四逆汤，身冷汗不止者。

附子二个，各作八片　干姜炮，二两半　茵陈一两半

上用水煎，分作三服。

**韩氏小茵陈汤**一三一　治发黄，脉沉细，四肢及遍身冷。

附子一个，炮，作八片　炙甘草一两　茵陈二两

上用水二升，煮一升，分作三服。

**韩氏茵陈橘皮汤**一三二　治身黄，脉沉细数，热而手足寒，喘、呕、烦躁不渴者。

茵陈　橘皮　生姜各一两　白术二钱半　半夏　茯苓各五钱

上用水四升，煮取二升，放温，分作四服。

**五膈散**一三三　方在和阵一百五六。

治五膈、五噎。

**十膈散**一三四　方在和阵一百五八。

治十般膈气。

**五噎散**一三五　方在和阵一百五九。

治诸气结聚，胸膈痞闷，痰逆恶心，饮食不进。

**《良方》白术圣散子**一三六　治一切泻痢久不瘥，并妇人产后痢疾。

白术　砂仁　当归　肉豆蔻　干姜炮　陈皮　炙甘草　石榴皮　诃子　芍药炒，等份

上咬咀。每服五钱，水一盏半，入乳香一豆大，煎八分，食前服。

**仲景吴茱萸汤**一三七　呕而胸满，干呕吐涎沫，头痛，及食谷欲呕者，此方主之。

吴茱萸一升　人参三两　生姜六两　大枣十枚，擘

上四味，以水五升，煮取三升。温服七合，日三服。

**《良方》吴茱萸汤**一三八　治冒暑伏热，腹痛泻痢，或饮食过度，霍乱吐泻，或食冷冒寒，或忍饥大怒，或因舟车伤动胃气，令人吐泻并作，转筋逆冷等证，迟则不救。

吴茱萸　木瓜　食盐各半两

上同炒令焦，先用瓷瓶盛水三升，煮百沸入药，煎至二升以下，倾一盏，或冷或热，随病人之便服之。若卒无前药，只用盐一撮，醋一盏，同煎八分，温服。或盐、梅咸酸等物皆可用。

**吴茱萸散**一三九　治肠痹寒湿内聚，腹痛满气急，大便飧泄。

炮干姜　炙甘草　吴茱萸　肉豆蔻面裹煨　砂仁　神曲炒，各一钱　白术　厚朴姜制　陈皮各二钱　一方有良姜。

上为末。每服二钱，空心米饮调下。

**海藏吴茱萸丸**百四十　治下痢脏腑不调，胀满腹痛，水谷不化，怠惰嗜卧，时时下痢，乃阴湿证也。

吴茱萸<sub>两半，汤洗，炒</sub>　神曲<sub>炒，五两</sub>　白术<sub>炒，四两</sub>　肉桂　干
姜<sub>炮，各二两半</sub>　川椒<sub>去目，炒，一两</sub>

上为末，糊丸，桐子大。米饮下三五十丸，食前服。

**杨氏八味汤**－四－　治脾胃虚寒，气滞不行，心腹刺痛，脏
腑虚滑。

人参　当归　炮姜　吴茱萸<sub>汤泡七次</sub>　肉桂　丁香　木香　陈
皮<sub>各一钱</sub>

上㕮咀。水一盏半，煎七分。温服无时。按：此汤味太刚
烈，当加炙甘草乃妙。

**仲景真武汤**－四二　治少阴伤寒，腹痛，小便不利，四肢沉
重疼痛，自下利者，此为有水气，其人或咳，或小便利，或下
利，或呕者。

茯苓　芍药　生姜<sub>各三两</sub>　白术<sub>二两</sub>　附子<sub>一枚，炮去皮，切八片</sub>

上五味，以水八升，煮取三升，去滓。温服七合，日三服。
若咳者，加五味子半升，细辛、干姜各一两。

小便利者，去茯苓。下利者，去芍药，加干姜二两。呕者，
去附子，加生姜足前成半斤。

**《良方》九宝丹**－四三　调理脾胃，止泄泻。

人参　白术<sub>炒</sub>　茯苓　炙甘草　干姜<sub>炮</sub>　木香　藿香<sub>去土</sub>　诃
子<sub>去核</sub>　肉豆蔻<sub>面炒，各一钱</sub>

水一盏半，加姜煎。食远服。

**《济生》四桂散**－四四　治本元气虚，真阳耗散，脐腹冷痛，
泄泻不止。

人参　附子<sub>炮</sub>　白茯苓　木香<sub>各一两</sub>

上㕮咀。每服五七钱，水一盏半，煨姜五片，盐少许，食远
煎服。滑泄不止。加肉豆蔻、诃子，名六桂散。《活人》有白术，
无诃子。

**仲景白通汤**一四五　治少阴病下利。

葱白四茎　干姜一两　附子一枚，生用，去皮，破八片

上三味，以水三升，煮取一升，去滓，分温再服。

白通加猪胆汁汤，即于前方加人溺五合，猪胆汁一合，治少阴下利，无脉，干呕而烦者。服汤后，脉暴出者死，微续者生。

**仲景桃花汤**一四六　治少阴伤寒，下利便脓血。

赤石脂一半筛末，一半全用　干姜一两　粳米一升

上三味，以水七升，煮米令熟，去滓。温服七合，纳所筛赤石脂细末方寸匕，搅匀服之，日三服。若一服愈，余勿服。

**洁古浆水散**一四七　治暴泻如水，周身汗出，一身尽冷，脉微而弱，气少不能语者，甚者加吐，即为急证。

半夏一两，制　附子制　炮姜　肉桂　甘草各五钱　良姜二钱半

上为末。每服三钱，浆水一盏半，煎至半盏。热服。

**《澹寮》附子茴香散**一四八　治气虚积冷，心腹绞痛，泄泻食少。

人参　白术　茯苓　炙甘草各七分　附子制　炮姜各五分　茴香　肉豆蔻各四分　木香三分　丁香五粒

水一盏半，煎七分。食远服。

**《本事》五味子散**一四九　治肾泄，在侵晨及五更作泻，饮食不进，不时去后。

五味子炒，二两　吴茱萸炒，一钱

上为末。每服二钱，白汤调下。为丸尤效。

**《本事》二神丸**百五十　治脾胃虚寒，不思饮食，泄泻不止。

肉豆蔻生用，二两　补骨脂炒，四两

上为末，用大肥枣四十九枚，入生姜片四两同煮，以枣烂为度，去姜，取枣肉捣药为丸，桐子大。每服五六十丸，白汤下。

**薛氏四神丸**一五一　治脾肾虚寒，大便不实，饮食不思，及

泄痢腹痛等证。

补骨脂<sub>炒，四两</sub>　肉豆蔻<sub>面煨</sub>　五味子<sub>各二两</sub>　吴茱萸<sub>汤浸，炒，</sub>
<sub>一两</sub>

上为末，用大枣百枚，同姜八两煮烂，取肉捣丸，桐子大。每服七八十丸，空心食前白汤下。按：此丸不宜用枣，但以姜汁煮面糊为丸更佳。

**《澹寮》四神丸**一五二　治脾肾泄，清晨溏泻。

补骨脂<sub>炒，四两</sub>　肉豆蔻<sub>二两</sub>　木香<sub>半两</sub>　小茴香<sub>炒，一两</sub>

上为末，姜煮枣肉为丸，桐子大。白汤送下。

**《医林》四神丸**一五三　治寒疝胀痛不已。

荜澄茄　木香<sub>各半两</sub>　吴茱萸<sub>半酒浸，半醋浸</sub>　香附<sub>各一两</sub>

上为末，糊丸，桐子大。每服七八十丸，空心盐汤或乳香、葱汤任下。

**《集要》四神丸**一五四　方在补阵一五八。

治小便频数不禁。

**五味子丸**一五五　治下元虚寒，火不生土，以致命门不暖，关门不闭，名曰肾泄，亦名脾肾泄。

人参　白术<sub>炒</sub>　北五味子<sub>炒</sub>　补骨脂<sub>炒，各三两</sub>　山药<sub>炒</sub>　白茯苓<sub>各两半</sub>　吴茱萸<sub>汤泡，炒</sub>　川巴戟<sub>去心，炒</sub>　肉果<sub>面煨，各一两</sub>
龙骨

上为末，酒糊丸，桐子大。每服百余丸，食前白汤或米汤任下。

**《得效》荜茇丸**一五六　治滑泄中寒者宜之。

荜茇　川姜<sub>炮</sub>　丁香<sub>不见火</sub>　附子<sub>炮，去皮脐</sub>　良姜　胡椒　吴茱萸<sub>汤浸，炒，各一两</sub>　山茱萸　草豆蔻<sub>去皮，各半两</sub>

煮枣肉丸，桐子大。每服五六十丸，食前陈米饮下，日三服。

《局方》**肉豆蔻丸**一五七　治脾胃虚弱，胀满，水谷不消，脏腑滑泄。

肉豆蔻<sub>面煨</sub>　苍术<sub>制</sub>　干姜<sub>炮</sub>　厚朴<sub>制</sub>　陈皮<sub>各四两</sub>　炙甘草　茴香<sub>炒</sub>　肉桂　川乌<sub>炮，去皮脐</sub>　诃子肉<sub>各二两</sub>

上用汤浸蒸饼为丸，梧子大。每服七八十丸，食前白滚汤下。

**陈氏肉豆蔻丸**一五八　方在小儿五六。

治肠滑泻痢。

《济生》**诃梨勒丸**一五九　治大肠虚冷，泄泻不止，腹胁引痛，饮食不化。

诃梨勒<sub>面裹煨</sub>　附子<sub>炮</sub>　肉豆蔻<sub>面裹煨</sub>　木香　吴茱萸<sub>汤泡，炒</sub>　龙骨<sub>生用</sub>　白茯苓<sub>去皮</sub>　荜茇<sub>各等份</sub>

上为细末，生姜汁煮面糊为丸，梧子大。每服七十丸，空心米饮下。

《良方》**厚朴丸**百六十　治寒中洞泄，实滞胀满等证。

厚朴<sub>炒</sub>　干姜<sub>炒，等份</sub>

上水拌炒为末，水糊丸，桐子大。每服五十丸，米饮下。

《百一》**缩脾丸**一六一　治滑泄不禁。

白术<sub>炒</sub>　厚朴<sub>姜炒</sub>　赤石脂　肉豆蔻<sub>面煨</sub>　干姜<sub>炒，各一两</sub>　附子<sub>制</sub>　荜茇　神曲<sub>炒，各五钱</sub>

上为细末，醋糊丸，桐子大。每服五七十丸，空心米饮下。

《三因》**桂香丸**一六二　治脏腑虚寒，为气寒所搏，冷滑注下不禁，危笃者累效。

附子　肉豆蔻<sub>面煨</sub>　白茯苓<sub>各一两</sub>　桂心　干姜<sub>炒</sub>　木香<sub>各半两</sub>　丁香<sub>二钱半</sub>

上为末，面糊丸，桐子大。空心米饮下五七十丸。

《宝鉴》**陈曲丸**一六三　磨积，止泻痢，治腹中冷痛。

陈曲一两半　人参　白术炒　当归炒　干姜　肉桂　甘草炙　厚朴制，各半两

上为末，炼蜜丸，桐子大。每服三五十丸，温酒或淡醋汤任下，日二服。

**杨氏萆薢分清饮**一六四　治真元不足，下焦虚寒，或服寒凉刮药过多，小便白浊，频数无度，澄如膏糊等证。

益智仁　川萆薢　石菖蒲　乌药各等份

上㕮咀。每服五六钱，水一盏，入盐一捻，煎七分。食前温服。

一方加茯苓、甘草。

**益智汤**一六五　治肾经亏损，遗精白浊，四肢烦倦，时发蒸热等证。

鹿茸酥炙　巴戟肉　枸杞子　熟地黄　苁蓉酒浸　牛膝酒浸　附子炮，去皮脐　桂心不见火　山茱萸　白芍药　炙甘草　防风各等份

上每服三钱，水一盏，姜五分，盐少许同煎。空心服。

**《局方》安肾丸**一六六　治肾经积冷，下元衰惫，目暗耳鸣，四肢无力，夜梦遗精，小便频数，脐腹撮痛，食少体瘦，神困健忘。常服壮元阳，益肾水。

肉桂去粗皮，不见火　川乌炮，去皮脐，各一斤　白术　山药　茯苓　肉苁蓉酒浸，炙　巴戟去心　补骨脂炒　萆薢　桃仁面炒　石斛炙　白蒺藜炒去刺，各三斤

上为末，炼蜜丸，桐子大。每服三五十丸，温酒或盐汤下，空心食前服。疝气，茴香汤下。《三因》安肾丸无茯苓、肉桂二味。

**小安肾丸**一六七　治肾气虚乏，下元冷惫，夜多溲溺，体瘦神倦，腰膝沉重，泄泻肠鸣，眼目昏暗，牙齿蛀痛。

川楝子一斤。用香附子、川乌各一斤，加盐四两，水四升同煮，候干去香附、川乌不用，取川楝切焙　小茴十一两　熟地八两　川椒四两，去闭口者，微炒出汗

上为末，酒糊丸，桐子大。每服二三十丸，空心临卧，盐汤或酒任下。

**西蜀石刻安肾丸**一六八　治真气虚惫，脚膝软弱，夜梦遗精，小便滑数。

附子制　肉桂　川乌制　川椒去目，微炒出汗　菟丝制　巴戟制　补骨脂酒炒　赤石脂煅　远志制　茯神　茯苓　苍术米泔浸炒　山茱萸　杜仲制　石斛　胡芦巴炒　柏子仁　韭子微炒　小茴酒炒　肉苁蓉酒浸　川楝子酒蒸，去核，各二两　鹿茸制，一两　青盐四钱　山药四两，作糊

上为末，酒煮山药糊丸，桐子大。每服七八十丸，空心盐汤或白汤下。

**《元戎》小已寒丸**一六九　一名强中丸。治脾胃积冷中寒，洞泄倦怠，不思饮食。进食，止自汗，厚肠胃。见《肘后》，甚验。

艾叶四两　苍术一两，炒　吴茱萸炒　陈皮炒，各二两

上用米醋二升浸一宿，漉出曝干，再于原醋内拌匀，炒令紫色，焙干为末，稀糊丸，桐子大。每服三五十丸，空心食前，温酒、盐汤、米汤、白汤任下。

**《局方》大已寒丸**百七十　治脏腑虚寒，心腹疠痛，肠鸣泄泻，自利自汗，米谷不化，手足厥冷，阴盛阳衰等证。

荜茇　肉桂各四两　干姜炮　良姜各六两

水煮面糊为丸，桐子大。每服二三十丸，食前米饮下。

**《元戎》大已寒丸**一七一　治诸沉寒冷秘等证。

吴茱萸　官桂　干姜　良姜　乌头　附子

上为末，醋糊丸，桐子大。每服三五十丸，米饮下，空心食前，日二服。无所忌。

**海藏已寒丸**—七二　此丸不僭上而阳生于下。治阴证服四逆辈，胸中发躁而渴者，或数日大便秘，小便赤涩，服此丸，上不燥，大小便自利。

肉桂　附子炮　乌头炮　良姜　干姜　芍药　茴香各等份

上为末，米糊丸，桐子大。空心温水下五七十丸，或八九十丸，食前亦可。酒醋糊丸亦可。海藏云：已寒上五味虽热，以芍药、茴香润剂引而下之，阴得阳而化，故大小便自通，如得春和之阳，冰自消矣。

**十补丸**—七三　治肾脏虚冷，面黑足寒，耳聋膝软，小便不利等证。

附子炮　五味各二两　山药　山茱萸　丹皮　桂心　鹿茸制　茯苓　泽泻各一两

炼蜜丸，桐子大。每服六七十丸，盐汤下。

**《百选》十补丸**—七四　治小肠寒疝。

附子一大枚，制　胡芦巴　木香　巴戟天　川楝肉　延胡索　官桂　荜澄茄　大茴香　补骨脂炒，各一两

上为末，酒煮糯米粉糊为丸，桐子大，朱砂为衣。空心酒下五十丸。

**《集成》神应散**—七五　治寒疝诸疝，心腹痛不可忍，散气开郁。

延胡索　胡椒　小茴香等份

上为末。每服二钱，酒调下。

**《金匮》当归生姜羊肉汤**—七六　治寒疝腹中痛，及胁痛里急者。

当归三两　生姜五两　羊肉一斤

上三味，以水八升，煮取三升，温服七合，日三服。若寒多者，加生姜成一斤；痛多而呕者，加橘皮二两，白术一两。如加生姜，亦须加水五升，煮取三升二合服之。

**丹溪肾气丸**一七七　治诸疝痛。

小茴香炒　补骨脂炒　吴茱萸盐炒，各五钱　胡芦巴七钱半　木香三钱半

上为末，萝卜汁丸，桐子大。盐汤下五七十丸。

**《百选》胡芦巴丸**一七八　治小肠气，蟠肠气，奔豚，疝气，偏坠阴肿，小腹有形如卵，上下来去，痛不可忍，或绞结绕脐攻刺，呕吐者。

胡芦巴炒，一斤　大巴戟炒　川乌炮，去皮，各六两　川楝子炒，十八两　茴香二十两　吴茱萸汤浸七次，炒，十两

上为末，酒糊丸，桐子大。每服十五丸至二十丸，空心温酒下。

**东垣丁香楝实丸**一七九　治寒疝气血留滞。

当归酒洗　附子炮　川楝肉　茴香各一两

以上㕮咀，用好酒三升同煮，酒尽焙干为末，每药末一两，入没药、丁香、木香各五分，全蝎十三个，延胡索五钱。

上俱为末，拌匀，酒糊丸，桐子大。每服三五十丸，加至百丸，空心温酒送下。

**苦楝丸**百八十　治奔豚小腹痛，神效。

川苦楝子　茴香各二两　附子一两，炮，去皮脐

上三味，用酒二升，同煮尽为度，焙干为末，每药末一两，入延胡索三钱，一作五钱，全蝎十八个，炒，丁香十八粒。

俱为末，和匀，酒糊丸，桐子大。温酒下五十丸，空心服。

如痛甚，煎当归酒下。

**《良方》三层茴香丸**－八－　治肾与膀胱俱虚，邪气搏结不散，遂成寒疝，脐腹疼痛，阴丸偏大，肤囊壅肿，有妨行步，或瘙痒不止，时出黄水，浸成疮疡，或长怪肉，或外肾肿胀，冷硬如石，日以渐大，须温导阳气，渐退寒邪，补虚消疝，暖养肾经。凡一应小肠气寒疝之疾，久新不过三料。

第一料：

舶上茴香用盐半两，同炒焦黄，和盐秤用一两，连下共重四两　川楝子炮，去核　沙参洗　木香各一两

上为细末，米糊丸，桐子大。每服二三十丸，空心温酒或盐汤下，日三服。小病一料可安，病深者，一料才尽，便可用第二料。

第二料：

如前方加荜茇一两　槟榔五钱

上六味，共重五两半，依前糊丸，服如前。若未愈，再服第三料。

第三料：

如前方加白茯苓佳者，四两　附子炮，去皮脐，或五钱，或一两

上八味，共重十两，丸服如前，渐加至三四十丸。凡小肠气频发及三十年者，或大如栲栳者，皆可消散，神效。

**夺命丹**－八二　治远年近日小肠疝气，偏坠搐痛，脐下胀痛，以致闷乱，及外肾肿硬，日渐滋长，阴间湿痒等证。

吴茱萸拣净，一斤。分四份用，酒、醋、盐汤、童便各浸一宿，焙干　泽泻净片，二两，酒浸一宿

上为末，酒糊丸，桐子大。每服五十丸，食前盐酒或盐汤下。

《良方》**夺命丹**一八三　方在妇人六五。

治瘀血入胞，胀满难下。

**万氏夺命丹**一八四　方在痘疹八二。

治痘疮倒陷，解毒发痘。

《外科》**夺命丹**一八五　方在外科七七。

治疗疮发背，恶毒恶证，有夺命之功。

《局方》**二气丹**一八六　治虚寒积冷，小便不禁，老人、虚人尺脉微弱患此者。

硫黄制，研细　肉桂各二钱半　干姜炮　朱砂研为衣，各二钱　附子制，半两

上以面糊丸，桐子大。每服二十丸，空心盐汤下。

《局方》**半硫丸**一八七　治高年冷秘虚秘，及痃癖冷气。《简易》曰：此润剂也。

半夏汤泡七次，焙干为末　硫黄明净者，研极细，用柳木槌子杀过

上等份，以生姜汁打糊丸，桐子大。每服五七十丸，用无灰酒或生姜汤任下。

**养正丹**一八八　治上盛下虚眩晕，此药升降阴阳，及咳逆翻胃，霍乱吐泻，中风涎潮，不省人事，伤寒阴盛，唇青自汗。

硫黄为末　黑锡熔净　水银　朱砂研，各一两

上将锡熔化，入硫末，渐入渐搅为末，再入水银同擂。如硬，再于火上微煅，又擂匀放冷，研极细末，糯米糊丸，绿豆大。每服三十丸，空心盐汤下。

《局方》**黑锡丹**一八九　治痰气壅塞，上盛下虚，肾水亏竭，心火炎盛，或一应下虚阴寒，真头痛等证，及妇人血海久冷无子，赤白带下。

黑锡去滓，二两，炒末　硫黄二两　肉桂五钱　附子炮　木香　沉

香　舶茴香　补骨脂　阳起石<sub>水飞</sub>　胡芦巴<sub>酒浸炒</sub>　肉豆蔻<sub>面裹煨</sub>　金铃子<sub>蒸，去皮核，各一两</sub>

上用新铁铫将锡化开，下硫黄末，提起，以木杵擂极细，放地上退火毒，同余药研一日，至黑光色为度，酒糊丸，桐子大，阴干入布袋内擦令光莹，每服四十丸，空心姜盐汤下，女人艾枣汤下。

**《局方》红丸子**<sub>百九十</sub>　和脾胃，消宿食，去膨胀，治大人小儿脾胃之证，极有神效。

京三棱<sub>浸软切片</sub>　蓬术<sub>煨</sub>　青皮　橘红<sub>各五斤</sub>　干姜<sub>炮</sub>　胡椒<sub>各三斤</sub>

上为末，用醋糊丸，桐子大，矾红为衣。每服三十丸，食后姜汤送下。小儿临时加减与服丸，治饮食所伤，中脘痞满，服之应手而愈。妊妇恶阻呕吐，全不纳食，百药不治者，惟此最妙，可佐二陈汤服之。但人疑其堕胎，必不信服，每易名用之，时有神效；但恐妊妇偶尔损动，未免归咎此药，是当酌而防之。

**椒囊法**<sub>一九一</sub>　辟一切瘴疾时气，风寒时气。

红川椒<sub>去闭口者</sub>

以绛纱囊贮椒两许，悬佩身旁近里衣处，则一切邪气不能侵犯。

**椒红丸**<sub>一九二</sub>　治元脏伤惫，目暗耳聋。服此百日，觉身轻少睡足有力，是其效也；服及三年，心智爽悟，目明倍常，面色红悦，须发光黑。

川椒<sub>去目并合口者，炒出汗，捣取红一斤</sub>　生地黄<sub>捣自然汁，熬取浓汁一升</sub>

上将生地汁熬至稀稠得所，和椒末捣丸，梧子大。每空心温酒下三四十丸。合药时，勿令妇人鸡犬见。有诗曰：其椒应五行，其仁通六义。欲知先有功，夜间无梦寐。四时去烦劳，五脏调元气。明目腰不疼，身轻心健记。别更有异能，三年精自秘。回老返婴童，康强不思睡。九虫顿消亡，三尸自逃避。若能久饵之，神仙应可冀。

# 固 阵

**《局方》牡蛎散**一 治诸虚不足，及大病后体虚，津液不固，常常自汗。

黄芪蜜炙 麻黄根 牡蛎煅，淬醋中，各二钱半

水一盅半，加小麦百粒，煎八分。食远温服。

**牡蛎白术散**二 治漏风证，以饮酒中风，汗多，食则汗出如洗，久而不治，必成消渴。

牡蛎煅，一钱 白术炒 防风各二钱。

水二盅，煎八分。食远温服。

**《宣明》白术散**三 治虚风多汗，食则汗出如洗，少气痿弱，不治必为消渴证。

白术二两 防风五两 牡蛎煅，六钱

上为末。每服一钱，温水调下，不拘时。如恶风，倍白术。如多汗面肿，倍牡蛎。按：此方虽与前同，而用法不同，故并存之。

**神效麦面汤**四 治心虚盗汗。

麦面炒黄色，一钱 防风 白术 牡蛎煅，醋淬 黄芪蜜炙，一钱半

水一盅半，枣二枚，煎八分。调服辰砂妙香散极效。在后十五。

**黄芪汤**五 方在补阵四六。

治自汗盗汗。

**《圣惠》宁肺散**六 治新久咳嗽，肺气不通，咯唾脓血，自

汗咳嗽，常年不愈者，服之立止，并坐卧不安，语言不出等证。

乌梅肉<sub>七分</sub>　罂粟壳<sub>二钱，去筋，蜜炙</sub>

上为细末。不拘时，乌梅汤调下。

**《选要》安眠散**<sub>七</sub>　治上咳嗽久而不止。

款冬花　麦门冬　乌梅肉　佛耳草<sub>各四分</sub>　橘红<sub>五分</sub>　炙甘草<sub>三分</sub>　粟壳<sub>蜜炙，一钱</sub>

上为末。水一盏，煎八分，入黄蜡如枣核许煎化。临睡温服。

**丹溪百药煎**<sub>八</sub>　劫嗽立止。

百药煎　诃子　荆芥穗<sub>等份</sub>

上为极细末，蜜丸噙化。

**《集成》三妙汤**<sub>九</sub>　治久嗽。

乌梅肉<sub>三个</sub>　北枣<sub>三枚</sub>　粟壳<sub>蜜炙，四个</sub>

水一盏半，煎七分。食后服。

**九仙散**<sub>十</sub>　治一切咳嗽不已。

人参　款冬花　桔梗　桑白皮　五味子　阿胶　贝母　乌梅<sub>各五分</sub>　御粟壳<sub>二钱，蜜炙</sub>

水一盏半，姜一片，枣一枚，煎七分。食远服。

**劫嗽丸**<sub>十一</sub>　治久嗽失气失声者，宜此敛之。新咳者不宜用也。

诃子肉　百药煎　荆芥穗<sub>等份</sub>

上为细末，蜜丸噙化。

**五味子丸**<sub>十二</sub>　劫咳嗽如神。

五味子<sub>五钱</sub>　甘草<sub>二钱半</sub>　文蛤　风化硝<sub>各一钱</sub>

上为末，炼蜜丸，芡实大。噙化。

**罂粟丸**<sub>十三</sub>　治一切久嗽劳嗽，一服即愈。

罂粟壳<sub>新者一半，去蒂，切，焙干。陈者一半，泡去筋膜，炒。各一两</sub>

上共为末，蜜丸，弹子大。临睡嚼服一丸。一方用罂粟子半斤，淘净焙干，炒黄为末，沙糖丸，弹子大，每服一丸，临卧棉包含化。

**《统旨》润肺丸**十四　治咳嗽。

诃子　五味子　五倍子　甘草<sub>等份</sub>

上为末，蜜丸噙化。久嗽者，加罂粟壳。

**《良方》辰砂妙香散**十五　治心气不足，惊痫，或精神恍惚，虚烦少气少睡，夜多盗汗，心虚遗精白浊，服之安神镇心。

黄芪　山药<sub>姜汁炒</sub>　茯苓　茯神　远志<sub>甘草汤制，各一两</sub>　人参　炙甘草　桔梗<sub>各五钱</sub>　木香<sub>二钱</sub>　麝香<sub>一钱，另研</sub>　朱砂<sub>三钱，另研</sub>

上为末。每服二钱，不拘时，温酒调下，或用麦面汤调下。

**《局方》王荆公妙香散**十六　安神秘精定心气。

人参　龙骨<sub>五色者</sub>　益智<sub>各一两</sub>　白茯神　白茯苓　远志<sub>制</sub>　甘草<sub>炙，各五钱</sub>　朱砂<sub>飞，二钱半</sub>

上为末。每服二钱，空心临卧温酒调下。

**《本事》金锁丹**十七　治梦泄遗精，关锁不固。

舶茴　胡芦巴　补骨脂<sub>炒</sub>　白龙骨<sub>各一两</sub>　木香<sub>两半</sub>　胡桃肉<sub>三十个，研膏</sub>　羊肾<sub>三对，切开，用盐半两擦，炙熟，捣膏</sub>

上为末，和二膏加酒浸蒸饼为丸，桐子大。每服三五十丸，空心盐汤下。

**《和剂》金锁正元丹**十八　治真气不足，遗精盗汗，目暗耳鸣，呼吸短气，四肢酸倦，一切虚损等证。

补骨脂<sub>十两，酒浸，炒</sub>　肉苁蓉<sub>酒洗，焙</sub>　紫巴戟<sub>去心</sub>　胡芦巴<sub>炒，各一斤</sub>　文蛤<sub>八两</sub>　茯苓<sub>去皮，六两</sub>　龙骨<sub>二两</sub>　朱砂<sub>三钱，另研</sub>

上为细末，酒糊丸，桐子大。每服二十丸，空心温酒、盐汤任下。

**万氏金锁思仙丹**十九　治男子嗜欲太过，精血不固，此涩以去脱之剂。

莲蕊　芡实　石莲子各十两　金樱膏三斤

上以金樱煎膏如饧，入前三味药末和丸，桐子大。空心盐酒下三十丸。服久精神完固，大能延年。平时服食，忌葵菜、车前子。

**《医林》金锁匙丹**二十　治男妇精滑，遗泄不禁，梦与鬼交。

茯苓　茯神各二钱　远志制　龙骨煅，各三钱　左股牡蛎煅，四钱

上为末，酒糊丸，桐子大。每服四十丸，空心盐汤或酒下。

**玉锁丹**二一　治玉门不闭，遗精日久，如水之漏，不能关束者。

文蛤八两　白茯苓二两　白龙骨一两

上为细末，米糊丸，桐子大。每服七十丸，空心淡盐汤下，临睡更进一服，极效。

**《御药》玉锁丹**二二　治精气虚滑，遗泄不禁。

龙骨　莲花蕊　鸡头子　乌梅肉等份

上为末，用熟山药去皮为膏和丸，小豆大。空心米汤下三十丸。

**《经验》水陆二仙丹**二三　治精脱肾虚，梦遗白浊等证，与补阴药同用，甚有奇效。

金樱膏一斤

用金樱子不拘多少，入粗麻布袋内擦去毛刺，捣烂入缸，以水没头，浸一二宿，滤去渣，取汁以棉滤二三次，却入铜锅，用桑柴文火熬成膏，取起，以瓷瓶收贮听用。

芡实粉—斤

上二味和匀，丸桐子大。每服二三百丸，空心淡盐汤下。

《经验》**金樱丸**二四　治梦遗精滑，小便后遗溺。

金樱子　芡实各—两　龙骨煅　白莲蕊各五钱

上为末，糊丸，桐子大。每服八十丸，空心盐酒下。

《正传》**经验秘真丹**二五　治肾虚遗精，梦泄白浊等证。

菟丝子制　韭子　补骨脂炒　杜仲姜汤炒　干姜炒，各—两　龙
骨　牡蛎煅　山茱萸　赤石脂各五钱　远志　覆盆子　巴戟肉　枸
杞　山药各七钱半　鹿角胶—两半　柏子仁—两　金樱子取黄者，去刺
核，焙，净肉二两　黄柏盐酒炒，七钱五分

上为细末，炼蜜丸，桐子大。每服百丸，空心姜盐汤下。

《局方》**锁精丸**二六　治白浊白带，小便频数。

补骨脂　青盐　白茯苓　五味子炒，等份

一方用五倍子。

上为末，酒糊丸，桐子大。每服三十丸，空心温酒下。

**东垣固真丸**二七　治精滑久不愈。

牡蛎不拘多少，用砂锅内煅，醋淬七遍为末

上以醋糊为丸，桐子大。每服五七十丸，空心盐汤下。

《良方》**固真散**二八　治才睡着即泄精。此二味大能涩精固
真气，暖下元。

韭子—合　白龙骨—两

上为细末。每服二钱，空心用酒调服。

《济生》**固精丸**二九　治下元虚损，白浊如脂，或胞气虚
寒，腰重少力，小便无度并效。

牡蛎煅　菟丝子酒浸蒸炒　韭子炒　龙骨煅　北五味炒　白茯
苓　桑螵蛸酒炙　白石脂煅，各等份

上为细末，酒糊丸，桐子大。每服七十丸，空心盐汤下。

**《直指》固精丸**三十　治肾虚有火，精滑，心神不安。

黄柏酒炒　知母酒炒，各一两　牡蛎煅　龙骨煅　莲蕊　芡实　山茱萸　远志甘草制　茯苓各三钱

上为末，山药糊丸，桐子大。每服五十丸，空心温酒下。

**《百一》固元丹**三一　治元脏久虚，遗精白浊五淋，及小肠膀胱疝气，妇人赤白带下，血崩便血等疾，以小便频利为效。

好苍术刮净，米泔浸，咀片，一斤。择坚而小者佳，惟茅山者尤妙。分作四份制之。一份用小茴香、食盐各一两同炒。一份用川椒、补骨脂各一两同炒。一份用川乌头、川楝子肉各一两同炒。一分用醇醋、老酒各半斤同煮干，焙燥。

上连炒诸药同为末，用酒煮糊丸，桐子大。每服三五十丸，男以温酒，女以醋汤空心下。此高司法方也。

**《御药》秘元丹**三二　治内虚里寒，自汗时出，小便不禁。

白龙骨三两　诃子肉　砂仁各一两　灵砂二两

上为末，煮糯米粥丸，桐子大。每服五十丸，空心盐酒下。

**韭子丸**三三　治虚劳寒脱漏精。

韭子炒　车前子　天雄制　菟丝子酒煮另捣　龙骨各一两　鹿茸酥炙　干姜炮　桑螵蛸炒，各三钱

上为末，炼蜜丸，桐子大。每服二三十丸，空心黄芪汤下。

**《三因》家韭子丸**三四　治少长遗溺，及男子虚剧，阳气衰败，小便白浊，夜梦遗精。此药补养元气，进美余食。按：此方当除去石斛，倍用菟丝，庶乎尤效。

家韭子炒，六两　鹿茸酥炙，四两　肉苁蓉酒浸　牛膝酒浸　熟地　当归各二两　菟丝子酒煮　巴戟肉各一两半　杜仲炒　石斛　桂心　干姜炮，各一两

酒糊丸，桐子大。每服五七十丸，加至百余丸，食前温酒、

盐汤任下。凡小儿遗溺者，多因胞寒，亦禀受阳气不足也，作小丸服之。

**小菟丝子丸**三五 治肾气虚损，目眩耳鸣，四肢倦怠，夜梦遗精。

菟丝子制，五两 石莲肉二两 白茯苓二两 山药炒，二两，分一半作糊。

用山药糊丸，桐子大。每服五十丸，空心温酒、盐汤任下。一方有五味子一两，治小便多而不禁。

**《局方》大菟丝子丸**三六 治肾气虚损，五劳七伤，脚膝酸痛，面色黧黑，目眩耳鸣，心忡气短，时有盗汗，小便滑数。

菟丝子酒制 鹿茸酥炙 肉桂 石龙肉去土 附子炮 泽泻各一两 熟地 牛膝酒浸一宿，焙干 山茱萸 杜仲炒 茯苓 肉苁蓉酒浸，切焙 续断 石斛 防风 补骨脂酒炒 荜茇 巴戟肉 茴香炒 沉香各三两 川芎 五味 桑螵蛸 覆盆子各五钱

上为末，酒煮面糊丸，桐子大。每服三五十丸，空心盐汤、温酒任下。

**《济生》菟丝子丸**三七 治小便多，致失禁。

菟丝子制 肉苁蓉酒浸，各二两 牡蛎煅 附子炮 五味子 鹿茸酒炙，各一两 鸡膍胵炙干，五钱 桑螵蛸酒炙，五钱

上为末，酒糊丸，桐子大。每服七十丸，空心盐汤、温酒任下。

**《局方》茯菟丸**三八 治思虑太过，心肾虚损，真阳不固，溺有余沥，或小便白浊，梦寐遗精等证。

菟丝子制，五两 白茯苓三两 石莲肉二两

酒糊丸，桐子大。每服三五十丸，空心盐汤或米汤下。一方有北五味子四两，兼治三消。

**猪肚丸**三九　治小便频数。

莲子一斤，以猪肚一个，同煮一周日，取出，去皮心，焙干为末　舶茴香　补骨脂　川楝子　母丁香各一两

上为末，炼蜜丸，桐子大。每服五十丸，空心温酒送下。

**经验猪肚丸**四十　止梦遗泄精，进饮食，健肢体，此药神应。瘦者服之自肥，莫测其理。

白术面炒，五两　苦参白者，三两　牡蛎左扇者，煅研，四两

上为末，用雄猪肚一具，洗净，以瓷罐煮极烂，木石臼捣如泥和药，再加肚汁捣半日，丸如小豆大。每服四五十丸，日进三服，米饮送下。久服自觉身肥而梦遗永止。

**《良方》三仙丸**四一　治梦遗精滑。

益智仁二两，用盐二两同炒，去盐　乌药一两半，炒　山药一两，炒

上为末，山药煮糊丸，桐了大。每服七十丸，空心茯苓汤送下。

**丹溪九龙丸**四二　治肾虚精滑。

金樱子　枸杞　山茱萸　莲蕊　莲肉　当归　熟地　芡实白茯苓各等份

上为末，酒糊丸，桐子大。每服五六十丸，或酒或盐汤下。

**小温金散**四三　治心肾虚热，小便赤白淋沥，或不时自汗等证。

人参　莲肉去心　巴戟肉　益智　黄芪蜜炙　麦冬去心　赤茯苓　草薢酒浸炒　炙甘草各一钱

灯心十茎，枣一枚，水煎服。

**《仁斋》莲子六一散**四四　治心经虚热赤浊。

石莲子六两　炙甘草一两

为末。每服三钱，灯心汤调下。

**《和剂》威喜丸**四五　治元阳虚惫，精滑白浊遗溺，及妇人血海久冷，淫带梦泄等证。

白茯苓去皮四两，切块，同猪苓二钱五分同于瓷器内煮二十余沸，取出晒干，不用猪苓　黄蜡四两

上以茯苓为末，熔黄蜡搜和为丸，如弹子大。每空心细嚼，满口生津，徐徐咽服，以小便清利为效。忌米醋，惟糠醋可用，尤忌气怒动性。

**五子丸**四六　治小便频数，时有白浊。

菟丝子酒蒸　家韭子炒　益智　茴香炒　蛇床子去皮，炒

上各等份为末，酒糊丸，桐子大。每服七十丸，米饮、盐汤任下。

**远志丸**四七　方在补阵百十三。

治神魂恍惚，梦泄遗精。

**《本事》猪苓丸**四八　此方以行为止，治湿郁热滞，小水频数，梦遗精滑。

半夏一两　将半夏破如豆粒。用猪苓为末二两，先将一两炒半夏色黄，勿令焦，出火毒，取半夏为末，糊丸桐子大，候干；用前猪苓末一半，又同炒微裂，入瓷瓶内养之。空心温酒、盐汤下三四十丸，常久服，于未申间以温酒下。

**泄泻经验方**四九　治泄泻饮食少进。

用糯米一升，水浸一宿沥干，慢火炒令极熟，磨细，罗如飞面，加怀山药一两，炒研末，和米粉内。每日清晨用半盏，入白糖二匙，川椒末少许，将极滚汤调食，其味甚佳，且不厌人，大有资补。久服之，其有精寒不能成孕者亦孕矣。

**固肠散**五十　治脾胃虚弱，内寒注泄，水谷不分，下痢脓血，赤少白多，肠滑腹痛，心腹胀满，食减力乏。

陈米炒，二两　木香一钱　肉豆蔻生　粟壳蜜炙，各二钱　干姜炮

炙甘草各二钱半

上为末。每服二钱，水一盏，姜三片，枣一枚，煎七分。不拘时温服。忌酒、猪肉、鱼腥、生冷。

**白术圣散子**五一　方在热阵一三六。

治一切泻痢久不瘥。

**陈氏肉豆蔻丸**五二　方在小儿五六。

治泻痢肠滑不止。

**《医林》固肠丸**五三　治泻痢日夜无度。

人参　附子制　阿胶炒　龙骨研　肉豆蔻面煨　赤石脂煅，醋淬

干姜炒　木香各一两　白术炒　诃子肉各二两　沉香五钱

上为末，粳米糊丸，桐子大。每服七八十丸，米饮下。

**《局方》大断下丸**五四　治脏腑停寒，下痢不已。

干姜炮　高良姜　细辛各两半　附子制　牡蛎煅　龙骨研　赤

石脂煅　肉豆蔻面煨　诃子肉　枯矾　酸石榴皮醋浸一宿，炙黄用，各

一两

上为细末，醋煮面糊为丸，桐子大。每服五七十丸，米饮送下。

**东垣椿皮散**五五　治血痢及肠风下血神效。

椿根白皮　枯白矾各二两　槐角子四两　炙甘草一两

上为细末。每服三钱，米饮调下。

**桃花丸**五六　治肠胃虚弱，冷气乘之，脐腹搅痛，下痢肠滑不禁，日夜无度。此即仲景桃花汤之法，方见热阵一四六。

赤石脂煅，醋淬　干姜炮，等份

上为末，汤浸蒸饼丸，梧子大。每服百余丸，食前米饮下，日三服。若痢久虚滑，去积不已，用苍术二两，防风五钱，水一

碗，煎至半碗，下此丸，小便利则安。

**生地黄汤**五七　治热痢便血，崩淋不止。

生地黄五钱　地榆七钱半　炙甘草二钱半

上咬咀，用水二盅，煎一盅，分空心日、晚二服。

**香梅丸**五八　治肠风下血，服之即止。

乌梅肉　白芷　百药煎烧存性，等份

上为末，米糊丸，桐子大。每服五六十丸，空心米汤下。

**胜金丸**五九　一名百药散。治肠风下血，溺血不止，及脏毒便血。

百药煎三两，生用一两，炒焦一两，烧存性一两

上为末，软饭和丸，或蜜丸，桐子大。每服五七十丸，空心米饮下，或人参汤下。

**《济生》乌梅丸**六十　治大便下血如神。

僵蚕炒，一两　乌梅肉一两半

上为末，醋糊丸，桐子大。每服四五十丸，空心醋汤下。

**缩泉丸**六一　治脬气不足，小便频多。

乌药　益智等份，为末

酒煮山药糊为丸，桐子大。每服五七十丸，空心盐汤下。

**四味肉苁蓉丸**六二　治禀赋虚弱，小便遗数不禁。此即《集要》四神丸。（补阵一五八）

熟地六两　五味子四两　肉苁蓉酒洗去甲，八两　菟丝子制，二两

酒煮山药糊丸，桐子大。每服七八十丸，空心盐酒下。

**固脬丸**六三　治遗溺不觉，小便不禁。

菟丝子制，三两　茴香一两　桑螵蛸炙　制附子各五钱　戎盐一钱

上为末，酒煮面糊丸，桐子大。每服三十丸，空心米饮下。

**牡蛎丸**六四　治小便不禁。

牡蛎三两，用瓷器盛，以盐末一两铺底盖面，用炭火约五斤烧半日，取出，研　赤石脂三两，捣碎，醋拌匀湿，于铁锅内慢火炒干，研粉

上用酒糊丸，桐子大。每服五十丸，空心盐汤下。

**《心统》茴香益智丸**六五　治老人阳虚失禁，及房劳伤肾遗溺。

小茴香盐炒　益智仁炒　补骨脂酒炒　川乌炮　乌药各一两

上为末，山药糊丸，桐子大。每服八十丸，盐汤下。

**溺血方**六六

文蛤炒为末

上以乌梅肉浸烂捣膏丸，桐子大。空心酒下五六十丸。

# 因　阵

**以下眼目方**

**《原机》当归补血汤**一　治男妇亡血过多，以致睛珠疼痛，不能视物，羞明酸涩，眼光无力，眉骨太阳酸痛。

当归　熟地黄<sub>各二钱</sub>　白芍药　牛膝　白术　生地黄　天门冬<sub>各一钱</sub>　川芎　防风　炙甘草<sub>各五分</sub>

水二盅，煎八分。稍热服。如恶心不进食者，加生姜煎。

**益气聪明汤**二　治目中内障初起，视觉昏花，神水淡绿色或淡白色，久则不睹，渐变纯白，或视物成二等症，并治耳聋耳鸣。

人参　黄芪<sub>各五钱</sub>　升麻　葛根　炙甘草<sub>各三钱</sub>　芍药　黄柏<sub>各二钱</sub>　蔓荆子<sub>钱半</sub>

上每服四五钱，水二盅，煎一盅。临睡热服，五更再服。

**东垣蔓荆子汤**三　治劳倦饮食不节，内障眼病，此方如神。

蔓荆子<sub>二钱半</sub>　人参　黄芪<sub>各一两</sub>　炙甘草<sub>八钱</sub>　黄柏<sub>酒拌炒四遍</sub>白芍药<sub>各三钱</sub>

上㕮咀。每服四五钱，水二盏，煎一盏，去渣。临卧温服。

**益阴肾气丸**四　治足三阴亏损，虚火上炎，致目睛散大，视物不的，或昏花紧涩，作痛羞明，或卒见非常等证，其功与六味还少丹同类。

熟地<sub>二两，酒洗</sub>　生地　归尾<sub>酒洗</sub>　丹皮　五味　山药　山茱萸　柴胡　茯苓　泽泻<sub>各二钱半</sub>

炼蜜丸，桐子大，水飞朱砂为衣。每服五七十丸，空心淡盐汤下。

**《济阴》地黄丸**五　治证同上。

熟地倍用　山药　山茱萸　当归　枸杞　巴戟肉　麦冬　肉苁蓉　五味子　甘菊花各等份

炼蜜丸，桐子大。每服七八十丸，空心白汤下。

**神效黄芪汤**六　方在补阵四八。

治目紧缩小，及羞明畏日，视物不明。

**《局方》明目地黄丸**七　治男妇肝肾俱虚，风邪所乘，热气上攻，翳障，目涩多泪。

熟地黄　生地黄各一斤　牛膝三两　石斛　枳壳　杏仁去皮尖，炒　防风各四两

炼蜜丸，桐子大。每服七八十丸，食前盐汤下。

**《简易》加减驻景丸**八　治肝肾气虚，两目昏暗，视物不明。

熟地　当归各五两　菟丝子酒煮，八两　枸杞　车前子炒　五味子各二两　楮实子　川椒炒，各一两

上为末，炼蜜丸，桐子大。每服七八十丸，食前温酒下。

**东垣滋阴地黄丸**九　治足三阴亏损，虚火上炎，致目睛散大，视物不的，或昏花紧涩，作痛羞明，兼眵多燥热赤烂者。一名干熟地黄丸。

熟地一两　归身酒制　黄芩各半两　天冬焙　甘草炙　枳壳　柴胡　五味子各三钱　人参　地骨各二钱　黄连三钱　生地酒洗，一两半

炼蜜丸，桐子大。每服百丸，食前茶汤下，日三服。

**谦甫还睛散**十　治翳膜遮睛，昏涩泪出，瘀血胬肉攀睛。

川芎　龙胆草　草决明　石决明　荆芥穗　甘菊花　茺蔚子　楮实子　白茯苓各一两　白蒺藜炒　木贼　甘草各七钱　川椒炒出汗，

一钱

上为细末。每服二钱，食后茶清调下，日三服。忌一切鸡鱼厚味，及荞麦面热物。

**八味还睛散**十一　治肝肺停留风热，翳膜遮睛，痛涩眵泪。

白蒺藜炒，去刺　防风　甘草　木贼　山栀仁各七钱　草决明一两，炒　青葙子二钱半，炒　蝉蜕二钱

上为细末。每服二钱，食后麦门冬汤调服。

**还睛丸**十二　治男妇风毒上攻，眼目肿痛，怕日羞明，多眵，隐涩难开，睑眦红烂，瘀肉攀睛，或暴赤痛甚，又治偏正头风头痛，皆有奇效。

白术　菟丝子制　青葙子　防风　羌活　白蒺藜炒，去刺　密蒙花　木贼　炙甘草等份

炼蜜丸，弹子大。每服一丸，细嚼，白汤送下，空心食前，日二服。

**《正传》祖传固本还睛丸**十三　治远年一切目疾，内外翳膜遮睛，风弦烂眼，及老弱人目眵多糊，迎风冷泪，视物昏花等症，悉皆治之。

天门冬酒浸一宿，另研如泥　麦门冬　生地黄酒浸焙　熟地黄酒洗，各三两　人参　白茯苓　干山药　枸杞各两半　川牛膝酒洗　石斛酒洗　草决明微炒　杏仁去皮另研　枳壳面炒黄　菟丝子酒浸煮　甘菊花用小金钱，各一两　羊角细锉取净末　乌犀角锉用　青葙子微炒　防风去芦，各八钱　五味子焙干　炙甘草　黄连去须　白蒺藜取仁　川芎各七钱

上为末，蜜丸，梧子大。每服五七十丸，盐汤下。

**定志丸**十四　方在补阵百十六。

治阳气不足，眼目不能近视。

**地芝丸**十五　治目不能远视，但可近视，或并不能，乃阴气不足也，宜用此方。

生地黄四两　天冬　枳壳面炒　甘菊花各二两

炼蜜丸，桐子大。每服百丸，茶清或温酒下。

**东垣助阳和血汤**十六　治眼发之后，犹有上热，白睛赤色，隐涩难开而多眵泪等证。

黄芪　当归酒洗　柴胡　炙甘草　防风各五分　升麻七分　白芷三分　蔓荆子二分

水煎热服。

**东垣芎辛散**十七　治两眼风热，昼夜隐涩难开，羞明恶日，视物昏暗，赤肿而痛。

细辛二分　川芎　蔓荆子各五分　甘草　白芷各一钱　防风一钱半

上咬咀。水二盏，煎一盏。临卧温服。

**东垣明目细辛汤**十八　治两目发赤微痛，羞明畏日，怯风，恶灯火，多眵隐涩，鼻塞流涕，津唾稠黏，大便微硬。

细辛　麻黄　羌活　蔓荆子　防风　藁本　川芎　荆芥穗　白茯苓各四分　生地黄　归尾各八分　花椒七粒

水二盅，煎八分。食后临卧稍热服。

**决明夜光散**十九　治眼目夜昏，虽有灯月亦不能视。

石决明　夜明砂各二钱　猪肝一两

上以药为末，乃将竹刀切肝为二片，铺药于内，合定，用麻皮缚之，以米泔水一碗，用砂锅煮至半碗，临卧连肝连汁俱服之。

**石斛夜光丸**二十　治神水散大，昏如雾露，眼前黑花，睹物成二，久而光不收敛，及内障瞳仁淡白绿色。

石斛酒洗，五钱　人参　生地　熟地酒洗　麦门冬　天门冬　白茯苓　防风　草决明　黄连酒炒，各一两　羚羊角镑　犀角镑　川芎　炙甘草　枳壳面炒　青葙子微炒　五味子炒　肉苁蓉酒洗去鳞，炙，各五钱　牛膝酒洗　白蒺藜炒去刺　菟丝子制　家菊花　山药　杏仁　枸杞各七钱

上为末，炼蜜丸，梧子大。每服三五十丸，温酒、盐汤任下。

**东垣泻热黄连汤**二一　亦名黄连饮子。

治眼暴发赤痛。

黄连酒炒　黄芩酒炒　龙胆草　生地　柴胡各一钱　升麻五分

水煎。于午前或饭后热服。

**东垣黄芩黄连汤**二二　治两眼血热赤痛。

黄芩　黄连　草龙胆俱各酒洗，炒　生地酒洗

上等份，咬咀。每用五钱，水二盏，煎一盏，去渣热服。

**东垣当归龙胆汤**二三　治眼中白翳。

归身　龙胆草酒洗　黄芩酒炒　黄柏酒炒　芍药各八分　黄芪　黄连　甘草各五分　防风　羌活　升麻　柴胡　五味子　石膏各五分

水二盏，煎一盏，去渣，入酒少许。临卧热服。忌言语。

**芍药清肝散**二四　方在寒阵六一。

治赤脉贯睛，眵多眊矂，紧涩羞明，脏腑秘结。

**蝉花散**二五　治肝经风热，毒气上攻，眼目赤痛，及一切内外翳障。

蝉蜕　甘菊花　谷精草　羌活　甘草炒　白蒺藜炒　草决明　栀子炒　防风　密蒙花　荆芥穗　木贼　川芎　蔓荆子　黄芩各等份

上为末。每服二钱，食后茶清调下。

**五味泻白散**二六　治风热翳膜血筋，一切肺热外障。

当归　生地　芍药　栀子　黄芩各等份

每服三五钱，为散、为汤任服。

**明目羊肝丸**二七　治肝虚风热，冷泪赤涩，内外障眼。

黄连三两　家菊花　龙胆草　石决明煅　人参　当归　熟地
枸杞　麦冬　牛膝　青盐　黄柏　柴胡　防风　羌活各八钱　肉
桂四钱　羯羊肝一具，焙干为末

上为末，炼蜜丸，桐子大。每服三四十丸，温汤下。

**黄连羊肝丸**二八　治前证。

单用黄连一味，同羊肝俱为末，炼蜜丸服。《济生方》用生
羊肝去筋膜，同黄连捣丸，桐子大。每服五六十丸，温水下。

**黄连天花粉丸**二九　治两眼赤痛，眵多�膜暴，紧涩羞明，赤
脉贯睛，脏腑秘结。

黄连酒炒　天花粉　家菊花　川芎　薄荷叶　连翘各一两　黄
芩　栀子各四两　黄柏酒炒，六两

上为细末，滴水丸，梧子大；或用蜜丸。每服五七十丸或百
丸，食后临睡茶汤下。

**《局方》密蒙花散**三十　治风气攻注，两眼昏暗，眵泪羞
明，并暴赤肿翳障。

密蒙花　羌活　白蒺藜炒　木贼　石决明各一两　甘菊三两
上为末。每服二钱，食后茶清调下。

**春雪膏**三一　点赤眼。

朴硝置豆腐上蒸之，待流下者，瓦器盛点之。

**玄明春雪膏**三二　治时气热眼。

玄明粉半两　月石三钱　冰片三分

上乳无声，瓷罐密收，用时点二大眦内。

**龙脑黄连膏**三三　点赤热眼。

龙脑一钱　黄连去毛净，酒炒，八两

先锉黄连令碎，以水四碗贮砂锅内，入连煮至一大碗，滤去滓，入薄瓷碗内，重汤煮成膏半盏许，以龙脑为引，或用时旋入尤妙。

**立消膏**三四　治浮翳宿障，雾膜遮睛。

雪白盐净器中生研如尘

上以大灯草蘸盐少许，轻手指定浮翳点上，凡三次即没，亦不疼痛。

**黄连甘石散**三五　治眼眶破烂，畏日羞明。

炉甘石制，一斤　黄连四两　龙脑量加

先以黄连研极细，同甘石再研，俱用细绢纱筛过收贮。用时取一二两加入龙脑，用井花水调如稠糊，临睡抹敷破烂处，不破烂者点眼内眦，勿使入眼珠内为妙。

**黄连人参膏**三六　治目赤痒痛。

宣黄连　人参各五分或一钱

上切碎，用水一小盅同浸，饭锅蒸少顷，取出冷定，频点眼角自愈，或于临用时研入冰片少许更妙。一方但用人乳浸黄连频点眦中，《抱朴子》云：治目中百病。一方用黄连少加生白矾，以人乳浸蒸，点抹眼角大效。

**丹砂散**三七　点治诸眼皆妙，此李时珍方也。

硼砂　海螵蛸去壳　炉甘石上好者，煅淬童便七次，飞，各一两　朱砂五钱，用此则不黏

上为极细末，瓷瓶收贮。临用少加冰片研点极妙。

**清凉膏**三八　治眼目赤肿不能开，痛闷，热泪如雨。

生南星　脑荷叶各半两　荆芥　百药煎如无，即用文蛤

上各三钱，为末，井水调成膏。贴眼角上，自然清凉。

《正传》光明丹三九　治一切风热上壅，两目赤肿涩痛，烂弦风眼，及内外翳障。

制甘石一两　朱砂一钱　硼砂二钱　轻粉五分　冰片三分　麝香一分

以上用乳钵研极细，收贮为君。如眼赤肿痛，加乳香、没药各五分。内外眦障，加珍珠五分，胆矾二分。烂弦风眼，加铜绿五分，黄丹五分。或以诸药合一，以治诸般眼疾。上各研为细末，并一处再研二日，用瓷器密收，勿令泄气，点眼绝妙。

**青火金针**四十　治头风牙痛赤眼。

火硝一两　青黛一钱　脑荷　川芎各五分

上为细末。口噙冷水勿咽，用此药吹鼻。

**赤火金针**四一　治赤眼头风冷泪，鼻塞耳鸣牙疼。

火硝一两　川芎　雄黄　乳香　没药　石膏各一钱

上为细末。每用一二分，如前吹鼻，三次愈。

**吹鼻六神散**四二　治眼目暴发赤肿，热泪昏涩，及头脑疼痛。

焰硝提净，五钱　白芷　雄黄　乳香制　没药制　脑荷叶各一钱

上为细末，瓷罐收贮。左吹左，右吹右，先令病人口含水吹之，其气上行，须臾觉效。头痛吹法亦然，或两鼻皆吹之。若久患眼疾者，不可吹。

**东垣点盐法**四三　明目，去昏翳。大利老眼，得补法之良。

用海盐二斤，拣净，以百沸汤泡，滤取清汁，于银石器内熬取雪花白盐，瓷器盛贮。每早用一钱擦牙，以水漱口，用左右手指互以口内盐津细洗两眼大小眦内，闭目良久，却用水洗面。能

洞视千里，明目坚齿，极妙之法，苏东坡手录。目赤不明，昏花老眼，惟宜此法，大效。

**洗烂弦风赤眼方**四四　一名万金膏。此药之效如神，人家所不可少，无目病则以施人，价廉功倍，济人甚大。

文蛤　黄连去毛净　防风　荆芥穗各五钱　苦参四钱　铜绿五分

上为极细末，外以薄荷煎汤丸，弹子大。临用时以热水化开，乘热洗眼，日三次。立愈神效。一方有当归、川芎各四钱。

**敷烂弦歌**四十五

烂弦百药煎为奇，研细汤澄渣去之，熬作稀膏入轻粉，盐汤洗了敷之宜。

**搜风散**四六　箍风热眼及肿痛。

黄连　大黄　朴硝　黄丹等份

上为末，以苦参煎汤，少加炼过白蜜，同调敷眼四弦，甚妙。

**拜堂散**四七　敷风赤热眼，倒睫烂弦。

五倍子不拘多少为末，蜜水调敷患处。

**汤泡散**四八　治肝虚风热攻眼，赤肿羞明，渐生翳膜。

杏仁　防风　黄连去须　赤芍药　归尾各半两　铜青二钱　薄荷叶三钱

上锉散，每用三四钱，沸汤泡。乘热先熏后洗，冷则再暖又洗，每日三两次。一方加白盐少许，闭目沃洗，尤能散血。

**收泪散**四九　治风泪不止。

海螵蛸五分　冰片少许　绿炉甘石一钱

上乳极细末，点大眦角，泪即收。上二药以燥湿，片脑以辛散。

**去星**五十

凡胡椒、韭菜根、橘叶、菊叶之类，皆可杵烂为丸，用棉裹塞鼻中触之，过夜则星自下。

**眼目打伤青肿**五一

以生半夏为末，水调涂之即愈。

**明目第一方**五二　此方始于上阳子，以授鲁东门左丘明、杜子夏、左太冲，凡此诸贤皆有目疾，得此皆愈。

夜省看书一，减思虑二，专内视三，简外视四，晨兴迟五，夜眠早六。

凡此六事，熬以神火，下以气饮，蕴于胸中，纳诸方寸，修之一时，长服不已，非但明目，亦可延年。

**以下耳病方**

**桂星散**五三　治风闭耳聋。

官桂　川芎　当归　石菖蒲　细辛　木通　木香　白蒺藜炒、去刺　麻黄去节　甘草炙，各一钱　白芷梢　天南星煨裂，各钱半

水二盅，葱白二根，紫苏五叶，姜五片，煎八分。食后服。一方加全蝎去毒一钱。

**《类方》复元通气散**五四　治诸气闭涩耳聋，及腹痛、便痛、疮疽无头者，能止痛消肿。

青皮　橘红各四两　甘草炙，三寸　连翘一两

上为末。热酒调服一二钱。

**补肾丸**五五　治肾虚耳聋。

巴戟去心　干姜炮　白芍药　山茱萸　人参　黄芪　当归熟地黄　远志制　肉苁蓉酒浸　菟丝子制　蛇床子　牡丹皮　附子炮　石斛　细辛　泽泻　桂心　甘草各二两　石菖蒲一两　茯苓半两　防风一两半　羊肾二枚

上为末，将羊肾用酒煮，研烂，仍加酒煮面糊丸，桐子大。每服五七十丸，空心盐酒送下。

**聪明益气汤**五六　治肾虚耳聋。

黄芪一钱　人参　炙甘草　当归酒洗　白术各五分　橘红　菖蒲　防风　荆芥各三分　升麻　柴胡各二分

上水煎服。

**肉苁蓉丸**五七　方在补阵一五三。

治肾虚耳聋。

**聤耳明矾散**五八　治脓耳。

枯矾　龙骨研，各二钱　黄丹飞，钱半　干胭脂七分　麝香少许

上为细末。先须以棉杖缠拭去脓，别用棉杖蘸药引入耳中。如无干胭脂，即以济宁油胭脂同枯矾拌擦如粉用之。又，红玉散：止枯矾、干胭脂、麝香三味，等份用。一方：单用枯矾，吹入即愈。

**聤耳流脓方**五九

用菖蒲根水洗净，捣取汁，先以棉碇将耳中脓水搅净，然后将蒲汁灌入荡洗数次，痊愈最妙者。

**白龙散**六十　治小儿肾热上冲于耳，生脓作痛，或因沐浴水入耳中，亦令作脓，谓之聤耳，久而不愈则成聋。

枯矾　黄丹　龙骨各五分　麝香一分

上为极细末。先以棉杖子搌尽耳内脓水，用药一字，分掺两耳，日二次。勿令风入。

**百虫入耳**六一

用香油滴入耳中即出。《本事方》用白胶香烧烟熏耳中，暖即出。一方用葱涕灌入，活者即出。一法用生姜擦猫鼻，其溺自出，取溺滴入，虫即出。或以麻油滴耳则虫死。或以炒芝麻枕

头，则虫亦出，但不若猫溺之捷也。

**蜈蚣入耳**六二

用姜汁滴入，或韭汁、鸡冠血滴入俱好。

**暴聋灸法**六三

用小苍术一块长七分，一头削尖，一头截平，将尖头插入耳内，平头上用箸头大艾炷灸之，轻者七壮，重者十四壮，觉耳内有热气则效。

又方：用鸡心槟榔一个，将脐内剜一窝如钱眼大，实以麝香，坐于患耳内，上以艾炷灸之，不过二三次即效。

**塞耳聋**六四　用大蒜一瓣，一头剜一坑子，好巴豆一粒，去皮，慢火炮令极熟，入在蒜内，以新棉裹定塞耳中。

**龙脑膏**六五　龙脑一分　椒目五分　杏仁去皮，二分

上杵捣研匀，棉裹枣核大，塞耳中，日二易之。

**杏仁膏**六六　治耳中汁出，或痛或脓。

上用杏仁炒令赤黑，研成膏，棉裹纳耳中，日三四度易之，或乱发裹塞之亦妙。

一方治耳卒痛或水出，用杏仁炒焦为末，葱涎搜和为丸，以棉裹塞耳，又治耳聋兼有脓。

**通圣散**六七

穿山甲炙　蝼蛄各五分　麝香一分

上为细末，以葱涎和剂塞耳，或用少棉裹塞之，或用葱管盛药末塞耳中。

**通耳散**六八

磁石用活者，如豆一块　穿山甲烧存性，为末，一字

上二味，用新棉裹塞患耳内，口中衔生铁少许，觉耳内如风雨声即愈。

**以下面鼻方**

《医林》川芎散<sub>六九</sub>　治风寒鼻塞。

川芎　藁本　细辛　白芷　羌活　炙甘草<sub>各一两</sub>　苍术<sub>米泔浸，</sub>
<sub>五两</sub>

上咀。每服三钱，水一盏，姜三片，葱白三寸，煎服。

《济生》辛夷散<sub>七十</sub>　治肺虚为四气所干，鼻内壅塞，涕出
不已，或气不通，不闻香臭。

辛夷　川芎　细辛　白芷　升麻　防风　羌活　藁本　炙甘
草　木通<sub>各等份</sub>　一方有苍耳子<sub>减半</sub>

上为末。每服二钱，食后茶清调下。

**温肺散**<sub>七一</sub>　治闭塞阳明鼻塞。

升麻　黄芪　丁香<sub>各一钱</sub>　羌活　葛根　炙甘草　防风<sub>各五分</sub>
麻黄<sub>不去节，二钱</sub>

水二盅，葱白二茎，煎八分。食远热服。

《千金》细辛膏<sub>七二</sub>　治鼻塞脑冷，清涕常流。

细辛　川芎　川椒　黑附子<sub>炮，去皮脐</sub>　干姜　吴茱萸<sub>各二钱半</sub>
桂心<sub>三钱</sub>　皂角屑<sub>钱半</sub>

上将诸药用米醋浸过宿，次用猪脂二两熬油，入前药，煎附
子色黄为度，以棉蘸药塞鼻中。

《三因》苍耳散<sub>七三</sub>　治鼻流浊涕不止，名曰鼻渊。

苍耳子<sub>炒，二钱半</sub>　辛夷仁　薄荷叶<sub>各五钱</sub>　白芷<sub>一两</sub>

上为细末。每服二钱，葱汤或茶清食后调下。

**神愈散**<sub>七四</sub>　治风热在肺，鼻流浊涕，窒塞不通。

细辛白芷与防风，羌活当归半夏芎，

桔梗陈皮茯苓辈，十般等份锉和同，

三钱薄荷姜煎服，气息调匀鼻贯通。

**醍醐散**七五 治伤风鼻塞声重。

细辛半两 川芎一两 薄荷一两半 川乌炮，去皮脐 白芷 甘草各二两

上为细末。每服一钱，葱茶汤或薄荷汤下。

《良方》**防风汤**七六 治鼻塞不闻香臭。

防风 麻黄 官桂各半两 升麻 木通各一两 栀子七枚 石膏三两

上㕮咀。每服水一盏，煎七分。空心温服。

《宣明》**防风汤**七七 治鼻渊脑热渗下，浊涕不止，久而不已，必成衄血之证。

防风一两半 人参 麦冬 炙甘草 川芎 黄芩各一两

上为细末。每服二钱，沸汤调服，食后，日三服。

**荆芥散**七八 治肺风酒齄鼻赤疱。

荆芥穗四两 防风 杏仁去皮尖 白蒺藜炒，去刺 僵蚕炒 炙甘草各一两

上为末。每服二钱，食后茶清调下。

《正传》**脑漏秘方**七九 祖传经验治鼻中时时流臭黄水，甚者脑亦时痛，俗名控脑砂，有虫食脑中。

用丝瓜藤近根三五尺许，烧存性，为细末，酒调服之即愈。

《简易》**黄白散**八十 治鼻齄、息肉、鼻痔等证。

白矾 雄黄 细辛 瓜蒂炒，各等份

上为细末，以雄犬胆汁为剂，如枣核，塞鼻中。

**细辛散**八一 治鼻齄有息肉，不闻香臭。

北细辛 瓜蒂等份

上为末，棉裹如豆大，塞鼻中。

《御药》**菖蒲散**八二 治鼻内窒塞不通，不得喘息。

菖蒲　皂角<sub>等份</sub>

上为细末，每用一钱，棉裹塞鼻中，仰卧片时。

**轻黄散**八三　治鼻中息肉。

轻粉　杏仁<sub>去皮尖，各一钱</sub>　雄黄<sub>五钱</sub>　麝香<sub>少许</sub>

上四味，用乳钵先研杏仁如泥，后入雄、麝、轻粉同研极细，瓷盒收盖。每有患者，不拘远近，于卧时用箸头蘸米粒许点息肉上，隔一日卧点一次，半月见效。

**雄黄散**八四　治鼻䘌。

雄黄<sub>五分</sub>　瓜蒂<sub>二个</sub>　绿矾<sub>一钱</sub>　麝香<sub>少许</sub>

上为末，吹入鼻中。

**《千金》息肉方**八五　一名瓜丁散。

瓜蒂　华阴细辛<sub>等份</sub>

为末，棉包少许塞鼻中。

**《简易》息肉方**八六　用枯白矾为末，以棉胭脂裹塞鼻中，数日肉随落。

**白矾散**八七　治肺风酒䘌鼻等疾。

白矾　硫黄　乳香<sub>各等份</sub>

为末，棉裹擦之。或用茄汁调敷患处更妙。

**二神散**八八　治赤鼻久不瘥。

大黄　朴硝<sub>等份</sub>

为末，津调涂鼻上。

**酒䘌鼻粉痣**八九　亦名硫黄散。

硫黄　轻粉<sub>各一钱</sub>　杏仁<sub>五分</sub>

上为末，用蜜酒调，于卧时涂上，早洗去，效。或用津唾调搽更妙。又方：只以铜绿为末，晚时切生姜蘸擦之。

**点痣去斑**九十　用石灰水调一碗如稠糊，拣好糯米粒全者，半置灰中，半露于外，经一宿，灰中米色变如水晶。若或面或手有黑痣黑靥及纹刺者，先须针头微微拨破，置少许水晶者于其上，经半日许，靥痣之汗自出，乃可去药，且勿着水，二三日则愈。

**面鼻雀斑**九一　此连子胡同方。

白芷　甘菊花各三钱，去梗　白果二十个红枣十五个　珠儿粉五钱猪胰一个

上将珠粉研细，余俱捣烂拌匀，外以蜜拌酒酿炖化，入前药蒸过，每晚搽面，早洗去。

**面疮二方**九二　面上暴生疮：用生杏仁捣烂，以鸡子清调如煎饼，至夜洗面敷之，旦洗去，数十次愈。

指甲抓破面：用生姜自然汁调轻粉敷破处，无痕。

**止鼻衄血**九三　龙骨为细末，吹入鼻中少许即止。凡九窍出血者，用此皆能治之。

**止鼻衄歌**九四

石榴花瓣可以塞，萝卜藕汁可以滴，火煅龙骨可以吹，水煎茅花可以吃。

又：墙头苔藓可以塞，车前草汁可以滴，火烧莲房可以吹，水调锅煤可以吃。

**鼻衄蒸法**九五　治衄如涌泉不止者。

用草纸折十余层，井花水湿透，分发贴顶心中，以热熨斗熨之，微热不妨，久之即止。

**鼻塞不通葱熨法**九六　但用葱头，以绳束成一把，去根头实处，切成寸长一饼。先以熨斗烙葱一面令热，置顶心囟会穴处，乃以熨斗或火从上熨之，俟鼻内作葱气方住。未通，再作饼熨之。其有婴儿伤气，鼻塞不能吮乳者，但用大南星为末，以生姜

自然汁和作薄饼，用两掌合暖置囟上，片时即通。

**硝石散**九七　治风邪犯脑，患头痛不可忍，不问年岁。

硝石　人中白等份　冰片少许

上为末，用一字，吹入鼻中。

**《良方》通关散**九八　治卒然牙关紧急，腰背反张，药不能咽，或时毒痈肿，鼻塞气闭等证。

细辛如无真者，不用亦可　薄荷叶　牙皂角等份

上为细末，以纸捻少许入鼻内，候得喷嚏口开，随进汤药。《圣惠》搐鼻法只用二味，无薄荷。

**陈氏通关散**九九　方在痘疹八五。

通心经，降心火，利小便良方。

**擦牙通关散**一百　方在小儿八四

治风搐关窍不通，痰塞中脘，留滞百节。

**以下口舌方**

**《良方》玄参散**百一　治满口并舌生疮，连齿龈烂痛。

玄参　黄芩　黄柏　栀子仁　大黄　前胡　独活　犀角屑
麦冬　升麻　炙甘草各等份

上为咀。每服五钱，水一盏半，煎七分。不拘时温服。

**玄参升麻汤**百二　方在外科四八。

治口舌生疮，重舌木舌，腮颊咽喉肿痛，斑疹疮疡。

**清凉饮子**百三　治上焦积热，口舌咽鼻干燥。

黄芩　黄连各二钱　薄荷　玄参　当归　芍药各钱半　甘草一钱
水二盏，煎八分。不拘时服。大便秘结，加大黄二钱。

**清热化痰汤**百四　治上焦有热，痰盛作渴，口舌肿痛。

贝母　天花　枳实　桔梗各一钱　黄芩　黄连各钱二分　玄参
升麻各七分　甘草五分

水煎服。

**甘露饮**百五　方在寒阵十。

治口舌生疮，咽喉肿痛，牙龈溃烂。

**龙胆泻肝汤**百六　方在寒阵六三。

治肝火内炎，上为喉口热疮，下为小便涩痛等证。

**五福化毒丹**百七　方在外科七六。

治咽喉牙口疮毒痈肿。

**《良方》冰柏丸**百八　治舌疮口疮。

薄荷叶苏州者　黄柏等份　硼砂半之　冰片一分

上为末，生蜜丸，弹子大。每服一丸，噙化。

**上清丸**百九　治口舌生疮，咽喉肿痛，止嗽清音，宽膈化痰，极效。

砂仁　桔梗各一钱　月石二钱　冰片一分　甘草　玄明粉　诃子各一钱　百药煎八钱　苏州薄荷叶一两六钱

为极细末，炼蜜丸，芡实大。临睡含化一丸。或为小丸，茶清送下。

**硼砂丸**百十　治口疮舌疮。

寒水石一两　牙硝四钱　硼砂二钱　冰片　麝香各一分

甘草膏和丸，麻子大。不时含化一丸，津咽。

**《良方》圣金散**百十一　治舌上出血不止。

黄药子一两　青黛一钱

上为细末。每服一钱，食后新汲水调下，日二服。

**金花煎**百十二　治舌上出血如簪孔。

黄柏三两　黄连五钱　栀子二十枚

上咀。以水二升，浸一宿，煮三沸，去滓。顿服。一方用酒浸煮。

**飞矾散**百十三　治木舌渐肿大满口，若不急治即杀人。

白矾飞　　百草霜等份

上为细末。捻糟茄自然汁调服，若口噤，灌之妙。

**寸金散**百十四　治心经烦热，动血妄行，舌上出血不止。

新蒲黄三钱　新白面三钱　牛黄五分，研　脑荷五分，研

上研匀。每服一钱，生藕汁调服，食后。亦可掺舌上。

**黄柏散**百十五　治舌出血不止，名曰舌衄。

黄柏不拘多少，涂蜜慢火炙焦为末。

上每服二钱，温米饮调下。

**舌上出血**百十六　重出。

**升麻黄连丸**百十七　治多食肥甘，口臭秽恶。

升麻半两　黄连　黄芩酒炒　生姜　檀香　甘草各二钱　青皮半两

上为细末，汤泡蒸饼丸，弹子大。每服一丸，不拘时，细嚼，白汤下。

**丁香丸**百十八　治口臭秽。

丁香二钱　川芎二钱　白芷五分　炙甘草一钱

上为末，炼蜜丸，弹子大。棉裹一丸嚼化。

**应手散**百十九　治伤寒舌出寸余，连日不收。

梅花冰片

为末。搽舌上，应手而收，重者须用一钱方收。

**阴阳散**百二十　亦名赴筵散。治口疮效。

黄连一两　干姜炒黑，三钱

为细末。干掺口疮上，涎出即愈。

**《外科》阴阳散**一二一　方在外科一三二。

治疮属半阴半阳者。

**绿云散**一二二 治口疮烂臭久不愈。

黄柏<sub>蜜炙</sub> 青黛<sub>等份</sub>

上为细末,临卧用少许掺舌咽津妙。

**细辛黄柏散**一二三 治口舌疮。

黄柏 细辛<sub>等份</sub>

上为末敷之,或掺舌上,吐涎水,再敷,须旋合之。

**白蚕黄柏散**一二四 治口糜。

黄柏<sub>蜜炙</sub> 白僵蚕<sub>直者,新瓦上烙干断丝</sub>

上为细末。用少许敷疮上,吐涎。

**硼砂散**一二五 治口疮。

硼砂 青黛 龙脑薄荷 石膏<sub>煅,各等份</sub>

上为极细末。每用少许,临卧敷口中。

**黄连朴硝散**一二六 治口疮绝妙。

黄连 朴硝 白矾<sub>各五钱</sub> 薄荷叶<sub>一两</sub>

上为粗末,用腊月黄牛胆将药入胆内,风前挂两月取下。如遇口疮,旋将药研细敷之,去其热涎即愈。

**柳华散**一二七 治热毒口疮。

黄柏<sub>炒</sub> 蒲黄 青黛<sub>真者</sub> 人中白<sub>煅</sub>

上等份,为末敷之。

**掺口疮**一二八

天竺黄 月石<sub>等份</sub> 冰片<sub>少许</sub>

为末掺之。

**碧雪**一二九 治一切热壅,口舌生疮,舌强腮肿,咽喉肿痛等证。

蒲黄 青黛 硼砂 焰硝 甘草<sub>等份</sub>

上为细末。每用少许掺舌上,细细咽下,或饮凉水送下,频用之效。或用沙糖丸，芡实大，每服一丸，嚼化下咽妙。

**绛雪**百三十　治口疮舌疮，咽喉肿痛。

硼砂一钱　朱砂三钱　马牙硝　寒水石飞，各二钱　冰片半字

上为细末。每用一字，掺舌上，咽亦不妨。喉痛者吹入咽中。

**孙真人口疮方**一三一　单用朴硝含之，甚良。

**皂角散**一三二　治重舌喉痹。

皂角不蛀者四五挺，去皮核，炙焦　荆芥穗二钱

上为细末，以米醋调涂肿处。

**《千金》口臭方**一三三　亦治舌上出血如簪孔。

用香薷一把，以水一斗，煮取三升，稍稍含漱咽之。

**《圣惠》口齿方**一三四　治口臭秽及齿䘌肿痛。

用北细辛一两，煮取浓汁热漱，冷即吐之，立效。

**以下齿牙方**

**东垣神功丸**一三五　治多食肉人口臭不可近，牙齿疳蚀，牙龈肉脱血出，并治血崩血痢，肠风下血，及逆气上行等证。

黄连酒洗　砂仁各五钱　生地　甘草各三钱　当归　木香　藿香叶　升麻　兰叶各一钱，无亦可

上为末，以汤浸蒸饼和丸，绿豆大。每服百丸或二百丸，白汤食远服。

**东垣清胃散**一三六　方在寒阵五四。

治齿龈溃烂，喜冷恶热。

**《秘验》清胃饮**一三七　方在寒阵五六。

治一切风热牙床肿痛，出血动摇。

**《三因》安肾丸**一三八　治肾虚牙齿肿痛。

此与《局方》安肾丸同，但少肉桂、茯苓二味，方在热阵一

305

六六。

《直指》**立效散**一三九　治牙痛不可忍，痛连头脑顶背，微恶寒饮，大恶热饮。

防风一钱　升麻七分　炙甘草　细辛叶各三分　草龙胆酒洗，四分

上用水一盏，煎五分，去滓。以匙抄在口中，炸痛处少时，立止。如多恶热饮，更加草龙胆一钱。此法不定，宜随寒热多少临时加减。若恶风作痛，须去草龙胆，加草豆蔻、黄连各五分，累用得效。

**细辛煎**百四十　治牙齿肿痛不可忍，及口气臭。

用北细辛一味煎浓汁，乘热噙漱良久，吐之，极妙。

**驱毒散**一四一　治热毒上攻，宣露出血，牙龈肿痛不可忍。

屋游此即瓦上青苔，不拘多少洗净

上用水煎汤，澄清入盐一撮，频频漱之。

《御药院》**丁香散**一四二　治牙齿痛。

丁香　荜茇　蝎梢　大椒

上等份为末。每用少许擦于患处。

《选要》**芫花散**一四三　治风虫诸牙痛。

芫花　细辛　川椒　蕲艾　小麦　细茶等份

上咀。水一盏，煎七分。温漱之，日三四次，吐涎出即愈。

**如神散**一四四　治风牙虫牙攻蛀疼痛，牙齿动摇，连颊浮肿。

川椒炒出汗　蜂房炙

上等份，为细末。每用二钱，水煎数沸，热漱即止。

**赴筵散**一四五　治风虫牙痛。

良姜　草乌　细辛　荆芥穗

上等份为末。擦牙，有涎吐之。

**蟾酥膏**—一四六　治风蛀诸牙疼痛。

蟾酥少许　巴豆去油，研如泥　杏仁烧焦

上共研如泥，以棉裹如粟米大。若蛀牙塞入蛀处，风牙塞牙缝中，吐涎尽愈。

**虫牙痛**—一四七

苍耳　艾　小麦　花椒　芫花　黑豆

煎熬，屡效之即愈。

**韭子汤**—一四八　治虫牙。

用韭菜子一撮，以碗足盛之，用火烧烟，外用小竹梗将下截劈为四开，以纸糊如喇叭样，引烟熏其蛀齿。如下牙蛀者，以韭子煎浓汤漱之，虫自出。

**瑞竹堂方**—一四九　治虫牙疼痛不已。

用天仙子不拘多少，烧烟，以竹筒抵牙引烟熏之，其虫即死。

**巴豆丸**百五十　治虫牙疼痛，蚀孔空虚。

巴豆一枚　花椒五十粒，细研

上为极细末，饭丸，黍米大。棉包塞蛀孔。

**藜芦散**—五一　治虫牙疼痛。

用藜芦为末，塞牙孔中，勿令咽汁，有涎吐之，大有神效。

**北枣丹**—五二　治走马牙疳。

用北枣去核，每个纳入信一厘，烧存性，研细。每以些小敷患处。

**青金散**—五三　治走马牙疳，蚀损唇舌，腐臭牙落，其效如神。

铜绿　砒霜等份

上为细末。每用些少敷患处。

**三仙散**—五四　治走马牙疳，一时腐烂即死。

铜绿三分　麝香一分　妇人溺桶中垢白者，火煅，一钱

上为极细末。敷齿上，不可太多。

**麝矾散**—五五　治走马牙疳危恶证候。

麝香少许　胆矾一钱　铜绿半两　白矾生用，五分

上为细末。敷牙患处。

**神授丹**—五六　治牙疳。

枯矾七分　白毯灰三分　麝香一分

为末。以竹管吹疮上。

**黄连散**—五七　治齿龈间出血，吃食不得。

黄连　白龙骨　马牙硝各一线　枯矾五分　冰片半分

上为细末。每用少许敷牙根下。

**雄黄麝香散**—五八　治牙龈肿烂出血。

雄黄一钱半　铜绿　轻粉　黄连　黄丹炒，各一钱　血竭　枯矾各五分　麝香一分

上为细末，研匀。每用些少敷患处。

**齿缝出血**—五九

上用纸纤子蘸干蟾酥少许，于血出处按之，立止。

**固齿雄鼠骨散**百六十　治肾水不足，牙齿浮动脱落，或缝中痛而出血，或但动不痛者。

雄鼠骨　当归　没食子　熟地　榆皮　青盐　细辛等份

上为细末，用棉纸裹条扠牙床上缝中，则永固不落矣。

**《秘方》雄鼠骨散**—六一　治牙落，可以重生。

雄鼠骨一具。生打活雄鼠一个，剥去皮杂，用盐水浸一时，炭火上炙，肉自脱落，取骨炙燥，入众药内，同研为末　香附　白芷　川芎　桑叶晒干

地骨皮　川椒　蒲公英　青盐　川槿皮　旱莲草

上为末。擦牙，百日复出，固齿无不效。

**《良方》荆槐散**一六二　治牙宣出血，疼痛不止。

荆芥穗　槐花

上等份为末。擦牙患处。

**石膏升麻散**一六三　治阳明风热流注，齿牙肿痛出血，化为脓汁等证。

石膏　羊胫骨灰　地骨皮　升麻

上等份为末。每用少许擦牙齿根上。或加麝香少许更妙。

**姜黄散**一六四　治牙疼不可忍。

姜黄　白芷　细辛<sub>等份</sub>

上为粗末。擦患处，须臾吐涎，以盐汤漱口。面赤肿者，去姜黄，加川芎，其肿立消。

**《济生》香盐散**一六五　牢牙去风。

大香附<sub>炒焦黑，三两</sub>　青盐<sub>一两半</sub>

上为末。如常擦牙。乃铁瓮先生良方。

**子和牙宣散**一六六

良姜　胡椒　荜茇　细辛　乳香　麝香　雄黄　青盐<sub>下四味各另研</sub>

上等份为细末。先以温水漱净牙后，以药末擦患处，追出涎沫吐之，漱十余次，痛立止。忌油盐二日。

**槐盐散**一六七　治食甘甜过多牙痛。

食盐　青盐　槐枝<sub>一斤，切断，用水五碗，煎一碗听用</sub>

上将二盐先炒干，乃入槐枝汤煮干，取起为末，用铅盒盛。擦牙固齿最妙。

**椒盐散**一六八　治牙痛用清凉药不效或反甚者，宜从此以治。

川椒　青盐　荜茇　薄荷　荆芥穗　细辛　朝脑

上为末。擦痛牙处，或煎汤漱之亦可。

**宣风牢牙散**一六九　驻颜补肾，牢牙固齿。

细辛　青盐各七钱　当归酒洗　川芎各一两

上为末。每用少许，清晨擦牙满口，漱良久，连药咽下，或先以温水漱口净，然后擦而咽之亦可。

**万氏青白散**百七十　治一切牙疼，固齿。

青盐二两　食盐　川椒煎汁，各四两。

上以椒汁拌盐，炒干为末。擦牙，永无齿疾；以漱水洗面目，亦无疾。此药极妙。

**御前白牙散**一七一

石膏四两，另研　大香附一两　白芷七钱半甘松　山奈　藿香沉香　川芎　零陵香各三钱半　细辛　防风各半两

上为细末。先以温水漱口，次擦之妙。

**东垣白牙散**一七二　升麻一钱　羊胫骨灰二钱　软石膏三钱白芷七分　麝香少许

上为细末。先以温水漱口，次擦之妙。

**《道藏经》方**一七三　治牙齿动摇，血出不止。

用白蒺藜不拘多少，捣为细末。每日擦牙及患处，最妙。

**取牙不犯手**一七四

草乌　荜茇各钱半　川椒　细辛各三钱

上为细末。每用少许，点在患牙内外，一时其牙自落。

**以下咽喉方**

**《局方》甘桔汤**一七五　治一切风热上壅，咽喉肿痛。钱氏方用甘草二钱，苦梗一钱。

甘草二钱　桔梗四钱

水二盅，煎八分。食后服。此方加荆芥穗二三钱，《三因方》即名荆芥汤，尤效。

**《拔萃》甘桔汤**一七六　治热肿喉痹。

甘草　桔梗　薄荷　连翘　黄芩各等份

水二盅，加竹叶煎服。一方有山栀子。

**加味甘桔汤**一七七　方在痘疹九十。

治咽喉肿痛。

**《医林》诃子甘桔汤**一七八　治火盛失音。

诃子四个，半生半煨　桔梗一两五钱，半生半炒　甘草二寸，半生半炙

上咀。分二服，每服水一盅，童便一盅，煎八分。食后温服。

**清咽利膈散**一七九　治咽喉肿痛，痰涎壅盛。

防风　金银花　荆芥　薄荷　桔梗　黄芩　黄连各一钱半　山栀　连翘　玄参　大黄　朴硝　牛蒡子炒研　甘草各七分

水二盅，煎一盅。食远服。

**消梨饮**百八十　治喉痹。

单用消梨汁频频饮之，或将梨削浸凉水中，频频饮之，尤妙。此物大解热毒。或南方少梨之处，但择好萝卜杵汁，加玄明粉徐饮，大效。

**《医林》透天一块冰**一八一　治一切风热喉痹，口舌生疮，头目不清，痰涎壅盛。

黄连二钱　脑荷　月石　槟榔　蒲黄　甘草各一钱　荆芥穗　黄柏各五分　冰片半分或一分　白沙糖半两

上为细末，炼蜜为丸，芡实大。每服一丸，嚼化。

**靛花丸**一八二　治缠喉风声不出。

靛花　薄荷叶苏州者

上等份，为细末，炼蜜丸，弹子大。每服一丸，临睡嚼化。

### 《医林》杏仁煎一八三　治咳嗽暴重，声音不出。

杏仁泡，去皮尖，研如泥　冬蜜　姜汁　沙糖各一小盏　木通　桑白皮去赤皮，炒　贝母　紫菀茸　北五味各一两　石菖蒲　款冬蕊各半两

上将后七味为咀，用水五升，煎半去滓，入杏、蜜、姜、糖四味合和，微火煎取一升半。每服三合，两日夜服之。

### 《三因》蜜附子一八四　治格阳咽闭，吞吐不通，及脏寒闭塞等证。

用大附子一枚，去皮脐，切作大片，用蜜涂炙令黄，含口中，咽津；甘味尽，再涂蜜炙用，或易之。或用炮附子，以唾津调涂脚心。一方用肉桂含之。

### 牛黄益金散一八五　治虚火炎上伤肺，咽喉生疮破烂。

黄柏为末，用蜜丸炙数次，以熟为度，另研为极细末　白硼砂　白僵蚕净，各钱半　牛黄三分

上用蜜调如稀糊涂敷患处；或丸如龙眼大，含化咽之。按：此方必加冰片半分方妙。

### 《秘方》三黄丸一八六　治喉痹极佳。

大黄　黄连　黄芩各一两　黄药子　白药子各七钱半　黄柏山豆根　苦参各三钱　月石　京墨各钱半　麝香少许　冰片五分

上为末，猪胆调，瓶内蒸三次，临后入片、麝、硼砂为丸，豆大。嚼化一丸，津咽，日夜常嚼，勿脱药味方妙。

### 人参平补汤一八七　治肾虚声哑不出。

人参　川芎　当归　熟地黄　白芍药　白茯苓　菟丝子制杜仲制　北五味子　白术　巴戟去心　半夏曲　橘红各半两　牛膝

酒洗　补骨脂炒　益智仁　胡芦巴炒　炙甘草各二钱半　石菖蒲一钱半

上咀。每服五钱，姜五片，枣二枚，煎七分。吞山药丸百余粒。凡五鼓后肾气开时，不得咳唾言语，再进上药，则功效胜常。

**百合丸**一八八　治肺燥失声不语。

百合　百药煎　杏仁去皮尖　诃子　薏苡仁等份

上为末，鸡子清和丸，弹子大。临卧噙化。或用蜜丸亦妙。

**《秘方》竹衣麦门冬汤**一八九　治一切痨瘵痰嗽，声哑不出，难治者，服之神效。

竹衣取金竹内衣膜鲜者，一钱　竹茹弹子大一丸。即金竹青皮也，刮取之　竹沥即取金竹者　麦冬二钱　甘草　橘红各五分　白茯苓　桔梗各一钱　杏仁七粒，去皮尖，研

上咀。水一盏半，加竹叶十四片，煎七分，入竹沥一杯，和匀服。

**射干丸**百九十　治悬痈肿痛，咽喉不利。

射干　炙甘草各半两　川升麻　川大黄　木鳖仁各二钱半　杏仁去皮尖、双仁，麸炒微黄，半两

上为细末，炼蜜丸，小弹子大。常含一丸，津咽。

**《医林》铁笛丸**一九一　治讴歌动火，失音不语者神效。

薄荷叶四两　连翘　桔梗　甘草各二两半　诃子煨　大黄酒蒸砂仁各一两　川芎一两半　百药煎二两

上为细末，鸡子清和丸，弹子大。临卧噙化一丸。或炼蜜丸亦可。

**《三因》雄黄解毒丸**一九二　治急喉风双蛾肿痛，汤药不下。

雄黄飞　郁金各一两　巴霜十四枚

上为末，醋糊丸，绿豆大。热茶清下七丸，吐出顽涎即苏，未吐再服，大效。如口噤，以物斡开灌之，下咽无有不活者。如小儿惊热，痰涎壅塞，或二丸三丸，量大小与之。一法：以此丸三粒，用醋磨化灌之，其痰立出，尤妙。

**《三因》玉钥匙**一九三　治风热喉痹及缠喉风。

月石五钱　牙硝一两半　白僵蚕一钱　冰片一字

上为细末。每用五分，以竹管吹入喉中，立愈。此方加雄黄二钱，即名金钥匙。

**《济生》二圣散**一九四　治缠喉风、急喉痹。

胆矾二钱半　白僵蚕炒，半两

为细末。用少许吹入喉中。

**《秘方》夺命散**一九五　治急喉风。

白矾枯　僵蚕炒　月石　皂角炙烟尽，各等份

为细末。每用少许吹喉中，痰出即愈。

**马牙硝散**一九六　治喉痈，及伤寒热后咽痛，闭塞不通，毒气上冲。

马牙硝细研。每服一钱，棉裹含咽津，以通为度。

**烧盐散**一九七　治喉中悬壅垂长，咽中妨碍。

烧盐　枯矾各等份

上和匀研细，以箸头蘸点即消。

**《宝鉴》开关散**一九八　治喉风气息不通。

白僵蚕炒，去丝、嘴　枯白矾等份

上为细末。每服二三钱，生姜、蜜水调下，细细饮之。

**七宝散**一九九　治喉闭及缠喉风。

僵蚕直者，十个　硼砂　雄黄　全蝎十个，全者，去毒　明矾　牙皂一挺，去皮弦，各一钱　胆矾五分

上为细末。每用一字，吹入喉中即愈。

**破关丹**二百　治乳蛾喉闭、缠喉风等证。

硼砂末五钱　霜梅肉一两，捣烂

上二味，和匀丸，芡实大。每服一丸，噙化咽下，内服荆防败毒散。

**通气散**二百一　方在外科八十。

治时毒肿甚，咽喉不利，取嚏以泄其毒。

**以下诸毒方**

**紫金锭**二百二　一名神仙太乙丹。一名玉枢丹。一名万病解毒丹。解除一切中毒积毒，虫毒蛊毒，菌蕈、砒石、死牛、死马、河豚等毒，及时行瘟疫，山岚瘴气，喉闭喉风，癫邪鬼气，狂乱迷死，牙关紧急，小儿急惊等证。凡行兵兴役之处，尤不可无。

文蛤捶破洗焙，净末三两　山慈菇去皮，净末二两　千金子去油取霜，一两　红芽大戟去芦，焙干为末，一两五钱　麝香另研，三钱

上用糯米煮浓饮为丸，分作四十锭。每服半锭，用井花水或薄荷汤磨服，利一二次，用粥止之。若治痈疽恶毒，汤火蛇虫犬兽所伤，以东流水磨服，并敷患处。如治癫邪鬼气，鬼胎，挛急疼痛，须暖酒磨服。凡修合时日，须用端午、七夕、重阳，或天德、月德日，于净室焚香修制。凡奇怪之病，屡用如神，效验不可尽述，医家、大家，皆不可一日无之。

**《三因》解毒丸**二百三　治误食毒草，或中蛊毒，并百物毒，救人于必死。

板蓝根洗净晒干，四两　贯众去毛　青黛研　生甘草各一两

上为末，炼蜜丸，桐子大，另以青黛为衣。如稍觉精神恍惚，即是误中诸毒，急取十五丸嚼烂，用新汲水送下即解。或用

水浸蒸饼丸，尤佳。

**蓝根散**二百四　解毒药热药诸毒。

蓝根锉，一握　芦根锉，一握　绿豆三钱，研　淀脚一合，研

上先将二根，以水一碗，煎至七分，去滓，次入后药，和匀，分三服。或一、二服利下恶物，不用再服。

**白扁豆饮**二百五　解诸毒入腹及砒毒。

用白扁豆不拘多少，为细末，入青黛等份，细研，再入甘草末少许。巴豆一枚，去壳不去油，别研为细末，取一半入药内。外以沙糖一大块，用水化开和药，共成一大盏饮之，毒随利去后，却服五苓散之类。

**八毒赤丸**二百六　方在攻阵百四。

治一切邪祟鬼疰等毒。

**饮食中毒**二百七　凡中饮食毒而觉烦热胀满者，急用苦参三两，苦酒一升半，煮半沸，陆续饮之，吐食出即瘥。或以水煮亦得。或用犀角汤亦可解。

**中酒毒**二百八　饮酒中毒者，经日不醒是也，谓之中酒。

黑豆一升煮汁，温服一盏，不过三盏即愈。

**解面毒**二百九

只以萝卜生啖之，或捣汁服之。麦面大热，萝卜能解其性。或用大蒜嚼食之，亦善解麦毒。

**解一切食毒**二百十　解一切饮食之毒，及饮酒不知中何毒，卒急无药可解者。

荠苨　生甘草各二两

上锉细。以水五盏，同煎取二盏，停冷去滓，分三服。一方：加蜜少许，同煎服之，解一切毒。

**食鱼中毒**二一一　凡食鱼后中毒物烦乱者，用陈皮浓煎汁服

之即解。

### 河豚毒 二一二

五倍子　白矾 等份

上为细末，水调服之。一方：凡中河豚鱼毒，一时困殆，仓卒无药，急以清油多灌之，使毒尽吐出即愈。

**解河豚鱼胘及食狗肉不消胀满毒** 二一三　芦柴根，鲜者捣汁饮之，干者煎汁温饮之。

**解食鳝鱼龟鳖虾蟆自死禽兽等毒** 二一四　豆豉一合，新汲水煎浓，顿温服之可解。

### 中蟹毒 二一五

凡食蟹中毒，用紫苏叶浓煮汁饮之；或用紫苏子捣汁饮之亦良。或捣藕汁，或捣蒜汁饮之俱可解。或用冬瓜汁，或食冬瓜亦可。

### 食牛马中毒 二一六

粉草擂无灰酒服，当吐泻。若渴者不可饮水，饮水必死。一方：淡豆豉擂人乳服之即解。

**食鸡子毒** 二一七　好醋饮之即愈，未愈再服。

**食斑鸠毒** 二一八　葛粉二合，水调服可解，姜汤调服亦解。

**解花椒毒** 二一九　有服川椒气闭欲绝者。

冷水饮之解，地浆水更妙。

**解诸菜毒** 二百二十　食后多腹胀者，是毒也，以醋解之。

**解蕈毒** 二二一　忍冬叶生啖之愈，或煎浓汁饮之。崇宁间，苏州天平山白云寺僧五人，行山间，得蕈一丛甚大。摘而食之，发吐，三人急采鸳鸯草生啖之即愈；二人不甚吐，至死。此即忍冬藤，亦名金银花，亦名鹭鸶藤也。

**解巴豆毒** 二二二　其证口干，两脸赤，五心热，下利不止。

干姜 炮　黄连 微炒，各等份

上为细末。每服二钱，水调下，如人行五里许再服。又方：煮绿豆汤冷服之即愈。一方：黄连、甘草煎汁，凉饮之。一方：芭蕉根叶捣汁饮之，利止而安。

**解砒毒**二二三　凡中砒毒者，其人烦躁如狂，心腹绞痛，头眩呕吐，面色青黑，四肢逆冷，六脉洪数。饮食中得者为易愈，若空心酒醋服者难救。

以地浆水顿服，若吐出，又服，所谓洗净腹中毒，全凭地土浆是也。其法掘地成坑，以水灌注，搅成混水饮之，谓之地浆。

又方：解砒毒最良，此为第一。

用生绿豆半升擂粉，入新汲水搅和，去渣取汁饮之。

又方：用新鲜羊血、鸭血饮之，皆可解。

一方：用甘草汁同蓝汁饮之即愈。

**钩吻毒**二二四　钩吻生池旁，与芹菜相似，无他异，惟茎有毛，以此别之，误食杀人。解之之法，用荠苨八两，水六升，煮取二升。分温二服。此即甜桔梗也。一方用桂汤效。

**解附子等药毒**二二五　凡服附子酒多，而觉头肿唇裂血流，或见内热诸证，急用绿豆、黑豆嚼服，或捣汁饮之，或浓煎二豆汤常饮食之。凡服散风药过多，以致闷乱不省，以醋灌之，或浓煎甘草同生姜自然汁顿饮之。一方：大豆汁、饧糖、枣汤，并能解附子毒。一方：用田螺捣碎调水饮之。

**解乌头草乌毒**二二六

甘草煎浓汤服之。或米醋调沙糖俱可解。

**解半夏毒**二二七　生姜捣汁饮之。有中此毒，口不能言，倒地将死者，速用姜汁灌之，须臾自苏。

**解斑蝥芫青毒**二二八

猪脂油和大豆汁饮之。

**解藜芦毒**二二九　雄黄为末，温酒调服一钱。一方：煮葱汁服。

**解雄黄毒**二百三十　汉防己煎汤饮之。有用雄黄搽疮，或熏阴囊疮受毒者，防己煎汤洗数次愈。

**解杏仁毒**二三一

蓝子研水服则解。

**解服丹毒**二三二

地浆服之为上。一方：用蚌肉食之良。

**解中药箭毒**二三三　交广黎人以焦铜作箭，中人破皮即死。粪清饮之立解，患处以粪涂洗之。

**解盐卤毒**二三四

凡妇女有服盐卤垂危者，急取活鸭或鸡，斩去头，将颈塞口中，以热血灌之可解。若卤多者，必数只方足尽收其咸毒。

**解漆毒**二三五　一州牧以生漆涂囟眼，囟即盲。适一村叟见而怜之，语之曰：汝急寻蟹捣碎，取汁滴眼内，漆当随汁流散，疮亦愈矣。如其言，觅得一小蟹用之，目睛果愈，略无损。或成红斑烂疮，取生蟹黄涂之，不数次即愈。一方：用杉木煎汁洗之。

**以下虫毒方**

**解虎伤毒**二三六　麻油一碗饮之即无妨，仍用葛根汤洗伤处，棉拭干，香油涂之，再以青布作条燃火入竹筒中，放烟熏伤处。口渴者，沙糖调水饮之。

**蛇毒**二三七　凡被蛇伤，即用针刺伤处出血，用雄黄等药敷之，仍须中留一孔，使毒气得泄，乃内服解毒等药。凡伤处两头俱用绳扎缚，庶不致毒气内攻，流布经络。

一方：治毒蛇咬伤，急取三七捣烂罨之，毒即消散，神妙无比。

一方：治蛇虫伤毒，用五灵脂、雄黄等份为末，每服二钱，酒调服，仍敷疮留口，如干燥，须以油润之。

凡居山野阴湿之处，每用雄黄如桐子大一丸，烧烟以熏衣袍被褥之类，则毒不敢侵，百邪皆远避矣。

凡蛇入七窍，急以艾灸蛇尾。又法：以刀破蛇尾少许，入川椒数粒，以纸封之，蛇自出。即用雄黄、朱砂末煎入参汤调灌之，或食蒜饮酒，内毒即解。

山居人被蛇伤，急用溺洗咬处，拭干，以艾灸之立效。又方：用独头大蒜切片置患处，以艾于蒜上灸之，每三壮换蒜，多灸为妙，凡被毒蛇所伤皆效。

《肘后方》：用小蒜捣汁服，渣敷伤处。

### 雄黄辟蛇毒二三八

南海地多蛇，而广府尤甚。某侍郎为帅，闻雄黄能禁制此毒，乃买数百两分贮绢囊，挂于寝室四隅。经月余，一日，卧榻外常有黑汁从上滴下，臭甚，使人穿承尘窥之，则巨蟒横其上死腐矣。于是尽令撤去障蔽，蛇死者长丈许，大如柱，旁又得十数条，皆蟠虬成窠，并他屋内所驱放者合数百，自是官舍清宁。

### 疯犬伤人二三九

急于无风处吮出疮口恶血，如或无血，则以针刺出血，用小便洗净，外用香油调雄黄少加麝香敷之。凡遇恶犬咬伤，如仓卒无药，即以百草霜、麻油调敷，或用葱捣烂贴之，牛粪敷之，或蚯蚓粪敷之，或口嚼杏仁烂敷之，皆能救急。如少延缓，恐毒气入经为害。一方：拔去顶上红发，急令人吮去恶血，以艾灸伤处五七壮，甚者灸百壮，神效。一方：用米泔水洗净，沙糖敷之。一方：用杏仁炒黑，捣成膏贴之。

### 避犬法二百四十

《琐碎录》云：凡行道遇恶犬，即以左手

大拇指掐寅上，吹气一口，轮至戌上掐之，犬即退伏。

**糯米散**二四一　治疯犬伤毒。

大斑蝥二十一个，去头足翅

上用糯米一撮，先将斑蝥七个入米内，慢火炒，勿令焦，去蝥；又入七个，炒令焦色变，又去之；再入七个，炒米出赤烟为度，去蝥不用，只将米研为末。分三份，冷水入香油少许，空心调下一服，须臾又进一服，以二便利下恶物为度。若腹痛，急以青靛调冷水解之，或先用黄连、甘草煎汤，待冷服之，不可食热物。或用凉水调益元散解之，甚妙。甚者，终身禁食犬肉，每见食犬肉而复作者不救。又见单服斑蝥而死者亦有之，盖斑蝥毒之尤者，虽曰以毒攻毒，惟少用之。兹用糯米以夺其气，尤宜预备青靛、黄连以解其毒，而况单服斑蝥者，岂有不死？

**《宝鉴》定风散**二四二　治诸犬伤毒。

南星生用　防风等份

上为末。凡被犬咬，先以口含浆水吮洗伤处，或小便、盐汤俱可，洗净，用棉拭干，方上药末，即不发。或用制过南星一二钱为末，以童便调下。亦可治破伤风。

**诸犬咬虫伤灸法**二四三　凡狼犬蛇蝎蜈蚣诸伤痛极危急，或因伤受风而牙关紧急，腰背反张，不省人事者，速切蒜片或捣烂罨伤处，隔蒜灸之，或二三十壮，或四五十壮，无不应手而愈，取效多矣，故《本草》谓蒜疗疮毒，有回生之功。夫积在肠胃，尚为难疗，况四肢受患，则经络远绝，药不易及，故古人有淋洗灸刺等法，正为通经逐邪、导引气血而设也。

**解毒散**二四四　一名国老饮。治蛊毒及一切蛇虫恶兽所伤，重者毒气入腹，则眼黑口噤，手足强直。此药平易，不伤元气，大有神效，不可以易而忽之也。

明矾　甘草各一两

上为末。每服二钱，不拘时冷水调下，亦可敷患处。

**治马咬伤**二四五　毒气入心则危。

马齿苋捣烂煎汤服，外以栗子嚼敷患处。

**蜈蚣毒**二四六　以盐擦咬处，或盐汤洗伤处，痛即止。用后蝎螫方最妙，已试。一方：用吴茱萸嚼烂擦之，或取井底泥敷之。

**解误吞蜈蚣方**二四七　昔有婢用火筒吹火，不知内有蜈蚣，向火一吹，蜈蚣惊窜入口，不觉下喉，求救，人无措手。适有人云取小鸡一只，断喉取血顿饮之，复灌以香油取吐，蜈蚣随出。

**蝎螫毒**二四八　用生半夏、白矾等份为末，以醋和敷伤处。亦治蜈蚣伤，无白矾亦可。又蝎怕胆矾，蛇怕雄黄。徐春甫云：亲见蝎螫肿痛，用胆矾擦之立消。可见南方人家不可无雄黄，北方人家不可无胆矾，此制蝎第一药也。

**解蜂螫毒**二四九　以小便洗擦拭干，以香油涂之。或以雄黄末擦之。或以蝎螫方治之。

**治鼠咬毒**二百五十　猫毛烧存性，入麝香少许，香油调敷伤处则不害。

**治误吞水蛭**二五一　昔一人夜间饮水，误吞水蛭入腹，经停日久，复生水蛭，食人肝血，腹痛不可忍，面目黄瘦，全不进食，不治必死。方用田中泥一块，小死鱼三枚，同猪膏溶捣匀，再用巴豆十粒去油，同鱼膏四味捣匀，丸如绿豆大。用田中冷水吞下，大人五七丸，小儿三丸，须臾泻下水蛭尽，却用八珍汤调理。

**中蚯蚓毒**二五二　石灰泡热水凉洗患处，久浸之则愈。小儿多受蚯蚓毒，则阴茎及囊俱肿如水泡，用鸭血涂之，或以鸭口含少时则消。一方：用盐汤温洗之即效。

**治蚕咬毒**二五三　蚕咬人，毒入肉中，令人发寒热。

苎叶捣敷之，汁涂之。今治蚕家以苎近蚕，则蚕不生发也。

**解蜘蛛咬毒**二五四　姜汁调胡粉敷疮口，或用清油擦之，内饮羊乳。

《本草》云：蜘蛛咬人，令人一身生丝，惟羊乳饮之可解。贞元十年，崔员外从侄云：目击有人被蜘蛛咬，腹大如孕，其家弃之，乞食于道，一僧遇之，教饮羊乳，未几日而平。

**《青囊》神授散**二五五　治传尸痨瘵，血气未甚虚损者，不必多方，只以此药早服，则虫自不能为患，无有不愈者。此方得之河南郡王府，济世之功不可尽述。

川椒二升，去合口者，略炒出汗

上为细末，空心米饮调服二钱。或酒煮米粉糊为丸，桐子大。每服三十丸，以渐增至五六十丸，或用酒送。

**解射工溪毒**二五六　葱白散。治溪涧中射工虫专射行人形影，人中其毒，则病如疟状，或若伤寒，俗云沙发，中之深者死，急用后方治之。

葱白一握，切　豉半升　葛根二两　升麻七钱半

上锉如豆大。每服四钱匕，水二盏，煎一盏，去滓。不拘时温服，移时再服。

**《千金》雄黄兑散**二五七　治时气病䘌，下部生虫。

雄黄半两　桃仁一两　青葙子　黄连　苦参各三两

上五味为末，棉裹如枣核大，纳下部。亦可用枣汁服方寸匕，日三。

**《千金》治大孔虫痒方**二五八　用大枣蒸烂为膏，以水银和捻长二三寸许，棉裹纳大孔中过宿，明旦虫皆出。但水银损肠，

宜慎之。愚按：此方水银不必生用，但如治头虱法，烧烟以枣肉拌之用，必更妙。

头发生虱方在新因五三。

**雄麝散**二五九　治五种蛊毒。

明雄黄　麝香各一字，另研

用生羊肺一指大，以刀切开，安药在内吞下。

**《医林》丹砂丸**二百六十　治蛊毒。

雄黄　朱砂各另研　藜芦略炒　鬼臼　巴豆霜各二钱半

上为末，炼蜜丸，桐子大。每服二丸，空心姜汤下，当利恶物并蛊毒。如烦闷，以鸭血为羹食之。

**《良方》七宝丸**二六一　治蛊毒。

败鼓皮　蚕蜕纸　刺猬皮各烧存性　五倍子炒　续随子　朱砂另研　雄黄另研，等份

上为细末，糯米粥丸，小豆大。每服七丸，空心白水下。

**蜜髓煎**二六二　治中蛊令人腹内坚痛，面目青黄，病变无常。

真蜜一碗　猪骨髓五两，研

上同煎熟。分作十服，日三服即瘥。

**归魂散**二六三　凡初中蛊毒在膈上者，当用此药吐之。

白矾　建茶各一两

上二味，为细末。每服五钱，新汲水调下顿服之，一时久当吐毒出。若此药入口，其味甘甜，并不觉苦味者，即其证也。

**麦面散**二六四　治中蛊毒吐血。

用小麦面二合，分为三服，以冷水调下，半日服尽，当下蛊即瘥。

**挑生蛊毒简易方**二六五　一方：明矾、芽茶，等份为末，凉

水调三钱。

一方：青蓝汁，频频服半合则解。

一方：石榴皮，煎汁饮之，当吐出活虫而愈。

**以下杂方**

**嗽烟筒**二六六　治一切犯寒咳嗽，遇冬便作。

款冬蕊　鹅管石　雄黄　艾叶各等份

上为末，铺艾上，用纸卷筒，烧烟吸入口内吞下，即咽茶水一口压之，自效。一方有佛耳草，无艾叶，用纸卷成条，每切一节，约长三五分许，焚炉中，吸烟咽之。

**灵宝烟筒**二六七　治一切寒喘咳嗽。

黄蜡　雄黄各三钱　佛耳草　款冬蕊各一钱　艾叶三分

先将蜡溶化，涂纸上，次以艾铺之，将三味细研匀，掺卷成筒。用火点一头，吸烟吞之，清茶送下。

**七宝美髯丹**二六八　补肾元，乌须发，延年益寿。

何首乌赤、白各一斤　川牛膝半斤

将何首乌先用米泔水浸一日，以竹刀刮去粗皮，切作大片，用黑豆铺甑中一层，却铺何首乌一层，再铺豆一层，却铺牛膝一层，又豆一层，重重相间，面上铺豆盖之，蒸以豆熟为度，取起晒干。次日如前换豆再蒸，如此七次，去豆用。

补骨脂半斤，洗净，用黑芝麻同炒无声为度，去芝麻　白茯苓半斤，用人乳浸透，晒干蒸熟　赤茯苓半斤，用黑牛乳浸透，晒干蒸熟　当归身半斤，酒洗　枸杞子半斤，去枯蒂者

上共为末，炼蜜丸，龙眼大。每日空心嚼二三丸，温酒、米汤、盐汤俱可送下。制药勿犯铁器。按：此即七珍至宝丹少菟丝子一味。

**北京乌须方**二六九　两京各处乌须者，惟此方颇好，用之虽

未至简妙，然不坏须伤肉，制用得法者，可黑一月。

五倍子择川中之大者，打作碎粒，分粗细为二。先将粗者于锅内用文火炒成糊，次入细者同炒，初时大黑烟起，取出不住手炒，将冷，又上火炒，则黄烟起，又取出炒，将冷，再上火炒，则青黄白烟间出，即可住火，先以真青布一大片浸湿，将倍子倾在布上，包成一团，用脚踏成饼，上用湿泥一担窨一夜，色如乌羽为妙，瓷器收贮听用

红铜花用细红铜丝炭火煅，醋中淬之，不拘遍数，以化尽为度，去醋取铜花晒干

皂矾　明矾各三分　没食子　食盐各二分　硼砂净，一分

上每次染时，旋配旋用，以制倍子二钱为则，加铜花四分，余皆一二分，和匀作一服，研细，以浓茶汁或烧酒用瓷盅调如稀糊，坐汤中煮之，看盅内绿气生面为佳。先用皂角汤洗须净，拭干，以抿柄涂上，用皮纸搭湿包之，或以青布囊囊之过夜，次早温水洗之。如不润，用胡桃油捻指润之。一连染二夜，其黑如漆亦妙。

**擦牙乌须方**二百七十　先期而擦者，永久不白。

青盐一斤　嫩槐枝叶五斤，切　黑铅四两　没食子尖者，七钱

上将黑铅、青盐入锅内，槐枝搅炒俱成灰炭取起，将没食子研细末和入，用瓷罐盛之，每日早晚以药擦牙，漱水吐掌上擦须鬓，久久自然润黑。

**便易擦牙方**二七一　用五倍子大者一百个，装食盐一斤，铺在锅内，大火烧过存性，为末。每日擦之，久则须鬓皆黑。

**丹溪疝气神方**二七二　其病甚至气上冲如有物筑塞心脏欲死，手足冷者，二三服除根。

陈皮　荔枝核为末，炒焦黄　硫黄火中溶化，即投水中去毒，研细，各等份

上为末，饭丸，桐子大。每服十四五丸，酒下，其疼立止。

若疼甚不能支持，略加五六丸，再不可多也。

**神仙六子丸**二七三　男子三十岁后服此药，一岁二单，制服不息，永不白须发。四十以上，或见微白，及少年发黄不润者，服此百日，自然漆黑，其效如神。

菟丝子制　金铃子　覆盆子　五味子　枸杞子　蛇床子炒，各一两　何首乌酒浸，蒸极熟，焙　牛膝酒浸蒸　熟地酒蒸，捣　地骨皮各三两　舶上茴香盐炒　川木瓜各二两

上十二味，为细末，用浸菟丝酒作糊为丸，梧子大。每服五七十丸，食前温酒或白汤送下。一方加人参、白术、白茯苓各一两，尤有神效。服此大忌三白。

**疝气**二七四　方重。

**四制川楝子丸**二七五　治疝气，一切下部之病，悉皆治之，凡肿痛缩小，虽多年亦可除根。

川楝子净肉一斤，分四份。内一分用盐一两，茴香一合同炒黄色，去盐、香不用。外三份，一份用巴豆四十九个，一份用斑蝥四十九个，一份用巴戟一两，仍各加麦面一合同炒黄色，俱去面、药不用　木香一两　补骨脂一两，炒

上为末，酒糊丸，梧子大。每服五七十丸，盐汤送下，甚者日进二三服，或空心或食前。

**木香导气丸**二七六　治男子小肠气肚疼，一切气积，下元虚冷，脾胃不和，并宜服之有效。

木香　丁香　乳香　香附　川楝子肉　大茴香　补骨脂　胡芦巴炒　甘草炙　三棱各一两　杜仲炒，半两

上为细末，酒糊丸，梧子大。每服三五十丸，加至七八十丸，用温酒或盐汤食前送下，日进二三服。

**去铃丸**二七七　治疝消铃。

用大茴香一升，以老生姜二斤，取自然汁浸茴香一宿，以姜

汁渗尽为度，入好青盐二两同炒赤，取出焙干为末，用无灰酒浸蒸饼为丸，梧子大。空心食前酒下二三十丸，或米饮亦可。此方实脾疏肝，所以治疝多效，非如常法之克伐，故为妙也。

**事后中寒腹痛方**二七八　凡房事后中寒厥冷，呕恶腹痛者，用葱姜捣烂冲热酒服之，睡少顷，出汗即愈。如腹痛甚者，以葱白头捣烂摊脐上，以艾灸之或熨之亦可得。鼻尖有汗，其痛即止。

**湿疝阴丸作痛**二七九

蕲艾　紫苏叶烘干热　川椒炒热，各三两

上三味，拌匀，乘热用绢袋盛夹囊下，勿令走气，冷即易之。

**熏熨脱肛方**二百八十　治气痔脱肛。

枳壳面炒　防风去叉，各一两　枯矾二钱半

上咀，用水三碗，煎至二碗，乘热熏之，仍以软帛蘸汤熨之，通手即淋洗。

**熏洗脱肛法**二八一　用赤皮葱，韭菜二味各带根者煎汤，入大风子、防风末各数钱，乘热熏洗立收上。

一方：用五倍子煎汤洗，以赤石脂末掺上托入。或脱长者，以两床相并，中空尺许，以瓷瓶盛汤，令病人仰卧浸瓶中，逐日易之，收尽为度。

又涩肠散方，在小儿五四。

**参术芎归汤**二八二　治泻痢产育气虚脱肛，脉濡而弦者。

人参　白术　川芎　当归　黄芪酒炒　山药炒　白芍药　白茯苓　升麻　炙甘草

上生姜水煎服。按：此方若治泄痢虚滑脱肛，仍须加制附子、肉豆蔻方效。

**凉血清肠散**二八三　治大肠血热脱肛。

生地黄　当归　芍药<sub>各钱半</sub>　黄芩　黄连　防风　荆芥　升麻<sub>各一钱</sub>　香附　川芎　甘草<sub>各五分</sub>

水一盏半煎服。

**缩砂散**二八四　治大肠伏热，脱肛红肿。

缩砂仁　黄连　木贼<sub>等份</sub>

上为细末。每服二钱，空心米饮调下。

**诃子人参汤**二八五　治证同前。

诃子<sub>煨，去核</sub>　人参　白茯苓　白术　炙甘草　莲肉　升麻　柴胡<sub>等份</sub>

水一盏半，加生姜煎服。

**涩肠散**二八六　治久痢大肠滑脱。

诃子　赤石脂　龙骨<sub>等份</sub>

上为末。以腊茶少许和药，掺肠头上，用绢帛揉入。

又方：用鳖头煅存性，入枯矾少许，如上揉入。

**蟠龙散**二八七　治阳证脱肛肿痛。

地龙<sub>晒干，一两</sub>　风化硝<sub>二两</sub>

上为末，每用一二钱，肛门湿则干掺，燥则清油调擦。先以见肿消，荆芥、生葱煮水，候温洗，轻轻拭干，然后敷药。

**伏龙肝散**二八八　治阴症脱肛。

伏龙肝<sub>一两</sub>　鳖头骨<sub>五钱</sub>　百药煎<sub>二钱半</sub>

上为末。每用一二钱，浓煎紫苏汤候温洗过，以清麻油调药敷如前法。

**独蒜通便方**二八九　治小便不通。

独蒜<sub>一枚</sub>　栀子<sub>三七枚</sub>　盐花<sub>少许</sub>

上捣烂摊纸上贴脐，良久即通。未通，涂阴囊上立通。

**小便不通经验方**二百九十　以朴硝为末。每服二钱，空心煎茴香汤下。

又方：用蚯蚓杵，以凉水滤过，浓服半碗立通，大解热疾不知人事欲死，服之甚效。

**小水不通葱熨法**二九一　用葱三斤，慢火炒香熟，以绢帕裹，更替熨脐下即通。或用盐炒热熨之，冷则再易，须臾即通。

**鸡内金散**二九二　治气虚溺溺。

用雄鸡胵胫并肠烧为末。温酒调服。

**狐腋气五方**二九三　治阴汗恶臭，两腋下臭不可与人同行。

枯白矾　密陀僧　黄丹各二钱半　麝香五分

上于乳钵内研细。以醋于手心内调药擦腋下，经两时许，即以香白芷煎汤洗之，一日用一次。

又：治腋气神效方。

密陀僧四两　枯白矾二两　轻粉三钱

上为细末。频擦两腋，擦至半月见效，半年痊愈。

又：腋气方

用热蒸饼一枚，擘作两片，掺密陀僧细末一钱许，急挟在腋下，略睡少时，候冷弃之。如一腋有病，只用一半。叶元方平生苦此疾，来绍兴偶得此方，用一次遂绝根本。

又：腋气方

单用枯矾为极细末，以绢袋盛之。常以扑于腋下，不过十度即愈。一方以唾调涂之。

又：腋气方

先剃去腋毛令净，用白定粉水调擦敷患处，至六七日后，清晨看腋下有一黑点如针孔大者，以笔点定，即用小艾炷灸七壮，灸过或有浊气攻心作痛者，当用后药下之：

丁香 青木香 槟榔 檀香 麝香 大黄

上煎服，以下为度。

**脚汗牡蛎散**二九四 治脚汗，除秽气。

牡蛎煅 枯白矾 密陀僧 黄丹等份

上为细末。每用少许，干掺脚指缝中即收。

**燥囊牡蛎散**二九五 治阴囊湿痒，搔之则汁水流珠，用此极效。

牡蛎醋煅一两 雄黄一钱 枯矾 硫黄 苦参 蛇床子各二钱

上为细末。先用苍术、椒、盐煎汤洗湿处，后用此药掺之。

**蒸洗阴囊法**二九六 治一切阴囊湿痒。

陈茶一撮 苍术二钱 花椒 蛇床子 白矾各一钱 苍耳草量入 炒盐半两 朴硝三钱

上用水四碗，先将前五味煎汤，去渣，乃入后三味泡化，先熏后洗，三四次绝痒。

**梅苏丸**二九七

龙脑薄荷 粉草 冰糖各四两 乌梅肉三两 白檀香 紫苏叶各二两

上为极细末，以熟枣肉捣丸，芡实大，勿用铁器。

**冰梅丸**二九八

龙脑薄荷二两 白糖 柿霜各四两 乌梅肉 桔梗各五钱 儿茶三钱 甘草一钱 冰片一分

上为极细末，炼蜜丸，龙眼核大。

**龙脑上清丸**二九九

乌梅肉 脑荷各四两 白檀香 苏叶 儿茶 硼砂 沙糖各二两 冰糖 柿霜各八两 干葛 粉草各一两 冰片三分

上为极细末，蜜丸，樱桃大。

**上清丸**三百　佳方。

脑荷二两　雨茶　白硼砂七钱　乌梅肉　贝母　诃子各三钱
冰片三分

炼蜜丸。

**辟邪丹**三百一　方在痘疹百三十。

辟一切秽寒邪气。

**福建香茶饼**三百二　能辟一切瘴气时疫，伤寒秽气，不时噙
口中，邪气不入。

沉香　白檀各一两　儿茶二两　粉草五钱　麝香五分　冰片三分

上为极细末，糯米调饮汤为丸，黍米大。噙化。

**香发木樨油**三百三　采桂花半开者，去茎蒂令净，每花二
升，用真麻油一斤，轻手拌匀，纳瓷瓶中，用油纸紧封器口，坐
釜中汤煮一响，持起顿燥处，十日后掀出，用麻布滤绞清油，封
闭紧密收之，愈久愈香。或用菜子油亦可。

**玉容散**三百四　治面生黑黯雀斑。

甘松　山奈　茅香各半两　白芷　白及　白蔹　白僵蚕　白
附子　天花粉　绿豆粉各一两　防风　零陵香　藁本各二钱　肥皂
二钱，去皮弦

上为细末。每早晚蘸末洗面。

**硫黄膏**三百五　治面部生疮，或鼻赤风刺粉刺。

硫黄　白芷　天花粉　水粉各五分　全蝎一枚　蝉蜕五个　芫
青七个，去头足

上为细末，用麻油、黄蜡约多寡，如合面油，熬匀离火，方
入前末药和匀。每于临卧时洗面净，以少许涂面，勿近眼，数日
间肿处自平，赤鼻亦消。如退风刺，一夕见效。

# 妇 人

**安胎饮**一 治妊娠五七个月，用数服可保全产。

人参 白术 当归 熟地 川芎 白芍药 陈皮 甘草炙
紫苏 炙黄芩各一钱

上用姜水煎服。一方有砂仁。

**安胎散**二 治妊娠卒然腰痛下血。

熟地 艾叶 白芍炒 川芎 黄芪炒 阿胶炒 当归 甘草炙
地榆各一钱

上加姜、枣，水煎服。

**泰山磐石散**三 治妇人血气两虚，或肥而不实，或瘦而血
热，或脾肝素虚，倦怠少食，屡有堕胎之患。此方平和，兼养脾
胃气血。觉有热者，倍黄芩，少用砂仁；觉胃弱者，多用砂仁，
少加黄芩。更宜戒欲事恼怒，远酒醋辛热之物，可永保无堕。徐
东皋曰：妇人凡怀胎二三个月，惯要堕落，名曰小产，此由体弱
气血两虚，脏腑火多，血分受热，以致然也。医家又谓安胎，多
用艾、附、砂仁热补，尤增祸患而速其堕矣。殊不知血气清和，
无火煎烁，则胎自安而固。气虚则提不住，血热则溢妄行，欲其
不堕，得乎？香附虽云快气开郁，多用则损正气；砂仁快脾气，
多用亦耗真气，况香燥之性，气血两伤，求以安胎，适又损胎而
反堕也。今惟泰山磐石散、《千金》保孕丸二方，能夺化工之妙，
百发百效，万无一失，甫故表而出之，以为好生君子共知也。

人参 黄芪 当归 川续断 黄芩各一钱 川芎 白芍药
熟地各八分 白术二钱 炙甘草 砂仁各五分 糯米一撮

水一盅半，煎七分，食远服。但觉有孕，三五日常用一服，四月之后方无虑也。

**地黄当归汤**四　一名内补丸。治妊娠冲任脉虚，补血安胎。

熟地二两　当归一两

上每服五钱，水煎服。为丸法：以当归炒为末，熟地蒸捣膏和丸，桐子大，每服百余丸，温酒或滚汤下。许学士曰：大率妊娠惟在抑阳助阴，然胎前药最恶阴阳杂乱，致生他病，惟枳壳汤所以抑阳，四物汤所以助阴耳。然枳壳汤其味多寒，若单服恐致胎寒腹痛，更以内补丸佐之，则阳不致强，阴不致弱，阴阳调和，有益胎嗣，此前人未尝论及也。

**《良方》当归汤**五　治胎动烦躁，或生理不顺，唇口青黑，手足厥冷。

当归　人参各二三钱　阿胶炒　甘草炒，各一钱　连根葱白一握

上水四碗，煎四味至半，去滓，下葱再煎一碗，分二服。

**《良方》阿胶散**六　或顿仆，或因毒药胎动不安，或胁痛腹痛，上抢短气。

阿胶　艾叶　当归　熟地　川芎　白芍　黄芪　炙甘草等份

上每服四钱，姜、枣水煎。

**《良方》胶艾汤**七　治妊娠顿仆，胎动不安，腰腹疼痛，或胎上抢，或去血腹痛。又《金匮》胶艾汤在后九十三。

阿胶炒，一两　艾叶数茎

上二味，以水五升，煮取二升，分三服。

**七味阿胶散**八　治胎动腹痛。

阿胶炒　白茯苓　白术炒　川芎　当归　陈皮各一钱　甘草炒，三分

上姜、枣，水煎服。

《良方》黄芪汤九　治气虚胎动，腹痛下水。

糯米一合　黄芪炒　川芎各一两

上水煎，分三服。

《良方》钩藤汤十　治妊娠胎动腹痛，面青冷汗，气欲绝。

钩藤钩　当归　茯神　桑寄生　人参各一钱　苦梗一钱半

上水煎服。如有烦热，加石膏。

《良方》白术散十一　治妊娠伤寒内热等证。

白术　黄芩炒，各二钱

上用姜、枣水煎服。若阴证者不可用。

《良方》三味白术汤十二　治妊娠内热心痛。

白术四钱　赤芍药三钱　黄芩炒，二钱

上水煎服。忌桃李、雀肉。

《良方》四味白术汤十三　治妊娠胃虚，恶阻吐水，甚至十余日浆粥不入。

白术炒，一钱　人参五分　甘草炒　丁香各二分

上姜水煎服。

《全生》白术散十四　治妊娠面目虚浮，四肢肿如水气，名曰胎肿。

白术一两　生姜皮　大腹皮　陈皮　白茯苓各半两

上为末，每服二钱，米饮下。如未应，佐以人参、甘草。

探胎饮十五　妇人经水不来三月，疑似，用此验之。

川芎不拘多少，为末，不见火

空心煎艾汤调下方寸匕，觉腹中动则有胎也；脐之下动者，乃血瘕也；不动者，血凝也，病也。

当归芍药汤十六　治妊娠心腹急痛，或去血过多而眩晕。

当归　白芍药炒　白术炒　茯苓　泽泻各一钱　川芎二钱

上水煎服。

**益母地黄汤**十七　治妊娠跌坠，腹痛下血。

生地　益母草各二钱　当归　黄芪炒，各一钱

上姜水煎服。

**《良方》独圣散**十八　治妊娠有所伤触，激动胎元，腹痛下血极效。

砂仁不拘多少，带皮同炒，勿令焦黑，取仁为末

上用热酒调服四五分或一钱。此物有安胎导滞易产之功，实妊妇之要药也。

**《良方》安胎寄生汤**十九　治妊娠下血，或胎不安，或腰腹作痛。

桑寄生　白术　茯苓各五分　甘草一钱

上水煎服。

**二黄散**二十　治胎漏下血，或内热晡热，或头痛头晕，或烦躁作渴，或胁肋胀痛等证。

生地　熟地

上为末。每服三钱，煎白术枳壳汤下。

**四圣散**二一　治漏胎下血。

条芩　白术　砂仁　阿胶各等份

上为细末。每服二钱，艾汤调下。一方有芍药无阿胶。按：此方若改为汤，砂仁用当减半。

**《良方》续断汤**二二　治妊娠下血溺血。

当归　生地黄各一两　续断　赤芍药各半两

上为末。每服二钱，空心用葱白煎汤调下。

**枳壳汤**二三　治胎漏下血，或因事下血。亦进食和中，并治恶阻。

枳壳炒　黄芩炙，各半两　白术炒，一两

上为末。每服一钱，白汤调下。前四证若因脾胃虚弱，宜用补中益气汤加五味。若因脾胃虚陷，宜用前汤倍加升麻、柴胡。若因晡热内热，宜用逍遥散。

**滑胎枳壳散**二四　此方能令胎瘦产易，湖阳公主每产累日不下，南山道人进此方。

粉草炒，一两　商州枳壳麸炒，二两

上为末。每服二钱，空心沸汤调，日三服。凡孕六七月宜服之。温隐居方加当归、广木香各等份。或加香附一两亦可。

**枳壳散**二五　方在寒阵百一。

治妇人血热气滞，经候不调。

**《千金》鲤鱼汤**二六　治妊娠腹胀，胎中有水气，遍身浮肿，小便不利，或胎死腹中皆效。

当归　芍药各一钱　白术一钱　茯苓一钱半　橘红五分　鲤鱼一尾，不拘大小

上作一服，将鲤鱼去鳞脏，白水煮熟，去鱼，用汁钟半入药，加生姜五片，煎一盏。空心服，当见胎水下。如水未尽，胎死腹中，胀闷未除，再制一服，水尽胀消乃已。

**竹叶汤**二七　治妊娠心惊胆怯，烦闷不安，名曰子烦。一方有当归、防风、栀子仁。

白茯苓　麦门冬　黄芩各三两

上每服四钱，竹叶五片，水煎服。若因血虚烦热，宜兼用四物。若因中气虚弱，宜兼用四君。

**紫苏饮**二八　治妊娠失调，胎气不安，上疠作痛，名曰子悬，或临产气结不下等证。

大腹皮　川芎　白芍药　陈皮　苏叶　当归各一两　人参

甘草<sub>各半两</sub>

上每服一两，姜、葱水煎服。一方有香附，无人参。若肝脾气血虚而有火不安，宜兼逍遥散。若脾气虚弱而不安，宜用四君、芎、归。

**安荣散**二九　治妊娠小便涩少，遂成淋沥，名曰子淋，甚妙。

麦门冬　通草　滑石　当归　灯心　甘草　人参　细辛<sub>等份</sub>

上水煎服。一方人参、细辛加倍，为末，每服二钱，麦冬汤调服。若因肺经郁热，宜用黄芩清肺饮。若因膏粱厚味，宜用清胃散。若因肝经湿热，宜用加味逍遥散。

**天仙藤散**三十　治妊娠三月之后，足指发肿，渐至腿膝，饮食不甘，状似水气，或脚指间出黄水，名曰子气。

天仙藤<sub>洗，略炒</sub>　香附<sub>炒</sub>　陈皮　甘草　乌药<sub>等份</sub>

上每服三五钱，加生姜、木瓜各三片，紫苏三叶，水煎。食前，日进三服。若因脾胃虚弱，宜兼六君子。中气下陷，须用补中益气汤。

**羚羊角散**三一　治妊娠虚风，颈项强直，筋脉挛急，语言謇涩，痰涎不利，不省人事，名曰子痫。

羚羊角<sub>镑</sub>　川独活　枣仁　五加皮　薏苡仁<sub>炒</sub>　防风　当归川芎　茯神　杏仁<sub>去皮尖，各五分</sub>　炙甘草　木香<sub>各一分</sub>

上加姜五片，水煎服。若因肝经风热，或怒火所致，须用加味逍遥散。

**人参橘皮汤**三二　治妊娠脾胃虚弱，气滞恶阻，呕吐痰水，饮食少进，益胃和中。一名参橘散。

人参　陈皮　麦门冬　白术<sub>各一钱</sub>　厚朴<sub>制</sub>　白茯苓<sub>各五分</sub>
炙甘草<sub>三分</sub>

上加淡竹茹一块，姜水煎，温服。若因中脘停痰，宜用二陈、枳壳。若因饮食停滞，宜用六君加枳壳。若因脾胃虚，宜用异功散。

**竹茹汤**三三　治孕妇呕吐不止，恶心少食，服此止呕清痰。

竹茹<sub>弹子大一丸</sub>　陈皮　半夏　茯苓<sub>各钱半</sub>　生姜<sub>二钱</sub>

水盅半，粳米一撮，煎七分。温服。忌羊肉鸡鱼面食。

**《良方》半夏茯苓汤**三四　治妊娠脾胃虚弱，饮食不化，呕吐不止。

半夏<sub>泡，炒黄</sub>　陈皮　砂仁<sub>炒，各一钱</sub>　白茯苓<sub>二钱</sub>　甘草<sub>炒，五分</sub>

上用姜、枣、乌梅、水煎服。一二剂后，用茯苓丸（在三九）。

**乌附汤**三五　治孕妇恶心阻食，养胃，调和元气。

乌药　香附<sub>制</sub>　白术<sub>土炒</sub>　陈皮<sub>各一钱</sub>　人参　炙甘草<sub>各八分</sub>

水盅半，姜三片，煎七分服。吐甚者，加丁香、砂仁各七粒。

**《千金》保孕丸**三六　治妊妇腰背痛，善于小产，服此可免堕胎之患。此即《良方》杜仲丸，但彼等份用。

杜仲<sub>四两，同糯米炒去丝</sub>　川续断<sub>二两，酒洗</sub>

上为末，山药糊丸，桐子大，每服八九十丸，空心米饮下。忌酒、醋、恼怒。

**一母丸**三七　一名知母丸。治妊娠血热顿仆，胎动不安，或欲堕产。

知母<sub>炒，为末</sub>

上捣枣肉为丸，弹子大。每服一丸，人参汤嚼送。或丸桐子大，每服三四十丸。白汤下，或嚼咽之。

**束胎丸**三八　怀胎七八个月，恐胎气展大难产，用此扶母气，束儿胎，易产。然必胎气强盛者乃可服。

条黄芩酒炒，勿太熟。冬月一两，夏月半两　白术三两　陈皮二两白茯苓七钱半

上为末，粥糊丸子大，每服五十丸，白汤下。

**茯苓丸**三九　治妊娠烦闷头晕，闻食吐逆，或胸腹痞闷。

赤茯苓　人参　桂心　干姜炮　半夏泡洗，炒黄　橘红各一两白术炒　甘草炒　枳壳麸炒，各二两

上为末，蜜丸，桐子大。每服五十丸，米饮下，日三服。上原方仍有葛根二两，似非所宜也，用者当酌之。

**达生散**四十　妊娠临月服十余剂则易产，或加砂仁、枳壳。如兼别证，以意增减。《诗》云：诞弥厥月，先生如达。注曰：先生，首生也。达，小羊也。羊子易生，故以此名之。

人参　白术　当归　白芍　陈皮　紫苏各一钱　炙甘草二钱大腹皮酒洗，晒干。三钱

水一盏半煎服。一方无当归、白芍、白术。

**佛手散**四一　一名芎归汤。亦名当归汤。治产后去血过多，烦晕不省，并一切胎气不安，亦下死胎。

川芎二钱　当归三五钱

上咀，每用半两，水煎服。若腹疼加桂。若腹痛自汗，头眩少气，加羊肉。若不应，用八珍汤。若用下胎，当为末，以酒调服。

**钱氏生化汤**四二　此钱氏世传治妇人者。

当归五钱　川芎二钱　甘草炙，五分　焦姜三分　桃仁十粒，去皮尖、双仁　熟地三钱

上㕮咀，水二盏，枣二枚，煎八分。温服。一方无熟地。附

加减法：凡胎衣不下，或血冷气闭，血枯气弱等证，连服生化汤二三剂即下，或用此送益母丸一丸即下。盖益母草行血养血，性善走而不伤人者也。

凡妇人无论胎前产后，皆宜此药。

凡血晕虚晕，加荆芥穗六七分。

凡产妇气虚气脱，倦怠无力，加人参、黄芪。

凡阳虚厥逆，加附子、肉桂。

脉虚烦渴，加麦冬、五味。

气壅有痰，加陈皮、竹沥。

血虚血燥便结，加麻仁、杏仁、苁蓉。

多汗不眠，加茯神、枣仁、黄芪；上体多汗，加麻黄根；下体多汗，加汉防己。

烦热，加丹皮、地骨皮。

口噤如风，反张瘛疭者，加荆芥、防风各三四分。

恶露未尽，身发寒热，头痛胁胀，其小腹必然胀痛，加红花、丹皮、肉桂各三四分，玄胡一钱。

内伤饮食，加山楂、陈皮、砂仁，或神曲、麦芽。

外伤寒湿，或加苍术、白术。

血积食积，胃有燥粪，脐腹胀痛，加大黄二钱。

产后下血不止，或如屋漏水沉黑不红，或断或来，或如水，或有块，淋沥不休，此气血大虚之候，不可误用寒凉。其脉浮脱者，可加附子辈诸阳分药，否则无救矣。佛手散单用当归三钱，川芎二钱，此即其变方也。

会稽钱氏世传曰：尝论产证，本属血虚，阴亡阳孤，气亦俱病。如大补则气血陡生，倘失调则诸邪易袭。四物避芍药之寒，四物得姜、桃之妙。气毋耗散，法兼补虚；食必扶脾，勿专消导。热不可用芩、连，恐致宿秽凝滞；寒不宜用桂、附，反招新血流崩。三阳见表证之多，似可汗也，用麻黄则重竭其阳；三阴见里证之剧，似可下也，用承气则大涸其血。耳聋胁病，乃肾虚恶露之停，休用柴胡；谵语汗多，乃元弱似邪之证，毋同胃实。厥由阳气之衰，难分寒热，非大补不能回阳，痉因阴血之亏，岂论刚柔，非滋营胡以润络？潮热似疟，以疟治则迁延；神乱如邪，以邪论则立困。总属大虚，须从峻补。去血多而大便燥，苁蓉加于生化，非润肠和气之能通；患汗出而小便难，六君倍用参、芪，必生津助液之可利。加参生化频服，救产后之危；活命长生调摄，须产前加意。

**当归川芎汤**四三　治小产后瘀血，心腹疼痛，或发热恶寒。

当归　熟地黄　白芍药炒　玄胡索炒　川芎　桃仁　红花　香附　青皮炒　泽兰　牡丹皮

上水煎，入童便、酒各小半。若以手按腹愈痛，此是瘀血为患，宜用此药，或失笑散消之。若按之反不痛，此是血虚，宜用四物、参、苓、白术；若痛而作呕，此是胃虚，宜用六君子；若或作泻，此是脾虚，宜用六君子送二神丸。

**加味芎归汤**四四　治分娩交骨不开，或五七日不下垂死者。

生男女妇人发一握，烧存性　自死龟壳一个，或占过者亦可，酥炙　川芎　当归各一两

上咀。每用一两，水煎服，良久，不问生死胎，自下。

**当归黄芪汤**四五　方在补阵九八。

治妊娠下痢腹痛。

**芎归补中汤**四六　治气血虚半产。

川芎　当归　黄芪炙　白术炒　人参　芍药炒　杜仲炒　艾叶　阿胶炒　五味子杵，炒，各一钱　甘草炙，五分

上每服五钱，水煎服。若脾气虚弱，须用补中益气汤。若气虚有火，宜用安胎饮。

**保生无忧散**四七　临产服之，补其血，顺其气，或胞胎肥厚，根蒂坚牢者，皆可使之易产，又治小产瘀血腹痛。

当归　川芎　白芍　乳香　枳壳　南木香　血余

上等份，每服二三钱，水煎，日二服。若胞衣既破，其血已涸，或元气困惫，急用八珍汤斤许，水数碗，煎熟时饮救之，饮尽再制，亦有得生。

**人参黄芪汤**四八　治小产气虚，血下不止。

人参　黄芪炒　当归　白术炒　白芍炒　艾叶各一钱　阿胶炒，二钱

上作一剂，水煎服。

**《良方》牛膝散**四九　治胎衣不下，腹中胀病，急服此药腐化而下，缓则不久。

牛膝　川芎　朴硝　蒲黄各三两　当归一两半　桂心半两

上每服五钱，姜三片，加生地黄一钱，水煎服。

**《局方》黑神散**五十　一名乌金散。《灵苑方》名肉桂散。治产后恶露不尽，胎衣不下，血气攻心，腹病不止，及治脾肾阴虚，血不守舍，吐衄等证。

黑豆二两，炒　当归去芦，酒洗　熟地　蒲黄　白芍　甘草炙　干姜炮　肉桂各一两

上为末。每服二钱，童便、酒各半调服。《良方》黑神散有炮附子半两，无蒲黄。

**《简易》黑神散**五一　方在和阵二一一。

治一切失血。

**经验滑石散**五二　治产难，凡水下胎干，胎滞不生，用此

最效。

滑石<sub>飞过，一两</sub>　白蜜　香油<sub>各半盏</sub>

上将油、蜜慢火熬熟三四沸，掠去沫，调滑石末顿服，外以油调于产妇脐腹，上下摩之，立效。

**难产方**五三

令产妇以自己发梢含于口中，恶心即下，亦治胎衣不下。

**《良方》桂心散**五四　治妊娠因病胎不能安者，可下之。

桂心　瓜蒌　牛膝　瞿麦<sub>各五分或一钱</sub>　当归<sub>一钱或二三钱</sub>

上水煎。

**桂香散**五五　治胎死腹中不下。

桂心<sub>三钱</sub>　麝香<sub>五分</sub>

上为末，作一服，酒调下。

**下胎小品方**五六

用麦蘖一升，擂碎，水二升，煮一升，服之即下，神效。

按：麦蘖能损气破血如此，故凡脾胃虚弱，及饮食不化者，不宜用明矣。又方用牛膝一两，酒一盏，煎七分，作二服即下。

**《广济》下胎方**五七　并下死胎俱效。

天花粉<sub>四两</sub>　肉桂　牛膝　豆豉<sub>各三两</sub>

上咀。用水七碗，煎二碗半，分三服，每服后一时许又进一服。

**扶羸小品方**五八　虚弱人欲下胎宜用此。

人参　粉草　川芎　肉桂　干姜　桃仁　黄芩　蟹爪

上等份，每服一两，水二盏，煎八分。空心服，未动再服。

**下死胎**五九　凡胎死腹中，其舌多见青黑，口中甚秽而呕，腹中不动，只觉阴冷重坠者是。

用平胃散一两，以黄酒、河水各一盏，煎至一盏，入朴硝三五钱，再煎三五沸。温服，其死胎即化水而出，万不失一。又方：单用朴硝末三钱，以热酒和热童便调服立出，或用佛手散以酒调服亦妙。

### 《千金》去胎方六十

大麦曲五升

清酒一斗，煮二三沸，去滓，分五服，隔宿勿食，旦再服，其胎如糜，母无所苦，千金不传。

### 《良方》硫黄散六一　治产后阳气虚寒，玉门不闭。

硫黄　乌贼骨各半两　五味子一分，《千金翼》用三铢，一方无之

上为末，掺患处，日三易。

### 硫黄汤六二　治产后玉门不敛，阴户突出。

硫黄三钱　菟丝子　吴茱萸各二钱　蛇床子一钱半。

上研匀，用水二盅，煎汤频洗自收。

### 《良方》益母丸六三　一名返魂丹。治妇人赤白带，恶露时下不止，及治妇人胎前产后经中诸般奇痛，无所不疗。《本草》云：此草胎前无滞，产后无虚，故名益母。

益母草一味　一名茺蔚子，一名野天麻。方梗，对节生叶，叶类火麻，四五月间开紫花是，白花者非。

上于五月采取晒干，连根茎叶，勿犯铁器，磨为细末，炼蜜丸，如弹子大。每服一丸，用热酒和童便化下，或随证用汤引送下。一方：以此为末，每服二钱，或酒或童便，或随证用引服之。一方：凡产时仓卒未合，只用生益母草捣汁，入蜜少许服之，其效甚大。——益母膏方：依前采取捣烂，以布滤取浓汁，用砂锅文武火熬成膏，如黑沙糖色为度，入瓷罐收贮。每服二三匙，酒、便调下，或于治血汤药中加一匙服之，尤妙。

### 《良方》夺命丹六四　治瘀血入胞，胀满难下，急服此药，

血即消，衣自下。按：此方颇有回生丹之功用，下死胎必效，须用当归方。

附子炮，半两　干漆碎之，炒烟尽　牡丹皮各一两

上为细末，另用大黄末一两，以好醋一升同熬成膏，和前药丸，桐子大。温酒吞五七丸。一方有当归一两。

**回生丹**六五　治妇人产后诸疾，污秽未净，及一切实邪疼痛，死胎瘀血冲送等证。

大黄膏法：用苏木三两。河水五碗，煎至三碗，去渣听用　红花三两。炒黄色，用好酒一大壶，煮十余滚，去渣听用　黑豆三升。煮熟存汁三碗，去豆去皮，晒干为末，俱听用　大黄一斤。为末，用好醋八碗熬成膏，次下红花酒、苏木汤、黑豆汁搅匀，又熬成膏，盆内收盛候用，将锅焦焙干为末，同豆皮末俱入之

人参　白术　青皮　木瓜各三钱　当归　川芎　延胡索　苍术　香附童便炒　蒲黄　赤茯苓　桃仁泥　熟地各一两　牛膝　三棱　山茱萸　五灵脂　地榆　甘草　羌活　陈皮　白芍各五钱　良姜四钱　乌药二两半　木香　乳香　没药各一钱

上为末，用前大黄膏为丸，弹子大，金箔为衣。不拘时，随证择用汤引送下一丸。

**断产灸法**六六　一传方欲绝产者，灸脐下二寸三分阴动脉中三壮。此当自脐中至骨际折作五寸约之。

**《千金》断产方**又六七

四物汤一剂　芸台子一撮，即油菜子　红花

水盏半，煎八分。经后空心服则不受胎。

**断产小品方**六八　断产堕胎有验。

故蚕退纸方一尺

上烧为末，空心酒调服，终身不受孕。

**丹溪断子法**六九

用白面曲一升，无灰酒五升作糊，煮至三升半，滤去滓，分作三服，候经至前一日晚五更及天明各吃一服，经即不一无不字行，终身无子矣。

**仲景羊肉汤**七十　治产妇腹中疒㽱痛寒痛，血气不足，虚弱甚者，及寒月生产，寒气入于子门，手不可犯，脐下胀满，此产后之寒证也。并治寒疝腹中痛，及胁痛里急者。

精羁羊肉一斤，当归三两　生姜五两

上用水八升，煮取三升，加葱、椒、盐。温服七合，日三服。若寒多者，加生姜成一斤。痛多而呕者，加橘皮二两，白术一两。

**《良方》羊肉汤**七一　治产妇脾虚，寒邪内乘，以致腹痛，或头眩，脐胁急痛。

精羊肉四两　当归　川芎各半两　生姜一两

上以水十盏，煎至四盏，分四次空心服。

**《良方》黄雌鸡汤**七二　治产后虚羸腹痛。

当归　白术炒　熟地黄　黄芪炒　桂心各半两　小黄雌鸡一只，去头足肠翅，细切

上先用水七碗，煮鸡至三碗，每用汁一碗，药四钱煎，日三服。

**母鸡汤**七三　治产后褥劳，虚汗不止。

人参　黄芪　白术　白茯苓　麻黄根　牡蛎煅。各三钱

上用母鸡一只，去毛杂净，水六七碗，同药煮至三碗，任意服之。

**猪腰汤**七四　治产后褥劳，寒热如疟，自汗无力，咳嗽头痛腹痛俱效。

猪腰一对　当归　白芍药酒炒，各一两

上以药二味，用水三碗，煎至二碗，去滓，将猪腰切如骰子块，同晚米一合，香豉一钱，加葱、椒、盐煮稀粥。空心日服一次，神效。或加人参更妙。

**四神散**七五　治产后血虚，或瘀血腹痛。

当归二钱　川芎　芍药炒，各一钱　炮姜五分

上水煎服。

**大岩蜜汤**七六　治产后阳气虚寒，心腹作痛，不食呕吐，四肢厥逆。

生地　当归　芍药炒　干姜　吴茱萸　桂心　独活　甘草炒
小草各一两　细辛半两

上每服半两，水煎服。

**《良方》人参汤**七七　治产后诸虚不足，发热盗汗，内热晡热等证。此即参归汤，亦名团参散。

人参　当归等份

上为末，先以猪腰子一枚切片，糯米半合，葱白二茎，入水二盅，煎汁八分，再入药三钱煎服。

**白茯苓散**七八　治产后褥劳，头目肢体疼痛，寒热如疟。

白茯苓一两　人参　当归　黄芪　川芎　白芍药炒　熟地
桂心各半两　猪腰一对

上以水三盏，入猪腰并姜、枣各三事，煎二盏，去渣，入前药半两，煎一盏服。

**《良方》七珍散**七九　治产后不语。

人参　石菖蒲　生地　川芎各一两　细辛七钱　防风　朱砂另
研，各半两

上为末。每服一钱，薄荷汤调服。

《良方》**趁痛散**八十　治产后骨节疼痛，发热头重，四肢不举。

牛膝酒炒　甘草炒　薤白各一两　当归　白术炒　黄芪炒　桂心　独活加姜。各半两

上每服半两，水煎。

**补脬饮**八一　治产后伤动脬破，不能小便而淋沥。

生黄丝绢一尺，剪碎　白牡丹皮根　白及各一钱，俱为末

用水一碗，同煮至绢烂如饧。空心顿服。服时不得作声，作声则不效。

《良方》**止汗散**八二

牡蛎煅粉，半两　小麦麸八两，炒黄为细末

上每服三五钱，用猪肉汁调服。

《良方》**麻黄根汤**八三　治产后虚汗不止，身热发渴，惊悸不安。

麻黄根　人参　黄芪炒　当归　牡蛎煅粉　甘草

上每服四五钱，水煎服。

**二味参苏饮**八四　治产后瘀血入肺，咳嗽喘急。

人参一两　苏木二两

上作一剂，水煎服。若既愈，当用六君子以补脾胃。若口鼻黑气起，宜急用此药加附子五钱，亦有得生者。

《良方》**黄龙汤**八五　治妊妇寒热头疼，嘿嘿不食，胁痛呕痰，及产后经后外感风寒，热入胞宫，寒热如疟等证。

按：此即小柴胡汤之去半夏也。

柴胡二钱　黄芩炒　人参　甘草各一钱

上用水煎服。

**陈氏二母散**八六　治产后热血上攻，留于肺经，咳嗽喘促。

知母　贝母　人参　桃仁　杏仁俱去皮尖　白茯苓

上等份，每服五钱，姜、水煎服。

**猪蹄汤**八七　治气血不足，乳汁不下。

用八物汤加黄芪、漏芦、陈皮、木通，先以猪蹄煮汁二碗，煎药服之。或加天花粉。

又方：用猪蹄一副，通草二两，川芎一两，甘草一钱，穿山甲十四片炒。将猪蹄洗切，入水六碗，同药煎煮约至三碗，加葱、姜、盐料，取汁饮之。忌冷物。要吃羹汤助其气血，乳汁自下。夏月不可失盖，时用葱汤洗乳为佳。

**《良方》涌泉散**八八　下乳。忌食姜、椒辛辣饮食。

王不留行　瞿麦　麦门冬　龙骨各二钱

上用猪蹄汁一碗，酒一杯，煎服。以木梳于乳上梳下。

**玉露散**八九　治产后乳脉不行，身体壮热，头目昏痛，大便涩滞。

人参　白茯苓　当归　炙甘草各五分　桔梗　川芎　白芷各一钱　芍药七分

上水煎。食后服。如热甚大便秘结，加大黄三五分炒用。

**《良方》漏芦汤**九十　治妇人肥盛，脉气壅结，乳少。

漏芦二两　蛇蜕一条　土瓜根

上共为末，酒调下二钱。

**瓜蒌散**九一　治吹乳肿痛。

瓜蒌一个　乳香二钱

上用酒煎服。外用南星为末，以温汤调涂。

**滑氏补肝散**九二　治肝肾二经气血亏损，胁胀作痛，或胁胀头晕、寒热发热，或遍身作痛，经候不调。

熟地　白术炒，各一两　枣仁炒　独活各四两　当归　川芎　黄

芪炒　山药　五味子炒杵　山茱萸肉　木瓜各半两

上咬咀。每服五钱，枣、水煎服。

《**金匮**》**胶艾汤**九三　治劳伤血气，冲任虚损，月水过多，淋沥不止。

阿胶炒　川芎　炙甘草各一两　艾叶　当归各两半　白芍　熟地各二两

上咬咀。每服五钱，水煎服。一方加地榆、黄芪，即名安胎散。

《**集验**》**加味八珍汤**九四　治妇人思虑过伤，饮食日减，气血两虚，月经不调，夜梦交感，或出盗汗，寝成劳损。

人参　白术　茯苓　当归　生地各一钱　炙甘草　川芎　芍药　软柴胡　黄芪各五分　香附制　丹皮各八分

水盅半，大枣一枚，煎七分。食前服。

《**集验**》**调卫养荣汤**九五　治妇人室女一切月经不调，或先或后，或绝闭不通，憎寒壮热，口苦无味，咳嗽躁烦头眩，渐成劳证者。

当归　生地　麦冬　沙参　陈皮　白术各一钱　牡丹皮　地骨皮各八分　柴胡梢　桔梗各五分　谷芽一钱　甘草四分

上加莲子、姜、枣，水煎服。痰中见血，加侧柏叶。烦躁口干，加炒山栀，倍麦门冬。胁下胀疼，加青皮、川芎。胸膈满闷，加黄连姜炒，枳实，去麦冬、地骨皮。夜出盗汗，加黄连、黄芪，去柴胡、桔梗。大便秘结，加桃仁，倍当归。咳嗽不已，加瓜蒌仁、阿胶。小水不利，加木通、茯苓。

《**良方**》**当归散**九六　治经水妄行不止，及产后气血虚弱，恶露内停，憎寒发热，宜服此去之。

当归酒洗　川芎　白芍炒　白术炒　黄芩炒，各半两　山茱萸肉

一两半

上为末。每服二钱，酒调。日三服。一方无山茱萸。气虚者，去芩，加桂心一两。

**《良方》丹参散**九七　《良方》云：丹参一味，其治颇类四物汤，能破宿血，补新血，安生胎，落死胎，止崩中带下，调经，下产后恶血，兼治冷热劳，腰脊痛，骨节烦疼。

丹参酒洗去土，晾干，切

上为细末。每服二钱，温酒调下。经脉不调，食前服。冷热劳，不拘时服。

**玄胡当归散**九八　亦名延胡索散。治血积小腹疼痛，或因气逆月经不行，肚腹作痛。

当归　赤芍药　刘寄奴　没药　枳壳麸炒　玄胡索炒，等份

上为末。每服一钱，热酒调下。

**牛膝散**九九　治月水不利，脐腹作痛，或小腹引腰，气攻胸膈。

当归酒浸　牛膝酒炒　赤芍药　桂心　桃仁去皮尖　玄胡索炒
牡丹皮各一两　木香三钱

上为末。每服一钱，温酒调下。或每服五七钱，水煎服。

**《良方》交加散**百　治经脉不调，腹中撮痛，或结聚癥瘕，产后中风。又交加散方在和阵二五二。

生地一斤，取汁　生姜十二两，取汁

上以地黄汁炒姜渣，姜汁炒地黄渣，干为末。每服三钱，温酒调服。加芍药、玄胡、当归、蒲黄、桂心各一两，没药、红花各五钱，尤效。

**姜黄散**百一　治瘀血凝滞，肚腹刺痛，或腹胀发热等证。

姜黄　当归酒拌，各二钱　蓬术醋炒　红花　桂心　川芎　玄胡索炒　丹皮各五分

上水、酒各半煎服。

**琥珀散**百二　治心膈迷闷，肚腹撮痛，月信不通等疾。

乌药二两　当归酒洗　蓬术醋制，各一两

上为末。每服二钱，温酒调服。

**温经汤**百三　治寒气客于血室，以至血气凝滞，脐腹作痛，其脉沉紧。

人参　牛膝酒炒　甘草炒，各一钱　当归　川芎　芍药　牡丹皮　蓬术醋炒　桂心各五分

上水煎服。

**《经验》失笑散**百四　治妇人心痛气刺不可忍，及产后儿枕畜血，恶血上攻疼痛，并治小肠气痛。

五灵脂净者　蒲黄等份，俱炒

上为末。每服二三钱，用酒煎，热服。一方：用好醋一杓熬成膏，再入水一盏，煎至七分，热服。一方：用醋糊和丸，龙眼大，每服一丸，以童便和水各半盏，煎七分，温服。按：此方若用以止痛，蒲黄宜减半；若用止血，则宜等份，或灵脂减半亦可。

**泽兰汤**百五　治劳怯经闭。

泽兰叶二钱　当归　芍药炒，各一钱　甘草炙，五分

用水煎服。

**当归没药丸**百六　治血瘀作痛，及血风筋挛骨痹，手足麻木疼痛。

当归　五灵脂炒，各一两　没药五钱

上为末，醋糊丸，桐子大。每服三十丸，姜汤下。

**醋附丸**百七　治元脏虚冷，月候不调，腹中急痛，赤白带下，浑身寒热，胎气壅滞不固。

香附米半斤，醋煮，焙干为末

上以醋糊为丸，桐子大。每服三四十丸，米饮下。

**柏子仁丸**百八　治血虚有火，月经耗损，渐至不通，日渐羸瘦而生潮热，慎勿以毒药通之，宜柏子仁丸，或前泽兰汤主之。

柏子仁炒研　牛膝酒拌　卷柏各半两　泽兰叶　续断各二两　熟地黄三两，酒伴蒸烂，杵膏

上为末，入地黄膏加炼蜜丸，桐子大。每服百余丸，空心米饮下。

**乌贼鱼骨丸**百九　此即《内经》治血枯方。

乌贼鱼骨去甲，四两　藘茹一两，即茜根

上为末，以雀卵捣丸，小豆大。每服五丸或十丸，鲍鱼煎汤下，以饭压之。鲍鱼即今之淡干鱼也。

**增损四物汤**百十　治脾虚不摄，血去不止。

人参　当归　芍药炒　川芎　干姜炒，各一两　甘草炙，四钱

上每服四钱，水煎服。

**《奇效》四物汤**百十一　治肝经虚热，血沸腾而崩，久不止。

当归酒拌　熟地　白芍　川芎　阿胶炒　艾叶炒　黄芩

上每服四钱，水煎。

**《良方》加减四物汤**百十二　治妇人血积。

当归　川芎　芍药　熟地　蓬术　三棱肉桂　干漆炒烟尽，等份

上咬咀。每服五七钱，水盅半，煎七分。食远服。

**四物二连汤**百十三　治妇人血虚发热，或口舌生疮，或昼安夜热。

当归　川芎　芍药　熟地　胡黄连　宣黄连各一钱

上作一剂，水煎服。

**人参当归汤**百十四　治去血过多，内热短气，头痛闷乱，骨节作痛，或虚烦咽燥。

人参　当归　生地　桂心　麦冬　白芍药<sub>各等份</sub>

上用粳米一合，竹叶十片，水二盅，煎一盅，去米入药五钱，枣二枚，煎服。或总煎之亦可。虚甚者用熟地黄。

**《良方》一味防风散**<sub>百十五</sub>　治肝经有风，以致血得风而流不归经者。

用防风去芦为末。每服一钱，白汤调服。一名独圣散，每服二钱，空心食前，用酒煮，白面清饮调下，极效。

**龙骨散**<sub>百十六</sub>　治血崩不止。

龙骨<sub>煅</sub>　当归　香附<sub>炒，各一两</sub>　棕毛灰<sub>五钱</sub>

上为细末。每服四钱，空心米汤调下。忌油腻鸡鱼炙煿物。

**如圣散**<sub>百十七</sub>　治血崩，三服痊愈。

棕榈子　乌梅肉　干姜<sub>俱烧存性，为末，各等份</sub>

上每服二钱，空心乌梅汤调服。一方单用棕皮，半烧半生，为末，每空心服二钱亦妙。

**槐榆散**<sub>百十八</sub>　治血崩及肠风下血。

槐花　地榆<sub>等份，炒焦</sub>

上二味，用酒煎饮之。

**七灰散**<sub>百十九</sub>　治血崩神效。

莲蓬壳　罂粟壳　腌蟹壳　益母草　旱莲草　棕毛叶　藕节<sub>各等份，俱烧存性为末</sub>

空心醋点汤调下三钱。一秘方用棉花子，以铜锅炒黑为末，黄酒调下二三钱，三两次即止，并治崩漏小产血不止。

**棕灰散**<sub>百二十</sub>　方在和阵二一五。治大肠下血，及崩漏失血。

**柏叶散**<sub>一二一</sub>　治元气虚弱，崩中漏血，年久不愈，亦治白带。

柏叶<sub>炒</sub>　当归　生地续断　川芎　龟甲<sub>炙</sub>　禹余粮<sub>各一两半</sub>

阿胶炒，五钱　鳖甲炙，两半　赤石脂煅　牡蛎煅　地榆　艾叶炒　鹿茸炙，各五钱

上为末。每服二钱，粥饮调下。

**子芩散**一二二　一名黄芩散。治壮热崩中下血，是阳乘阴分，故经血泛溢，宜清其北方。

条黄芩不拘多少，为细末

上烧秤锤淬酒，食前调下三四钱。一方有干姜、白芷。一方以木耳、黄芩等份为丸，俱效。

**《良方》防风黄芩丸**一二三　治肝风热，以致血崩、便血、溺血等证。

条芩炒黑　防风等份

上为末，酒糊丸，桐子大。每服三五十丸，食远或食前，米饮或温酒送下。

**劫劳汤**一二四　治劳嗽发热，盗汗体瘦，唾中有血，或成肺痿。此救本也，非劫劳也，能用此者，庶可望生，此外恐非佳剂矣。

白芍药炒，一钱　人参　黄芪炒　当归　熟地　甘草炒　白茯苓　五味子杵炒　阿胶炒　半夏制，各五分。此上乃其原方，似有不足用者，仍宜加倍

上姜、枣、水煎。日三服。乡人杨元鼎女，及笄病此甚危，百药无效，偶遇名医，得此方服三十余剂，遂愈不发。

**《集验》归神汤**一二五　治妇人梦交盗汗，心神恍惚，四肢乏力，饮食少进。

人参　白术　白茯苓　归身各一钱　枣仁　陈皮各八分　圆眼肉七枚　甘草　羚羊角　琥珀末，各五分

上羚羊、琥珀二味不煎，余药煎熟去渣，入二末和匀。食前服。

**白芷散**一二六　治下元虚弱，赤白带下，或经行不止等证。

白芷一两　海螵蛸二枚，烧　胎发一团，煅

上为末。每服二钱，温酒调下。

**海藏白芍药散**一二七　治妇人赤白带下，脐腹疼痛，如神。

白芍二两，炒　干姜半两，炒

上为细末。每服三钱，空心温米汤调下，晚又进一服十日见效。

**克应丸**一二八　治妇人赤白带下。

熟地　赤芍各二两　当归二两　赤石脂煅，醋淬　龙骨　牡蛎煅，酒淬　茯苓　丹皮　艾叶制　川芎各一两

上为末，醋糊丸，桐子大。每服五十丸，空心白汤送下。

**《良方》滑石散**一二九　治热淋。

滑石五分，研　通草　车前子　葵子各四分

上为末，以浆水调服。

**芍药散**百三十　治妇人血滞腰胁痛。

白芍药　玄胡炒　肉桂各一两　香附米二两，醋一升，盐半两，同煮干

上为细末。每服二钱，不拘时，白汤调下。

**《良方》通气散**一三一　治肾虚腰痛神效。

补骨脂酒炒为末

上每服二钱，先嚼胡桃肉半个，空心以温酒送下。

**四制香附丸**一三二　调经养血，顺气受孕。

香附米一斤，分四制，酒、醋、童便、米泔各浸一宿，晒干用　当归酒洗　熟地酒洗　白芍药四两　川芎各四两　泽兰叶　白术　陈皮各三两　黄柏酒炒　甘草酒炒，各一两

上为末，酒糊丸，桐子大。每服七十丸，空心白汤送下。

**《大典》女金丹**一三三　此韩飞霞方也，一名不换金丹。内

加熟地黄一两，即名胜金丹。治妇人久虚无子，及产前产后一切病患。此药能安胎催生，妊娠临月服五七丸，产时减痛。妇人子宫寒冷无孕，如服月余，男女自至。又治半身不遂，带浊血崩，及产后腹痛吐逆，子死腹中，气满烦闷，脐腹作痛，月水不通，中风口噤，痢疾消渴，败血上冲，头疼寒热，血晕血泄，见鬼迷闷，产后伤寒，虚烦劳瘦。凡妇人诸疾，不问久近，并宜服之，兼治男子下虚无力等证。

人参　白术炒　茯苓　炙甘草　当归　川芎　白芍　白薇酒洗　丹皮　白芷　藁本　肉桂　玄胡　没药另研　赤石脂另研。上各一两　香附醋浸三日，炒香，十五两

上共十六味，为末，炼蜜丸，弹子大，以瓷瓶收贮封固。每服一丸，空心温酒化下，食干物压之；服至四十九丸为一剂，以癸水调平受妊为度。妊中三五日服一丸，产后二三日服一丸。醋汤下亦妙。

**琥珀丸**一三四　治妇人或老或少，或产前产后百病，及疗三十六种诸病，七疝八瘕，心腹刺痛，卒中瘫痪，半身不遂，八风十二痹，手足瘦疼，乳中结核结毒，怀胎惊动，伤犯不安，死胎不下并治。

琥珀　朱砂各另研　沉香　阿胶炒珠　附子制　川芎　肉桂五味子　石斛各五钱　牛膝酒浸　当归　肉苁蓉酒洗，晒　人参　熟地　续断　木香　没药各一两

一方有牛黄　珍珠　乳香　玄胡各一两，共二十一味

上炼蜜为丸，弹子大。每服一丸，空心、食前、午后温酒化开服。凡服法或姜汤，或米汤，或酒，或灯草汤，或随证用引，皆可下。若伤寒中风，角弓反张，用麻黄汤随证改汤引送下。孕妇临月，宜一日一服，至产顺利，不觉疼痛。凡妇人服至五服十服之后，日倍饮食，其功言不尽述，服者当自觉也。

**延年益嗣丹**一三五　滋补元气，益精黑发。按：此方即还元丹也，但制法分两不同，宜参酌用之，方在补阵一三九。

人参　天门冬酒浸，去心　麦门冬同上，各三两　熟地黄酒蒸，捣　生地黄各二两　白茯苓酒浸，晒干　地骨皮酒浸，各五两　何首乌鲜者，半斤

上将何首乌去皮切片，如干者用米泔水浸软拈切，外用砂锅入黑羊肉一斤，黑豆三合，量着水，上用甑箅，箅上放首乌煮而蒸之，以肉烂为度。锅盖须密，勿令泄气。取起晒干为末，炼蜜丸，梧子大。每服七八十丸，空心温酒送下。

**续嗣降生丹**一三六　治妇人五脏虚损，子宫冷惫，不能成孕。并治男子精寒不固，阳事衰弱，白浊梦泄，妇人带下寒热，诸虚百损，盗汗短气，无不感应。此方乃温隐居《求嗣保生篇》所载，云东京焦员外三世无嫡嗣，后遇一神僧，问其故。曰：无嗣者有三：一、祖宗无德，自身无行；二、夫妻年命恐犯禁忌；三、精神不守，妻妾血寒。焦公曰：治之有道乎？僧曰：先修德，后修身。三年之后到台山，令行童赐以方药，名续嗣降生丹，依方服之，后不及二十年，子孙数人皆贵显。此方无怪诞克伐之品，且温且固，凡血海虚寒者，服之必佳。但温力有余，补力不足，倘益以人参、白术、熟地、川芎、炙甘草各一两，则八珍全而温补赞育之功当非浅也，因命名曰加味续嗣降生丹。

当归酒洗　杜仲酒炒　茯神　益智仁　龙骨煅　桂心　吴茱萸制　干姜半生半熟　川椒去目　台乌药各一两　白芍药酒炒　川牛膝酒浸　半夏制　防风　秦艽　石菖蒲去毛　北细辛　桔梗各五钱　附子一枚，重一两者，脐下作一窍，入朱砂一钱，面裹煨熟，取出朱砂，留为衣　牡蛎大片者，以童便浸四十九日，每五日一换，取出，用硫黄一两为末，酒和涂遍，用皮纸糊实，米醋浸湿，外以盐泥厚固之，候干，用炭五斤煅过为末。每料只用二两，余可收贮再用

上为末，以酒煮糯米糊为丸，梧子大，以前朱砂为衣。每服三五十丸，渐至七八十丸，空心滚白汤或盐汤、温酒下

### 河车种玉丸一三七

紫河车一具，只要母气壮盛、厚大新鲜者，但去胞内瘀血，不必挑去鲜红血脉，以米泔水洗净，用布绞干，石臼内生杵如糊，用山药末四五两收干，捻为薄饼八九个，于砂锅内焙干，以香如肉脯为妙　大熟地酒洗烘干，八两　枸杞烘干，五两　白茯苓人乳拌晒三次　归身酒洗　人参　菟丝制　阿胶炒珠，各四两　丹皮酒洗　白薇酒洗，各二两　沉香一两　桂心　山茱萸　香附米用酒、醋、水三件各半碗，浸三日，晒干略烘，各三两　大川芎酒浸，切片晒干，二两

上炼蜜和丸，桐子大。每服百余丸，空心或酒或白汤、盐汤任下。如带浊多者，加赤、白石脂各二两，须以清米泔飞过用。服药后忌生萝卜、生藕、葱蒜、绿豆粉之类。

### 八珍益母丸一三八　治血气两虚，脾胃并弱，饮食少思，四肢无力，月经不调，或腰酸腹胀，或断或续，赤白带下，身体寒热，罔不获效。服一月之后即可受胎；虚甚者，用药一斤，必能受子。

人参　白术土炒　茯苓　川芎各一两　当归酒洗　熟地酒洗，各二两　炙甘草五钱　芍药醋炒，一两　益母草四两，五六月采取，只用上半截带叶者，不见铁器，晒，杵为末

上为末，炼蜜丸，弹子大。空心蜜汤或酒下一丸。或为小丸亦可。脾胃虚寒多滞者，加砂仁一两，姜汁炒。腹中胀闷者，加山楂肉一两，饭上蒸熟。多郁者，加香附一两，酒制。此徐思鹤《医统》方。又一方名八珍益母十全丸，于前方内用益母草八两，外加沉香四钱。思鹤曰：资益坤元，补养气血，除淋带，壮形体，胎前和气，产后补虚，真妇人之圣剂，超古今之神方，有室家者不可不知也。余晒斯世之医，惟集古方香附胜金丹为女人开

郁调经之要药，殊不审古今虚实之异。古人气实，故可用香附开导，香附味辛性燥，但能开破而已，多用之大耗气血，虚者愈虚，病者愈甚，而于滋补何有哉？今世十妇九虚，非补不可，再用香附以耗之，寝成怯弱之证，是辨之不早，则危殆而难瘥矣。妇人经脉不调，或气血两虚而身体素弱者，宜服此以调养之。经不通者，服一料即通。不调者，一月即调。素不孕者，服一月即孕。胎前间用一服，则胎固而安。产后用一服，以童便、酒化开调下，则无壅滞血晕之候。多服之补虚活血，凡治产后诸病极稳。若急欲取效，以酒调化服。

**乌鸡丸**一三九　治妇人赢弱，血虚有热，经水不调，崩漏带下，骨蒸不能成胎等疾。

**乌骨白毛公鸡**一只，重二斤半许者，闭杀之，去毛杂。外用艾叶四两，青蒿四两，切碎，纳一半在鸡肚内。以小酒坛一个，入鸡并所剩蒿艾，用童便和水灌令没鸡二寸许，煮绝干，取出去骨。余俱同捣如薄饼，焙干为细末听用

**南香附**去毛净，一斤。分四分，用米泔、童便、酒、醋各浸一分，春秋一二日，夏一日，冬四日。取出晒干，略炒

人参　熟地　当归酒浸洗　生地　川芎　白芍各三两　黄芪白术　川牛膝　柴胡　知母　丹皮各二两　鳖甲醋浸炙黄，三两　白茯苓二两半　秦艽一两半　黄连炒　地骨皮　贝母　玄胡索　干姜炮焦，各一两

上俱为末，用酒、醋各半煮糊为丸，桐子大。每服五六十丸，渐加至百丸，温酒、米饮任下。忌煎炒辛辣等物及苋菜。

**又乌鸡丸**百四十

熟地　当归　白术　山药　山茱萸　枣肉　柿饼　莲肉各四两　黄芪蜜炙，三两　鹿角胶　狗脊　杜仲　枸杞　莲须　香附阿胶　川芎各二两　乌药一两半

上药制净，用乌骨鸡一只，闷杀之，干去毛去杂，连骨捶

碎，用酒、醋各半同药煮熟，去骨烘干，共为末，即将余汁少入面打糊为丸。任意用引送下。

### 唐氏乌鸡丸—四一

人参　怀生　怀熟　青蒿子去梗　香附四制　鳖甲各三两　白术　枣仁肉　枸杞　麦冬　云苓　地骨皮去骨　丹皮去骨　白芍各二两　归身二两半　川芎　甘草各一两

上先将诸药备完听用，乃取丝毛乌骨白公鸡一只，约重一斤许者，扑倒，去毛秽头足肠杂不用，将鸡切作四块。先以鳖甲铺铜锅底，次入杂药以免焦腐，渐渐加童便约至斗许，煮至极烂捞起，晒干为末。将鳖甲去裙，并鸡骨俱以原汁蘸炙至干，为末，同前药炼蜜为丸，桐子大。每空心用清汤送下百余丸。

### 《秘方》乌鸡煎丸—四二　治妇人百病，血气虚劳，赤白带下。

人参　官桂　地骨皮各二两　茯苓三两　黄芪蜜炙　当归各六两生地　熟地　香附各四两

上将乌骨白鸡一只，男用雌，女用雄，笼住。将黄芪末和炒面丸如芡实，喂鸡二七日，将鸡缚死，干拭去毛并肠杂令净，捶碎其骨，入前药于腹内缝密，用酒、醋各一瓶煮一宿，取去骨，焙干为末，用前汁打面糊丸，桐子大。每服五六十丸，空心盐汤下。

### 万病丸—四三　治月经瘀闭，脐腹作痛，及产后癥瘕等病。

干漆炒烟出青白为度　牛膝酒洗，焙，各一两

上为末，生地黄汁一升，用砂锅慢火熬膏丸，桐子大。每服二十丸，空心米饮下。

## 以下通用方

### 四君子汤—四四　方在补阵一。

治脾肺气虚诸证。

**六君子汤**一四五　方在补阵五。

治脾胃虚弱，呕吐吞酸等证。

**五味异功散**一四六　方在补阵四。

治脾胃虚寒，饮食少思等证。

**补中益气汤**一四七　方在补阵三十。

治劳倦伤脾，外感不解，寒热疟痢，气虚不能摄血等证。

**四物汤**一四八　方在补阵八。

治一切血虚劳弱之病。

**八珍汤**一四九　方在补阵十九。

治气血两虚，调和阴阳。

**十全大补汤**百五十　方在补阵二十。

治气血俱虚，补救元阳。

**归脾汤**一五一　方在补阵三三。

治心脾虚损。

**人参理中汤**一五二　方在热阵一。

温中，补脾胃虚寒诸证。

**逍遥散**一五三　方在补阵九三。

治肝脾血虚，郁怒伤肝等证。

**加味逍遥散**一五四　方在补阵九四。

治肝脾血虚发热等证。

**七味白术散**一五五　方在小儿七。

治虚热作渴。

**六味地黄丸**一五六　方在补阵一二一。

壮水制火之剂。

**八味地黄丸**一五七　方在补阵一二二。

治命门火衰之剂。

**薛氏四神丸**一五八　方在热阵一五二。
治脾胃虚寒泄痢。

**五积散**一五九　方在散阵三九。
治感冒寒邪。

**参苏饮**百六十　方在散阵三四。
治四时伤寒感冒。

**人参败毒散**一六一　方在散阵三六。
治四时伤寒瘟疫。

**当归六黄汤**一六二　方在寒阵六五。
治血热阴虚盗汗。

**柴胡清肝散**一六三　方在寒阵五九。
治肝胆风热，疮疡，怒火寒热。

**栀子清肝散**一六四　方在寒阵六十。
治肝胆三焦风热。

**八正散**一六五　方在寒阵百十五。
治脏腑秘结，小便赤涩。

**五苓散**一六六　方在和阵一八二。
治小便不利。

**犀角地黄汤**一六七　方在寒阵七九。
治心火动血，及斑黄疮疹。

**导赤散**一六八　方在寒阵一二二。
治心火及小肠热秘淋涩。

**桃仁承气汤**一六九　方在攻阵五。
治瘀血小腹作痛，其人如狂。

**玉烛散**百七十　方在攻阵二四。
治血虚有滞，经闭不通。

**肾着汤**一七一　方在热阵百三十。

治肾虚身重腰冷。

**舒筋汤**一七二　方在和阵七七。

治产后血滞作痛。

**交加散**一七三　方在和阵二五二。

治产后口吐涎沫，不省人事。

**加味小柴胡汤**一七四　方在散阵二十。

治乳母肝火发热。

**《良方》蜜酥煎**一七五　方在补阵六六。

补虚润肺，止咳嗽。

**柴胡石膏汤**一七六　方在散阵二三。

治少阳阳明外感挟火，发热头痛。

**都梁丸**一七七　方在散阵七七。

治胎前产后伤风头痛。

**瓜子仁汤**一七八　方在外科一六四。

治产后瘀血、肠痈、腹中疞痛。

**子和通经散**一七九　方在攻阵四六。

治气逆经闭。

**二神散**百八十　方在寒阵八七。

治吐血，血崩下血。

**小蓟饮子**一八一　方在寒阵百二。

治下焦结热，溲血崩淋。

**海藏愈风汤**一八二　方在和阵二一七。

治一切失血及产后搐搦。

**锁精丸**一八三　方在固阵二六。

治白浊白带。

**青蛾丸**一八四　方在补阵一四五。

治肾虚腰痛。

**独参汤**—八五　方在补阵三六

治诸气虚脱。

**夺命散**—八六　方在补阵三七。

治阳邪伤气暴脱，烦躁发渴。

# 小 儿

《**秘旨**》**补脾汤**一 治小儿久病，面黄肌瘦，咬牙目札，头发稀少，误药所致。

人参 白术各一钱 白芍药酒炒 白茯苓各八分 川芎 陈皮各六分 炙甘草 黄芪蜜炙 当归各四分

上每服二三钱，姜、水煎。

**调中汤**二 治伤乳食泻后，脾胃虚哕吐泻。

人参 茯苓 干姜炒 藿香 白术 甘草炙 木香 丁香 香附炒，去毛 砂仁等份

上水煎。食前服。

**调中丸**三 治脾胃虚寒吐泻。

人参 白术炒 甘草炒，各五钱 干姜炮，四钱

上为末，蜜丸，绿豆大。每服二三十丸，白汤下。薛按云：前二方乃本经自病之药，即人参理中丸也。若肾水侮土而虚寒者，当加半夏、茯苓、陈皮，或呕吐，更加藿香，泄泻加木香。

**人参理中丸**四 治中气虚热。

人参 白术炒 炙甘草等份

上为末，姜汁糊丸，绿豆大。每服二三十丸，白汤下。

《**局方**》**观音散**五 治内伤呕逆吐泻，不进饮食，渐至羸瘦。

人参一两 神曲炒 茯苓 炙甘草 绵黄芪 白术炒 白扁豆炒 木香各一钱 石莲肉去心，钱半

上为末。每服一二钱，入藿香三叶，姜、枣、水煎服。

**助胃膏**六 治脾胃虚寒，吐泻，饮食不化等证。

人参　白术炒　茯苓　甘草炙　丁香各五钱　山药一两，炒　砂仁四十个　木香三钱　白豆蔻十四个　肉豆蔻面煨，四个　一方无木香，名香砂助胃膏。

上为末，蜜丸，芡实大。每服十丸，米饮化下。

**钱氏七味白术散**七　一名人参白术散。治虚热而渴。

人参　白术　白茯苓　炙甘草　藿香　木香各一钱　干葛二钱

上为末。每服三钱，水煎温服。如饮水多，多服之为妙。

按：此方治小儿虚热而渴，如无气滞吐泻等证，则当减去木香、藿香，以避燥而耗气。

**白术散**八　方在和阵三十。治自汗盗汗极效。

**太和饼**九

人参　白术　白茯苓各五钱　山药炒，四钱　木香　炙甘草各二钱　肉果面煨，四个　白豆蔻十四个　砂仁卜四个　山楂肉一两　使君子肉六十个

炼蜜捣和为小饼。量儿大小与服。或再对证加减药味用之。

**团参散**十　治心虚血热，自汗盗汗。

人参　当归等份

上为末。用雄猪心一个，切三片，每服二钱，以猪心一片煎汤调服，或用水煎服亦可。

**止汗散**十一　一名败蒲散。治睡而自汗。

故蒲扇烧存性

上为末。每服三钱，温酒调下。

**调元散**十二　治小儿变蒸，脾弱不乳，吐乳多啼。

人参　白术　陈皮　厚朴制　香附各一钱　炙甘草　藿香各五分

上每服一二钱，姜、枣煎服。

**平和饮子**十三　治小儿变蒸，于三月后，每三日进一服，可

免百病，百日内宜服。

人参一钱半　白茯苓一钱　炙甘草五分　升麻二分

上咀，水半盏，煎三分。不时服。弱者加白术一钱。

**调气散**十四　治变蒸吐泻，不乳多啼，欲发慢惊。

人参　陈皮　木香　藿香　香附　炙甘草各一钱

上为末。每服一钱，姜、枣、水煎服。

**钱氏当归散**十五　治夜啼不乳。

人参　当归　白芍药各二钱半　炙甘草钱二分　桔梗　陈皮各一钱

上每服一二钱，水煎灌之。

**《撮要》当归散**十六　治变蒸有寒无热。

当归二钱　人参　炙甘草　木香　官桂各一钱

上每服二三钱，姜、枣、水煎。

**人参黄连散**十七　治心经蕴热夜啼。

人参二钱半　黄连钱半，炒　炙甘草五分　竹叶二十片

上姜、水煎服。

**无择灯花散**十八　治心躁夜啼。

灯花二三颗

上研细，用灯草煎汤调涂口中，乳汁送下，日三服。一法用灯花涂乳上，令儿吮之。如无灯花，用灯草烧灰，加辰砂少许亦妙。一法用灯花七枚，硼砂一字，辰砂少许，蜜调涂唇上，立安。

**《宝鉴》天麻散**十九　治小儿急慢惊风，发热抽搐，痰涎壅盛，或脾土虚弱，肝木乘侮，吐泻不食，嗜卧困倦。

半夏七钱　天麻二钱半　甘草炙　白茯苓　白术各三钱

上为末。每服一二钱，姜枣汤调服。

**汤氏异功散**二十　止渴，消暑，生津，补脾胃。

猪苓　泽泻各三钱　人参　白术　茯苓各五钱　陈皮二钱半　朱砂一钱

上为末，蜜丸，芡实大。每服一丸，灯心竹叶汤化下。

**柴胡散**二一　治变蒸骨热，心烦啼叫不已。

人参　炙甘草　麦冬各二钱　龙胆草酒炒黑　防风各一钱　柴胡五分

上每服二三钱，水煎。

**柴苓散**二二　治壮热来去。

柴胡　赤茯苓　人参　麦冬　甘草各半两　黄芩一两

上每服二三钱，入小麦二十粒，青竹叶三片，水煎服。

**惺惺散**二三　治小儿伤寒时气，风热头痛目眵，多睡痰壅，咳嗽喘急，或痘疹已出未出，疑似之间。

人参　白术炒　茯苓　甘草　北细辛　川芎　桔梗炒，各等份

上为末。每服二钱，入薄荷五叶，水煎服。一方有防风、天花粉。

**星苏散**二四　治诸风口噤不语。

南星略炮，切

上每服五七分，紫苏五叶，姜四片，水煎入雄猪胆少许。温服。

**钱氏黄龙汤**二五　治发热不退，或往来寒热。

柴胡五钱　赤芍药三钱　黄芩炒　甘草炙，各二钱

上每服二三钱，姜枣水煎。

**人参羌活散**二六　治伤风惊热。

人参　羌活　川芎　白茯苓　柴胡　前胡　独活　桔梗　枳壳　地骨皮　天麻各等份　炙甘草减半

上用生姜薄荷水煎。治惊热加蝉蜕。

**牛黄散**二七　治温热壮热，或寒热往来。

牛黄研 甘草各半两 柴胡 栀子酒炒 龙胆草酒炒 黄芩炒，各二钱半

上为末。每服五七分，以金银薄荷汤调下。

**钱氏生犀散**二八 治心经风热。

犀角镑三钱 柴胡 葛根 赤芍药 地骨皮各一两 甘草五钱

上为末。每服一二钱，水煎。

**二黄犀角散**二九 治温热心神不安，火腑秘结。

犀角屑 大黄酒浸蒸 钩藤钩 栀子仁 甘草 黄芩等份

上为末。每服五七分，热汤调下，量儿加减。

**柴胡饮子**三十 解肌热蒸热积热，或汗后余热，脉洪实弦数，大便坚实者。

柴胡 人参各五分 黄芩 芍药各七分 当归一钱 甘草四分 大黄八分

上每服一二钱，水煎。按：此方用药颇善，但大便如常者，勿得轻用大黄。

**地骨皮散**三一 治虚热壮热。

地骨皮 知母 人参 柴胡 茯苓 半夏 甘草等份

上姜水煎。有惊热，加蝉蜕、天麻、黄芩。

**天麻定喘饮**三二 治喘嗽惊风。

天麻 防风 羌活 白术 甘草炒 人参 桔梗 川芎 半夏曲等份

上每服二三钱，水煎服。

**补肺散**三三 一名阿胶散。治肺虚恶心喘急，久患咳嗽有痰。

阿胶两半，炒 鼠黏子炒 马兜铃各半两 杏仁七粒 糯米一两 甘草三钱

上每服二三钱，水煎服。

**钱氏阿胶散**三四　治小儿肺病，咳嗽喘急，或咳而哽气，喉中有声。

阿胶蛤粉炒，一两　鼠黏子炒香，二钱半　炙甘草一钱　马兜铃半两　杏仁七个，去皮尖　糯米一两

上每二三钱，水煎。

**丹溪保和丸**三五　治饮食酒积，停滞胸膈，痞满腹胀。

神曲炒　陈皮　半夏　茯苓各一两　山楂肉蒸晒，三两　连翘　萝卜子炒，各五钱

上为末，粥丸，绿豆大。一方尚有炒麦芽一两，黄连五钱。

**大安丸**三六　治证同前。即前保和丸加白术二两。

**杨氏消食丸**三七　治乳食过多，胃气不能消化。

砂仁　陈皮　神曲炒　麦芽炒　三棱　蓬术各半两　香附炒，一两

上为末，面糊丸，麻子大。白汤送下，量儿加减。

**消乳丸**三八　治呕吐，消乳食。脉沉者，伤食不化也。

香附炒　砂仁　陈皮　神曲炒　炙甘草　麦芽炒，等份

上为末，米糊丸黍米大。每服二十丸，姜汤下。

**白饼子**三九　治伤食腹中有癖，呕吐肚疼。先用此药一服，推下食积，然后调治，不可服冷药。

滑石　轻粉　半夏汤浸焙　南星各一钱　巴豆二十四粒，去皮膜，用水一升煮干，研烂

上为末，糯米饭丸，绿豆大。捻作饼，每服二三饼，煎葱白汤或紫苏汤下，忌热物，量儿加减。

薛曰：凡用此方及利惊丸、紫霜丸、三味牛黄丸、褊银丸之类，乃斩关夺门，起死回生之重剂也，必审形病俱实，方可施之，恐至失手，命在反掌。经云：邪之所凑，其气必虚。留而不去，其病乃实，实者病气实，而形气则虚也。东垣先生云：形病

俱实者，当泻不当补；形病俱虚者，当补不当泻。治者审焉。

**宣风散**四十　治湿痰、去积滞、通秘结，攻黑陷里实，以代百祥丸、牛李膏。

槟榔二个　陈皮　甘草各五钱　牵牛四两，半生半炒，取头末一两

上为末。每一钱，量大小增减与服，白汤调下。一方有大黄、木香，连前三味煎成后，加牵牛末调服。

**人参养胃汤**四一　治外感风寒，内伤生冷，寒热如疟，或呕逆恶心。

人参　厚朴姜制　苍术炒　半夏制　草果仁　藿香　茯苓各五钱　橘红二钱半　炙甘草二钱

上每服二三钱，姜三片，乌梅一个，水煎。

**人参安胃散**四二　治脾胃虚弱，伤热乳食，呕吐泻痢。

人参一钱　黄芪二钱　生甘草　炙甘草各五分　白芍药酒炒，七分　白茯苓四分　陈皮三分　黄连炒，二分

上每服二三钱，水煎。

**生附四君汤**四三　治吐泻不思乳食，凡虚冷病，宜先与数服以正胃气。

人参　白术　茯苓　炙甘草　附子　木香　橘红等份

上为末。每服一二钱，姜、枣、水煎服。

**酿乳法**四四　治胃虚吐泻，睡中吐舌摇头，呕乳，额上汗流，惊啼面黄，令儿饥饮。

人参　藿香　木香　沉香　陈皮　神曲炒　麦芽炒，各等份　丁香

上每服四五钱，姜十片，紫苏十叶，枣三枚，水煎。每服半盏。令母食后捏去旧乳方服，卧少时却与儿饮。按：小儿不能饮药者，凡用补泻诸剂皆宜此法。

**银白散**四五　治胃虚吐泻。

糯米<sub>炒,二两半</sub> 扁豆<sub>蒸,二两</sub> 白术<sub>炒,一两</sub> 炙甘草<sub>三钱</sub> 丁香 藿香<sub>各二钱</sub>

上为末。紫苏米饮调下。《直指方》加炮白附子、全蝎、木香、石莲子，姜、水煎。

**朱君散**<sub>四六</sub> 治吐泻后而为惊为泻及粪青者。

人参 白术 茯苓 炙甘草 钩藤钩 朱砂<sub>各一钱</sub> 麝香<sub>半分</sub> 灯心<sub>一圆</sub>

上为末。每服一钱，白汤调下。

**二顺散**<sub>四七</sub> 治中暑霍乱吐泻，烦闷燥渴，小便赤涩，便血肚疼。

白术 炙甘草 茯苓 猪苓 泽泻 干姜<sub>炒</sub> 肉桂 杏仁<sub>去皮尖,炒,各等份</sub>

上为末。每服五七分，不拘时水调下，或用水煎服。

**香朴散**<sub>四八</sub> 治积冷呕吐。

藿香叶 厚朴<sub>姜汁炒</sub> 陈皮<sub>各七钱</sub> 半夏<sub>汤泡七次,一两</sub> 炙甘草<sub>一钱</sub>

上每服三钱，姜、枣、水煎。泻甚者，加木香、肉豆蔻。

**沉香散**<sub>四九</sub> 顺胃气，止呕吐。

茯苓<sub>二钱</sub> 沉香 丁香 木香 藿香 厚朴 炙甘草<sub>各一钱</sub>

上为末。每服一字，米饮汤调服。

**玉露散**<sub>五十</sub> 治伤热吐泻。

石膏<sub>煅</sub> 寒水石<sub>各五钱</sub> 甘草<sub>二钱半</sub>

上为末。每服五分，白汤调下。

**六神散**<sub>五一</sub> 治面青啼哭，口出气冷，或泄泻不乳，腹痛曲腰，四肢厥冷。

人参 白术<sub>炒</sub> 山药<sub>炒,各五钱</sub> 炙甘草<sub>二钱</sub> 白茯苓 白扁豆<sub>炒,各一两</sub>

上为末。每服二三钱，姜、枣，水煎。

**香橘饼**五二　治伤冷积泻。

木香　青皮各一钱　陈皮二钱半　厚朴　神曲炒　麦芽炒，各半两

上为末，蜜和为饼。每服一枚，米饮调下。

**钱氏黄芩汤**五三　治挟热下痢，头痛胸满大渴，或寒热胁痛，脉洪大而实者。

黄芩一两半　芍药　甘草炒，各一两

上每服二三钱，姜、水煎。如呕，加半夏二钱。

**涩肠散**五四　治小儿久痢，肠头脱出。

诃子炮　赤石脂　龙骨各等份

上为末，腊茶少许和药掺肠头上，绢帛揉入。

**补骨脂散**五五　治膀胱虚冷，夜间遗溺，或小水不禁。

补骨脂炒

上为末。每服一钱，热汤调下。

**陈氏肉豆蔻丸**五六　治泻痢水谷，或淡黄或白，不能止者。

肉豆蔻　诃子肉　白龙骨各半两　木香　砂仁各二钱　赤石脂枯白矾各七钱半

上为细末，面糊为丸，黍米大。周岁儿每服三五十丸，三岁儿服百丸，温米饮下。泻甚者，煎木香散或异功散送下，不止，多服。薛按：前方治阳气虚寒肠滑之涩剂，盖肾主大便，若因肾气不固而致前证者，宜用木香散送四神丸；如不应，急煎六君子汤送四神丸补之，盖豆蔻丸涩滞之功多，补益之功少也。

**宁神汤**五七　治心虚火盛，热躁惊搐等证。

人参　当归身　生地　麦冬各一钱　山栀仁　黄连炒　炙甘草各二钱　石菖蒲三分　辰砂入二分

上加灯心半钱，水一盏，煎七分，调辰砂搅匀。食后温服。

**当归养心汤**五八　治心虚惊悸。

归身　麦冬　生地酒洗　人参　炙甘草　升麻少用

水一盅半，加灯草一团，煎七分。食远服。

**钱氏养心汤**五九　治心血虚怯，惊痫，或惊悸怔忡，盗汗无寐，发热烦躁。

人参　黄芪　远志　当归　川芎　枣仁　五味子　柏子仁
肉桂　白茯苓　茯神　半夏曲各三钱　炙甘草四钱

上每服二三钱，姜、枣、水煎。

**茯神汤**六十　治胆气虚寒，头痛目眩，心神恐惧，或是惊痫。

人参　黄芪炒　枣仁炒　熟地　白芍炒　柏子仁炒　五味子炒
茯神各一两　桂心　甘草炒，各五钱

上每服二三钱，水煎。

**清神汤**六一　治惊痫，心虚血热。

犀角镑屑　远志姜汁焙　白鲜皮　石菖蒲　人参　甘草等份
上为末。每服五七分，麦门冬煎汤调服。

**钱氏酸枣仁汤**六二　治心肺虚热，烦躁惊啼，痘疹血热血燥等证。

枣仁　炙甘草　人参　生地　麦冬　当归身　栀子仁等份
上加灯心，水一盏，煎六分。温服。

**黑附子汤**六三　治慢脾风四肢厥冷。

附子炒，去皮，三钱　木香　人参各一钱半　白附子一钱　炙甘草
五分

上为散。每服三钱，姜五片，水煎。若手足即温，即止后服。

**钩藤散**六四　治吐利，脾胃气虚，慢惊生风。

钩藤钩　人参　天麻　蝎尾去毒　防风　蝉壳各半两　麻黄

僵蚕炒　炙甘草　川芎各二钱半　麝香五分

上咬咀。每服二三钱，水煎服。虚寒加附子一钱。薛按：慢惊之证属脾胃亏损所致，前方乃辛温散表之药而无调补之功，须审用之。

**钩藤饮子**六五　治小儿一切惊风潮搐，目视昏迷。

钩藤钩　防风　独活　天竺黄　羌活各三钱　麻黄　升麻甘草　草龙胆各二钱　川芎三钱　蝉退五个，去头足

上每服二三钱，姜、枣、水煎服。薛立斋曰：按上方若外感风寒，形证俱实者宜用之。若形气虚而病气实者，宜用惺惺散加钩藤、麻黄；若外邪少而形病俱虚者，宜异功散。

**钱氏钩藤饮**六六　治小儿脏寒夜啼，阴极发躁。

钩藤钩　茯神　茯苓　当归　川芎　木香各一钱　甘草五分

上每服二钱，姜、枣、水煎服。《撮要》方有芍药一钱。若心经有热，脸红便赤，去木香，加朱砂末一钱，木通汤下。

**薛氏抑肝散**六七　治肝经虚热发搐，或发热咬牙，或惊悸寒热，或木乘土而呕吐痰涎，腹胀少食，睡不安。

软柴胡　甘草各五分　川芎八分　当归　白术炒　茯苓　钩藤钩各一钱

上水煎，子母同服。以蜜丸，名抑青丸。

**大青膏**六八　治伤风痰热发搐。

天麻　青黛各一钱　白附子煨　乌蛇酒浸，取肉，焙　蝎尾各五分天竺黄　麝香各一字

上为末，生蜜丸，豆大。每用半粒，薄荷汤化下。

**地黄清肺饮**六九　治肺热疳蚀穿孔，或生息肉，或鼻外生疮。

桑白皮半两，炒　紫苏　前胡　赤茯苓　防风　黄芩　当归天门冬　连翘　桔梗　生地　甘草炙，各二钱

每服五七钱，水煎服，次用化蜃丸。

**甘草汤**七十　治撮口。

甘草生用，一钱

上水煎，以棉球蘸呫，令出痰涎，却以猪乳点入口中即瘥。

**《秘旨》安神丸**七一　治心血虚而睡中惊悸，或受惊吓而作。

人参　枣仁　茯神　半夏各一钱　当归　芍药炒　橘红各七分
五味子五粒，杵　炙甘草三分

上为末　姜汁糊丸，芡实大。每服一丸，生姜汤下。

**七味安神丸**七二　治心经蕴热惊悸。

黄连　当归身　麦门冬　白茯苓　甘草各半两　朱砂飞一两
冰片二分半

上为末，汤浸蒸饼和腊猪心血捣丸，黍米大。每服十丸，灯心汤下。

**十味安神丸**七三　治惊。

人参　茯神　麦门冬　山药各二钱　片脑一分　龙齿二钱　朱
砂　甘草　寒水石各五分　金箔二片

上为末，蜜丸，鸡豆大。灯心汤调下。一方有马牙硝。

**朱砂安神丸**七四　方在寒阵一四二。

清心火，养血安神。

**钱氏安神丸**七五　方在寒阵一四三。

除火邪热渴，清心化痰。

**安神镇惊丸**七六　惊退后调理，安心神，养气血，和平预防之剂也。

天竺黄另研　人参　南星姜制　茯神各五钱　当归　黄连姜汁炒
薄荷　木通　山栀炒　朱砂另研　牛黄另研　龙骨煅，各二钱　青黛
一钱，另研

上为末，蜜丸，绿豆大。每服三五丸，量儿大小加减，淡姜汤送下。

**万氏龙脑安神丸**七七　治惊痰，及痘中昏闷谵妄良方。

大辰砂一钱，飞　牛黄一分　龙脑半分

上研细末，取獖猪心血、小猪尾尖血，和丸如绿豆大。每服一丸或二三丸，新汲水化下，或灯心汤、紫草汤俱可下。

**镇心丸**七八　治急惊化痰镇心。

朱砂　龙脑　牛黄各一钱　铁粉　人参　茯苓　防风　琥珀各二钱　全蝎七枚，焙

上为末，蜜丸，桐子大。每服一二丸，薄荷汤送下。

**金箔镇心丸**七九　治风壅痰热，心神不宁，惊悸烦渴，唇焦颊赤，夜卧不安，谵语狂妄。

金箔二十帖，为衣　朱砂一两，飞　人参　白茯苓　甘草各半两　山药一两半　牙硝一钱半　麝香五分　片脑一分

上为末，炼蜜丸，每一钱作十丸，以金箔为衣。每服一丸，薄荷汤化下，或含化亦可。

**辰砂膏**八十　治眼闭口噤，啼声不出，吮乳不得，口吐白沫。

辰砂三钱　硼砂　马牙硝各一钱半　玄明粉　全蝎　珍珠各一钱　麝香一分

上为末。每服一豆许，诸惊，薄荷汤下；潮热，甘草汤下；月内者，用乳汁调涂乳头令吮之。

**琥珀散**八一　治急慢惊风，涎潮昏冒，惊搐目瞪，内钓腹痛，或惊痫时发。

琥珀　牛黄　胆星此当倍用　白附子　天麻　僵蚕炒，去丝嘴　代赭石　全蝎　蝉蜕　乳香各一钱　朱砂一钱半

上为末。每服一二分，白汤调下。

**《千金》龙胆汤**八二　　治月内脐风撮口，四肢惊掣，发热吐乳；及客忤鬼气惊痫，加人参、当归。

龙胆草炒黑　钩藤钩　柴胡　黄芩炒　芍药炒　桔梗　茯苓　甘草　大黄煨，各二钱半　蛴螬二枚，去翅足

上为末。每服一二钱，水煎，量儿加减。

**梅花饮**八三　　治五脏积热，喉中有痰，面色赤白，鼻流清涕，气逆喘急，目赤咳嗽，或因惊夜啼。

硼砂　马牙硝　芒硝　辰砂各一钱　人参二钱　甘草五分　片脑半分　麝香一分

上为末。瓷器收贮，每服半匙，麦冬汤调服，或薄荷汤亦可。

**擦牙通关散**八四　　治风搐关窍不通，痰塞中脘，留滞百节。

南星二钱　麝香一字　牙皂二钱，烧存性　僵蚕一钱　赤脚蜈蚣一条

上为末。姜汁蘸药少许擦牙，或调服二三点，涎自出。

**陈氏抱龙丸**八五　　治风痰壅盛，或发热咳嗽，或发惊搐等证。

胆星九制，四两　天竺黄一两　雄黄　朱砂各五钱　麝香五分，另研，或减半亦可。

上为细末，用大甘草一斤煮极浓汁捣丸，每两作二十丸，阴晾干。用薄荷汤或灯草汤下一二丸。此方加牛黄四钱，即牛黄抱龙丸。加琥珀，即名琥珀抱龙丸。

**至圣保命丹**八六　　治胎惊内钓，肚腹紧硬，啼叫不安，乃急惊风，眼目上视，手足抽搐，不省人事。

全蝎十四个，去毒　防风二钱　炮南星　白附子　蝉蜕　僵蚕炒，去丝嘴　天麻　朱砂各一钱　麝香五分　金箔

上为末，米糊和，每两作四十丸。每服一丸，白汤化下。有

热者，以南星易炮星。此方去天麻，加琥珀，捏成锭，以薄荷汤磨服，即名保生锭子，亦名太乙保生丹，治慢惊尚有阳证者。

**定命丹**八七　治天钓撮口，通利痰热。

全蝎七枚　天麻　南星炮　白附子各二钱半　朱砂　青黛各一钱半　轻粉　麝香各五分　片脑一字

上为末，米糊丸，绿豆大。每服一二丸，荆芥薄荷汤下，可先研半丸吹入鼻中。

**九还金液丹**八八　此药有斡旋造化之功，专治男妇痰盛气急，中风不语，口眼㖞斜，左瘫右痪，牙关紧急，及小儿急惊风，手足抽搐，不省人事，痰多气急等证，功效不可尽述。

胆星九制者，二两　朱砂飞，一两　生牛黄五钱　僵蚕五钱，炒　牙皂去皮弦，炒焦，三钱　冰　麝各五分

小麦面炒熟，炼蜜和匀捣丸，芡实大，金箔为衣，黄蜡区收藏。如大人牙关紧急，先以通关散开其窍，随用淡姜汤下一二丸。若治小儿，用薄荷汤化下一丸。

**胆星天竺丸**八九　治小儿痰涎上壅，喘嗽不休。

胆星一两　天竺黄三钱　半夏姜制　白附子汤泡，去皮脐，各五钱　天麻　防风各二钱　辰砂一钱，飞

上为末，甘草汤为丸，芡实大。每服一丸，空心薄荷汤或淡姜汤下。

**陈氏温白丸**九十　祛风豁痰定惊。

人参　防风　白附子生用　真僵蚕炒　全蝎焙，各一钱　南星汤泡七次，焙　天麻各二钱

上用末，水糊丸，桐子大。每服三五丸，姜汤下。

**粉红丸**九一　治小儿心虚，困卧惊动，痰涎不利，或发热痰嗽等证。

天竺黄五钱　天南星　朱砂各一钱半　冰　胭脂各一钱

上以牛胆汁和丸，芡实大。每服一丸，沙糖汤下。

**钱氏牛黄丸** 九二　治风痫，因汗出风邪乘虚而入，痰涎迷闷，手足搐掣。

牛胆南星　全蝎焙　蝉蜕各二钱半　防风　白附子生用　天麻　僵蚕炒，各一钱半　麝香半字

上为末，枣肉和丸，加水银半钱，同研细丸，绿豆大。每服一二丸，荆芥生姜汤下。

**《杂著》牛黄丸** 九三　治小儿惊风，中风五痫天吊客忤，潮热，痰涎壅盛等证。

白花蛇酒浸　白附子　川乌　全蝎　天麻　薄荷　雄黄各五钱　朱砂三钱　牛黄　麝香各一钱　冰片五分

上各另研为极细末，和匀，用麻黄煎酒捣丸，芡实大。每服一丸，薄荷汤下。

**万氏牛黄清心丸** 九四　治心热神昏。

黄连生，半两　黄芩　山栀仁各三钱　郁金二钱　辰砂一钱半　牛黄二分半

上为细末，腊雪调面糊丸，如黍米大。每服七八丸，灯心汤下。

**三味牛黄丸** 九五　治惊热，消疳积。

雄黄飞　牵牛各一钱　天竺黄二钱

上为末，面糊丸，粟米大。每服五七丸，薄荷水下。

**凉惊丸** 九六　治惊疳热搐睛赤，潮热痰涎，牙关紧急。

龙胆草炒焦　防风　青黛各三钱　钩藤钩二钱　黄连炒，五钱　龙脑一钱　牛黄　麝香各二分

上为末，面糊丸，粟米大。每服十丸，煎金银花汤下。

**利惊丸** 九七　治急惊。

天竺黄二钱　轻粉　青黛各一钱　黑牵牛炒，五钱

一方无天竺黄。

上为末，炼蜜丸，豌豆大。每岁一丸，薄荷水化下。

**钱氏抑青丸**九八　治肝热急惊搐搦。

羌活　川芎　当归　防风　龙胆草等份

上为末，炼蜜丸，芡实大。每服一二丸，竹叶汤入沙糖化下。此方加大黄、栀子仁，即名泻青丸。

**化痰丸**九九　治惊搐喉内痰响者暂用。

胆星　半夏制　礞石制　枳实各二两　麝香三分

上为末，姜汁糊丸，绿豆大，朱砂为衣。姜汤研化，量送。

**比金丸**百　治惊痫先用此药。

人参　远志姜制取肉，炒　白茯苓　南星　川芎　石菖蒲细密者　天麻　朱砂　青黛　琥珀各一钱　麝香一字

上为末，蜜丸，桐子大。每服一二丸，金银薄荷汤下。

**虎睛丸**百一　治惊痫邪气入心。

虎睛细研　远志姜汁浸　犀角镑屑　石菖蒲　大黄湿纸包煨　麦冬等份　蛴螂去足翅，炒，三枚

上为末，米糊丸，梧子大。每服一二丸，竹叶煎汤或金银薄荷汤下。

**五痫丸**百二　一名五色丸。治五痫。

朱砂　珍珠各五钱　雄黄一两　水银二钱半　黑铅三两，同水银结成砂

上为末，炼蜜丸麻子大。每服三四丸，煎金银薄荷汤下。

**断痫丹**百三　治五痫瘥后复发，证候多端，连绵不除者。

黄芪蜜炙　钩藤钩　细辛　炙甘草各半两　蛇蜕二寸，酒炙　蝉蜕四个　牛黄一钱，另研

上为末，煮枣肉丸，麻子大。煎人参汤下，每服数丸，量儿加减。

**消风丸**百四　治风痫先宜此药。

胆星二钱　羌活　独活　防风　天麻　人参　荆芥　川芎
细辛各一钱

上为末，蜜丸，桐子大。每服二丸，薄荷紫苏汤调化下。

**妙圣丹**百五　治食痫，因惊而停食吐乳，寒热，大便酸臭
是也。

赭石煅，醋淬，二钱半　巴霜三分　朱砂　雄黄　蝎梢各一钱　轻
粉　麝香各一匙　杏仁微炒，二钱

上为末，枣肉丸，梧子大。每服一二丸，木贼草煎汤送下。

**褊银丸**百六　治癫痫膈热，风涎壅盛，腹胀喘促，实滞者。

巴豆　水银各五钱　京墨八钱，火烧醋淬　黑铅二钱半，水银煎
麝香五分，另研

上为末，陈米粥丸，绿豆大。每服二三丸，煎薄荷汤下。

**薛氏紫河车丸**百七　治癫痫。

紫河车肥大者一具　人参　当归二味酌用，为末

上将河车生研烂，入二药捣丸，桐子大。每服五七十丸，日
进三服，人乳化下。按：此方凡先天不足，后天亏败者，俱可随
宜增用药物，照此制服，无不可也。然河车必用酒炖熟方善，虽
薛氏之意用其生气，但生者腥腻，恐不利于胃气。且此物既离本
体，尚何生气之有？亦不过取其应求之性味，为血气之资而已。
矧人之血气，本皆热物之所养成，故饮食之类，凡生用热用，其
补泻有甚相远者，岂熟之即无益，而生之果无碍耶？余故曰热之
为宜。

**大芜黄汤**百八　治小儿脾疳，发热作渴，少食，大便不调，
发黄脱落，面黑，鼻下生疮，能乳嗜土等证。

芜荑　山栀各五分　当归　白术　茯苓各四分　柴胡　麻黄
羌活各三分　防风　黄连　黄柏　炙甘草各二分

上作二剂，水煎服。

**生熟地黄汤**百九　治疳眼闭合不开。

生地黄　熟地黄各半两　川芎　赤茯苓　枳壳　杏仁去皮　川黄连　半夏曲　天麻　地骨皮　炙甘草各二钱半

上每服二三钱，黑豆十五粒，姜、水煎服。

**兰香散**百十　治鼻疳赤烂

兰香叶二钱，烧灰　铜青　轻粉各五分

上为末干贴。

**四味肥儿丸**百十一　治小儿食积五疳，目生云翳，牙根腐烂，口舌生疮，发热体瘦，肚大筋青，发稀成穗，或白秃疮疥，小便澄白等证。

芜荑炒　神曲炒　麦芽炒　黄连各等份

上为末，猪胆汁丸，黍米大。每服二三十丸，木通煎汤下。

**六味肥儿丸**百十二　消疳化虫退热。

黄连　陈皮　川楝子去核，炒　神曲炒　麦蘖炒，各一两　白芜荑半两

上为末，糊丸麻子大。每服一二十丸，空心米饮吞下。薛氏曰：前方又治脾疳饮食少思，肌肉消瘦，肚大颈细，发稀成穗，项间结核，发热作渴，大便酸臭，嗜食泥土，或口鼻头疮，肚见青筋，啮齿便白。五疳用此丸加干蟾一两尤妙。

**七味肥儿丸**百十三　治小儿食积五疳，颈项结核，发稀成穗，发热作渴消瘦等证。

黄连炒　神曲炒　木香各一两半　槟榔二十个　使君子酒浸　麦芽炒，各四两　肉豆蔻炮，二两

面糊丸，麻子大。每服三五十丸，米饮下，良久，用五味异功散一服以助胃气。

**芦荟肥儿丸**百十四　治疳热。

芦荟　龙胆草<sub>酒洗</sub>　木香　人参　使君子肉　蚵蚾<sub>酥炙，去头</sub>足，即土鳖　麦芽<sub>炒，各二钱</sub>　槟榔　黄连<sub>去芦须，酒炒</sub>　白芜荑<sub>各三钱</sub>胡黄连<sub>五钱</sub>

上为细末，猪胆汁为丸，黍米大。每服五六十丸，米饮下。

**大芦荟丸**<sub>百十五</sub>　一名九味芦荟丸。治小儿肝脾疳积，发热体瘦热渴，大便不调，或瘰疬结核，耳内生疮，牙腮蚀烂，目生云翳等证。

胡黄连　黄连　芦荟　白芜荑<sub>炒</sub>　白雷丸<sub>破开，赤者不用</sub>　木香　青皮　鹤虱草<sub>微炒，各一两</sub>　麝香<sub>一钱，另研</sub>

上为末，蒸饼糊丸，麻子大。每服一钱，空心白汤送下。立斋曰：内青皮以龙胆草代之，麝香不用尤效。

**加减芦荟丸**<sub>百十六</sub>　治证同前，尤治小儿疳积腹胀。

芦荟<sub>真者，五钱</sub>　宣黄连<sub>去须</sub>　胡黄连　枳实　青皮<sub>各二钱半</sub>青黛　木香　山楂肉<sub>各二钱</sub>　麦芽<sub>炒，三钱</sub>　麝香<sub>一分</sub>　干蛤蟆<sub>一双，</sub>酥炙

上为细末，汤浸蒸饼为丸，绿豆大。每服七八分，量儿大小与之。按：此方加使君子肉三钱，治湿热生虫亦佳。

**当归龙荟丸**<sub>百十七</sub>　方在寒阵一六七。治肝经实火，大便秘结。

**《良方》芦荟丸**<sub>百十八</sub>　方在寒阵一六八。治疳癣发热诸证。

**龙胆丸**<sub>百十九</sub>　治脑疳脑热疮。

龙胆草　升麻　苦楝根皮<sub>焙</sub>　赤茯苓　防风　芦荟　油发灰<sub>各二钱</sub>　青黛　黄连<sub>各三钱</sub>

上为末，牡猪胆汁浸米糕丸，麻子大。薄荷汤下，仍以芦荟末敷入鼻内。

**木香丸**<sub>百二十</sub>　治疳痢。

黄连<sub>净，三钱</sub>　木香　紫厚朴<sub>制</sub>　夜明砂<sub>纸炒，各二钱</sub>　诃子肉

炒，一钱

上为末，饭丸，麻子大。干艾、生姜煎汤，食前下。

**黄连丸**一二一　治疳劳。

黄连半两，净牛胆汁浸，晒　石莲子　瓜蒌根　杏仁去皮尖　乌梅肉各二钱

上为末，牛胆汁浸糕丸，麻子大。煎乌梅、姜、蜜汤下。

**胡黄连丸**一二二　治热疳。

胡黄连　黄连各五钱　朱砂二钱

上为末，填入猪胆内，以线扎悬挂铫中，淡浆水煮数沸取出、研芦荟、麝香各二钱入之，饭和丸，麻子大。每服一二十丸，米饮下。

**蟾蜍丸**一二三　治小儿颈结核，面色萎黄，饮食不甘，腹大发热，名曰无辜疳证。一服虚热退，二服烦渴止，三服泻痢愈。

蟾蜍一二个　夏月沟渠深土中，取腹大不跳不鸣者是，身多癗者佳。

上将粪蛆一杓置桶中，以溺浸之，却将蟾蜍跌死，投与蛆食一昼夜，用布袋盛蛆，置急流中一宿取出，瓦上焙干为末，入麝香一字，粳米饭丸，麻子大。每服二三十丸，米饮下，其效如神。

**天麻丸**一二四　治肝风疳眼。

天麻　青黛　黄连　五灵脂　夜明砂微炒　川芎　芦荟各二钱龙胆草　防风　蝉蜕去足，各一钱半　全蝎二枚，焙　干蟾头炙焦，三钱　麝香

上为末，猪胆汁浸米糕丸，麻子大。每服十丸，薄荷汤下。

**灵脂丸**一二五　治脾疳、食疳。

白豆蔻　麦芽炒　五灵脂　砂仁　蓬术煨　青皮　橘红　使君子焙，各二钱　蛤蟆炙焦，三钱

上为末，米糊丸，麻子大。每服十丸，米汤下。

387

**如圣丸**一二六　治疳热泄泻。

白芜荑炒　川黄连　胡黄连各二两半　使君子肉一两　麝香五分，另研　干蛤蟆五个，酒煮杵膏

上为末，以蛤蟆膏杵丸，麻子大。每服一二十丸，煎人参汤下。薛按：疳之为患，乃肝脾虚热，津液干涸之证。前方乃专于治疳清热之剂，若脾胃虚弱者，当佐以六君子汤调补脾胃，使邪气退，庶可收全功也。

**糖子丸**一二七　治疳肿胀。

萝卜子一两，微炒　陈皮　青皮炒　槟榔　五灵脂　蓬术煨　黑牵牛头末，炒　赤茯苓　木香二钱半

上为末，面糊丸，绿豆大。每服十五丸，紫苏汤下。

**消积丸**一二八　治食积大便酸臭发热。

丁香九个　砂仁十二个　乌梅肉三个　巴豆二粒，去皮心膜

上为末，面糊丸，黍米大。每服五七丸，温水下。

**塌气丸**一二九　治肚腹膨胀。

胡椒一两　蝎尾五钱，去毒

上为末，面糊丸，粟米大。每服一二十丸，陈米饮下。

**紫霜丸**百三十　治惊积，及变蒸发热不解，或食痫先寒后热，或乳哺失节，宿滞不化，腹痞便结。

代赭石煅，醋淬七次　赤石脂各一两　杏仁五十个　巴豆三十枚，去心膜油

上先将巴豆、杏仁研成膏，入代赭、石脂研匀，汤浸蒸饼丸，粟米大。每服三五丸，米饮送下。

**化䘌丸**一三一

黄连五钱　蜀椒去闭口者，炒出汗　苦楝根白皮各二钱

上为末，用乌梅肥者七个，艾汤浸去核，捣烂和丸。艾汤量儿大小送下。

**下虫丸**一三二　诸疳蛔诸虫。

苦楝根皮<sub>新白者，酒浸焙</sub>　绿包贯众　鸡心槟榔　桃仁<sub>浸去皮，</sub>焙　芜荑<sub>焙</sub>　木香<sub>各二钱</sub>　鹤虱<sub>炒，一钱</sub>　轻粉<sub>五分</sub>　干蛤蟆<sub>炙焦，三</sub>钱　使君子<sub>五十，取肉煨</sub>

上为末，面糊丸，麻子大。每服一二十丸，天明清肉汁下。一方内加当归、川连各二钱五分。

**使君子丸**一三三　治五疳蛔虫，脾胃不和，心腹膨胀，时复作痛，不食渐瘦。

使君子肉<sub>一两</sub>　厚朴<sub>制</sub>　橘红　白芍药　甘草<sub>炒</sub>　川芎<sub>各一钱</sub>

上为末，蜜丸，皂角子大。每服一丸，陈米饮化下。

**白玉散**一三四　治丹瘤。

白土<sub>二钱半</sub>　寒水石<sub>五钱</sub>

上为末，米醋或新水调涂。

## 以下通用方

**四君子汤**一三五　方在补阵一。

治脾肺气虚诸证。

**六君子汤**一三六　方在补阵五。

治脾胃虚弱呕吐等证。

**五味异功散**一三七　方在补阵四。

治脾胃虚寒，饮食少思等证。

**四物汤**一三八　方在补阵八。

治一切血虚等证。

**八珍汤**一三九　方在补阵十九。

治气血两虚。

**十全大补汤**百四十　方在补阵二十。

治气血俱虚，大补元气。

**独参汤**一四一　方在补阵三六。

治气虚气脱，挽回元阳。

**归脾汤**一四二　方在补阵三三。

治心脾虚损。

**参术汤**一四三　方在补阵四。

治气虚泄泻呕吐等证。

**参术膏**一四四　方在补阵四十。

治中气虚弱，诸药不应者。

**参苓散**一四五　方在补阵五四。

治睡中汗出。

**参附汤**一四六　方在补阵三八。

治真阳虚极，喘急呃逆。

**参苓白术散**一四七　方在补阵五五。

治脾胃虚弱，食少吐泻。

**理中汤**一四八　方在热阵一。

治上中二焦虚寒诸证。

**生脉散**一四九　方在补阵五七。

治热伤元气，止渴消烦，定咳嗽喘促。

**五福饮**百五十　方在新补六。

补五脏虚损。

**五君子煎**一五一　方在新热六。

治脾胃虚寒，呕吐泄泻。

**理阴煎**一五二　方在新热三。

治脾胃虚寒诸证。

**温胃饮**一五三　方在新热五。

治中寒呕吐吞酸，泄泻少食。

**养中煎**一五四　方在新热四。
治中气虚寒呕泄。

**参姜饮**一五五　方在新热八。
治脾肺胃气虚寒，呕吐咳嗽。

**六味回阳饮**一五六　方在新热二。
治阴阳将脱等证。

**六味异功煎**一五七　方在新热七。
治脾胃虚寒，吐泻兼滞者。

**六味丸**一五八　方在补阵一二一。
壮水补肾。

**八味丸**一五九　方在补阵一二二。
益火补阳。

**胃关煎**百六十　方在新热九。
治脾肾虚寒泻痢。

**佐关煎**一六一　方在新热十。
治生冷伤脾泻痢。

**五德丸**一六二　方在新热十八。
治脾肾寒滞，一切泻痢飧泄。

**二陈汤**一六三　方在和阵一。
和脾消痰。

**芍药枳术丸**一六四　方在新和十六。
健脾消积，止腹痛，除胀满。

**枳术丸**一六五　方在和阵七九。
健脾胃，消食积。

**大和中饮**一六六　方在新和七。
治饮食留滞。

**小和中饮**一六七　方在新和八。

治胸膈胀满，腹胃不和。

**四顺清凉饮**一六八　方在攻阵二五。

治血热壅滞秘结。

**青州白丸子**一六九　方在和阵百十二。

治风痰呕吐，牙关紧急。

**泻青丸**百七十　方在寒阵一五一。

治肝火急惊目赤。

**扫虫煎**一七一　方在新和十四。

治诸虫上攻，胸腹作痛。

# 痘 疹

**保元汤**一　治痘疮气虚陷者。

人参二三钱　炙甘草一钱　肉桂五七分　黄芪二三钱，灌脓时酒炒，回浆时蜜炙

水一盅半，加糯米一撮，煎服。此药煎熟，或加人乳、好酒各半盏和服更妙，酌宜用之。头额不起，加川芎三五分。面部，加升麻三四分。胸腹，加桔梗三四分。腰膝，加牛膝四分。四肢不起，加桂枝。呕恶，加丁香三四分。元气虚寒，加大附子七八分或一钱。

**调元汤**二　按：此即保元汤无肉桂者，名为调元汤，即东垣之黄芪汤也。东垣用为小儿治惊之剂，魏桂岩用以治痘多效，因美之名保元汤也。盖小儿元气未充，最易伤残，用此保全，诚幼科王道之妙方。但能因此廓充，则凡气分、血分、虚寒、虚陷等证，皆可随症增减用之，无不可奏神效也。

**内补汤**三　治痘疮中虚等证。

人参　黄芪　当归　白术　川芎　甘草　茯苓　陈皮　厚朴
上等份，水煎服。

**托里散**四　治痘毒元气虚弱，或妄行克伐，不能溃散，用之未成自消，已成自溃，并治痈毒内虚，不能起发。

人参　黄芪炒，各二钱　当归酒洗　白术　熟地　芍药炒　茯苓各一钱半　炙甘草五分

上每用三五钱，水煎服。《外科枢要》方有陈皮一钱半，无甘草。

**解毒内托散**五　治痘痈。

金银花　黄芪　当归　赤芍药　防风　甘草节　荆芥　连翘　木通

上水煎。入酒少许服。

**陈氏托里消毒散**六　治痘毒气血虚弱，不能起发腐溃收敛，或发寒热，肌肉不生。

人参　黄芪炒　当归酒洗　川芎　芍药炒　白术炒　茯苓　陈皮各一钱　金银花　连翘　白芷各七分　炙甘草五分

上每服三五钱，水煎服。《外科》方无陈皮。

**参芪内托散**七　治痘疮里虚发痒，或不溃脓，或为倒靥，及疮痈脓毒不化，脓溃作痛等证。

人参　黄芪蜜炙　当归　川芎　厚朴姜制　防风　桔梗炒　白芷　紫草　官桂　木香　甘草等份

入糯米一撮，水煎服。色淡白者，去防风、紫草、白芷，多加黏米。一方有芍药。

**参芪四圣散**八　治痘疮已出，至六七日不起发，不成脓。

人参　黄芪炒　白术炒　当归　川芎　芍药炒　茯苓各五分　紫草　防风　木通各三分

上用水煎服。

**陈氏四圣散**九　治痘疮出不快及倒靥因内实者。

紫草茸　木通　炙甘草　枳壳麸炒　黄芪等份

上每服二钱，加糯米一百粒，水煎待米熟。温服。

**加味四圣散**十　治痘疮黑陷倒陷。

人参　黄芪炙　川芎　甘草　紫草　木通　木香等份　蝉蜕十个

上加糯米百粒，水一盏，煎服。

**如圣汤**十一　治毒盛不起。

芍药　升麻　干葛各一钱　甘草　紫草　木通各三五分

水一盅，姜一片，煎七分。温服，不拘时。

**人参固肌汤**十二　治痘疮发表太过，致肌肉不密，或痘痂久粘者。

人参　黄芪　当归酒洗　甘草　蝉蜕去土，等份

水一盅，入糯米一撮，煎服。

**人参透肌散**十三　治痘疮虚而有热，虽出快而不齐，隐于肌肤间者。

人参　紫草如无，红花代之　白术　当归　芍药　茯苓　甘草木通　蝉蜕　糯米等份

上每服三钱，水一盏，煎半盏。徐服之。

**十宣散**十四　一名托里十补散。调气补血，内托疮毒，五日后必用之方也，亦治痈疽。

人参　黄芪　当归各二钱　川芎　防风　桔梗　白芷　甘草炙厚朴各一钱　桂心三分

上为细末。每服一钱或二钱，木香汤下。

**芎归汤**十五　亦名活血散。大能养营起痘。

当归倍用　川芎

上为细末。每服一钱，红花汤调服。

**活血散**十六　治痘疹血虚血热，已出未尽，烦躁不宁，腹痛。

白芍药酒炒

上为末。每服一匙，糯米汤调下，或荔枝汤亦可。此方对四君子汤加归、芪，名参归活血散。

**当归活血散**十七　治痘色淡白。

当归酒焙　赤芍酒炒　川芎　紫草　红花各五钱　木香二钱　血竭一钱

上为末。每五岁者服一钱，十岁以上服二钱，酒下。

**养血化斑汤**十八　治白疹白痘。

当归身　人参　生地　红花　蝉蜕等份

水一盏，生姜一片，煎六分。温服，无时。

**人参胃爱散**十九　治痘疹已发未发，吐泻不止，不思饮食等证。

人参　茯苓　甘草　丁香　藿香　紫苏　木瓜　糯米

上每服三钱，姜、枣、水煎。

**二仙散**二十　治体寒肢冷，腹痛口气冷，阴盛阳衰，呕吐泄泻难发等证。

丁香九粒　干姜炒，一钱

上为细末。每服五七分，白汤送下，被盖片时，令脾胃温暖，阴返阳回，则痘变润矣，量大小加减与之。

**陈氏木香散**二一　又名十一味异功散。治小儿痘疹虚寒多滞者宜此。

木香　丁香　大腹皮　人参　桂心　炙甘草　半夏制　诃黎勒　赤茯苓　青皮　前胡等份

上每服二三钱，姜，水煎。

薛按曰：前方治痘疮已出未愈之间，其疮不光泽，不起发，不红活，五七日内泄泻作渴，或肚腹作胀，气促作喘，或身虽热而腹胀，足指冷，或惊悸，或汗出，或寒战咬牙，或欲靥不靥，疮不结痂，或靥后腹胀，泄泻作渴，此皆脾胃虚寒，津液衰少，急用此药治之。若误认为实热，用寒凉之剂，及饮蜜水、生冷瓜果之类，必不治。

**陈氏十二味异功散**二二　治元气虚寒，小儿痘疹色白，寒战咬牙，泄泻喘嗽等证。

人参　丁香　木香　肉豆蔻　陈皮　厚朴各二钱半　白术　茯苓　官桂各二钱　当归三钱半　制附子　半夏各钱半

上咀。每服二三钱，姜、枣、水煎服。愚按：陈氏此上二方温性有余，补性不足，用治寒证则可，用治虚证则不及也，用者更当详酌。

**陈氏人参麦门冬散**二三　治痘疮微渴。

麦门冬一两　人参　炙甘草　白术　陈皮　厚朴姜制，各五钱

上每服三四钱，水一大盏，煎至六分。徐徐温服，量儿增减。

薛氏曰：前方治痘疮热毒气虚宜用之，若因气虚作渴，宜人参白术散。

**柴胡麦门冬散**二四　治痘疮壮热，经日不止，更无他证者。

柴胡二钱半　龙胆草一钱　麦门冬三钱　甘草炙　人参　玄参各钱半

上㕮咀。每服三钱，水一大盏，煎至六分。不拘时徐徐温服，量大小加减。

按：此方解表之功居六，清火之功居四，养营退热，此方最宜。

**升均汤**二五　治痘疮已出不匀，或吐泻发热作渴。

升麻　干葛　人参　白术炒　芍药炒　茯苓　甘草　紫草如无，红花代之

上每服三五钱，姜、水煎。

**升麻葛根汤**二六　亦名升麻汤。解发痘毒之良方。

升麻　葛根　芍药　甘草等份

上㕮咀。水一盏，煎七分。温服，无时。

万氏曰：古人治痘以升麻葛根汤为主，后世好奇，多立方法，法愈多而治愈难矣。苟能通变，则痘疹诸证皆可增减用之，不特发表解肌而已。今以葛根汤为主治，随证立增损法于后：初发热，解表加柴胡、羌活、白芷、桔梗、防风；口干渴，内热

也，加葛粉、天花粉、麦门冬；自利，加条实黄芩；呕吐，加半夏、生姜；腹中痛，加木香、青皮、枳壳、山楂肉；腰痛，加独活、北细辛；头痛，加羌活、藁本、蔓荆子；惊搐，加木通、生地黄、灯心；小便少，加木通、车前、瞿麦；大便秘，加大黄；衄血，加山栀仁、玄参、生地黄；发热三四日，热甚不减，须解其毒，加大力子、连翘、紫草；疮不出，加防风、蝉蜕、荆芥穗、红花子；目痛，加龙胆草、密蒙花、柴胡；疮出太稠密，加人参、当归、木香、紫草、大力子、防风、桔梗；咽痛，加桔梗、连翘；疮干或带紫，或太赤者，血热也，加当归梢、生地黄、红花、地骨皮、牡丹皮；痘平陷、灰白色，气虚也，加人参、白术、防风、木香、官桂；手足疮不起，脾胃不足也，加人参、黄芪、防风、官桂；泄泻者，里虚也，加人参、白术、诃子、白茯苓；疮不着痂者，湿也，加黄芪、防风、官桂、白芷。

愚谓前方乃胃经发表之剂，万氏增减之法，大意已悉。但此方性味清凉，纯于疏泄，必阳明多实多热者，乃宜用之。然小儿气血体质，大都虚弱平和者十居七八，故凡痘疮初起，乍见发热，用药最贵和平，兼养营气，则庶乎尽善。若预用清凉，未免伤其胃气，全用解散，未免虚其表气，二者受伤，变患有不可测矣。故余制柴归饮为治痘之先着，所当酌宜用之。若治麻疹，则多厉火证，此方乃所宜也。

**苏葛汤**二七　初热未见点，发表之剂暂用之，分两宜酌儿大小以为增减。

苏叶二钱　葛根二钱　甘草一钱　白芍药钱半

连须葱白三根，生姜三片，水盅半，煎七分。热服。原方有陈皮、砂仁各五分，此惟气滞腹痛者宜用之，否则不必。

**连翘升麻汤**二八　散毒清火。

连翘一钱　升麻　葛根　桔梗　甘草各七分　白芍药五分　薄

荷少许

上加淡竹叶，灯草，水一盏半，煎一盏。温服，无时。

**柴胡橘皮汤**二九

柴胡　橘皮　人参　半夏　茯苓　黄芩等份

上加竹茹一团，水一盏，煎七分。温服，不拘时。

**人参败毒散**三十　方在散阵三六。治时疫斑疹。

**荆防败毒散**三一　亦名消风败毒散。发散痘疹俱可用，及时气风毒邪热。

柴胡　荆芥穗　防风　羌活　独活　前胡川芎　枳壳　人参
甘草　桔梗　茯苓等份

上切细，加薄荷叶，水一盏，煎七分。去滓，温服。

**柴葛败毒散**三二　疑似伤寒，以此解散。

柴胡　干葛　人参　羌活　防风　荆芥　桔梗　苏叶　甘草
上用生姜三片，水煎服。

**参苏饮**三三　方在散阵三四。治伤风咳嗽，伤寒痘疹。

**加减参苏饮**三四　初热见点解利之药，但表邪未达而元气强壮者，宜暂用之，或前后感冒风寒，俱可暂用。

苏叶一钱　干葛钱半　前胡八分　陈皮七分　枳壳六分　桔梗
甘草各四分

水一盅半，加生姜三片，煎服。

**麻黄甘草汤**三五　冬月痘毒炽盛，表实者宜用之。

麻黄一二钱　生甘草减半

水煎服。

**柴葛桂枝汤**三六　表散痘热。

柴胡　干葛　桂枝　防风　甘草　人参　白芍药
水一盏，加生姜三片，煎七分。温服。

**桂枝葛根汤**三七　解散寒邪。

桂枝　葛根　升麻　赤芍药　防风　甘草<sub>各一钱</sub>

上加生姜三片，淡豆豉一钱，水一盅，煎七分。温服，无时。

**十味羌活散**三八　此初热见点解利之剂，若小儿身壮力强者，可用苏葛以行表，其次者宜此和解疏利之药，若虚而宜补者，必当兼顾元气，不得单用此类。

羌活　前胡　防风<sub>各一钱</sub>　荆芥　独活<sub>各八分</sub>　细辛　白芷<sub>各三分</sub>　柴胡　炙甘草　蝉蜕<sub>各四分</sub>

水一盅半，加薄荷三叶，煎五分。不拘时服。发搐及热盛不退者，调入制过朱砂末服之，神效。

**十三味羌活散**三九　解热散毒，治风壅欲作痘疹者。

羌活　独活　防风　桔梗　荆芥　柴胡　前胡　地骨皮　炙甘草　蝉蜕　川芎　天花粉　天麻<sub>等份</sub>

上为细末。每服二三钱，水一盏，入薄荷叶三片，煎四分。温服。

**羌活汤**四十　解发痘疮，兼治肝热惊狂。

羌活　川芎　防风　山栀仁　龙胆草　当归<sub>等份</sub>　甘草<sub>减半</sub>　淡竹叶　薄荷叶

水煎。温服，无时。

**双解散**四一　痘疹表里俱实者，非此不解。

防风　川芎　当归　连翘　芍药　薄荷　大黄<sub>各五分</sub>　石膏　桔梗　黄芩<sub>各八分</sub>　荆芥穗　白术　桂枝<sub>各二分</sub>　滑石<sub>二钱四分</sub>　甘草<sub>二钱</sub>

水二盅，加生姜三片，煎一盅。温服，无时。此即防风通圣散减去麻黄、芒硝、栀子，外加桂枝也。

**柴胡散子**四二　治痘疮表里俱实良方。

柴胡　防风　当归　人参　白芍药　甘草　黄芩　滑石　大

黄<sub>等份</sub>

上加生姜一片，水煎服。

**桂枝大黄汤**<sub>四三</sub>　治腹痛，大便不通良方。

桂枝　白芍<sub>各二钱半</sub>　甘草<sub>五分</sub>　大黄<sub>一钱半</sub>

上锉细，加生姜一片，水一盏半，煎八分。食前温服。

**防风芍药甘草汤**<sub>四四</sub>　解痘毒，及阳明经痘出不快。

防风　芍药　甘草<sub>等份</sub>

上每服一二钱，水煎服。

**荆芥防风甘草汤**<sub>四五</sub>　解痘毒，及太阳经痘出不快。

荆芥　防风　甘草<sub>等份</sub>

上每服一二钱，水煎。

**蝉蜕膏**<sub>四六</sub>　治痘疮虚陷不起。

蝉蜕　当归　川芎　甘草　升麻　防风　荆芥穗<sub>等份</sub>

加人参，白芍药。

上为末，炼蜜丸，如芡实大。每服一丸，薄荷汤下。

**消毒散**<sub>四七</sub>　亦名消毒饮。治痘疮六七日间，身壮热，不大便，其脉紧盛者，用此药微利之。

荆芥穗　炙甘草<sub>各一两</sub>　牛蒡子<sub>四两，杵炒</sub>

上为粗散。每服三钱，水一盏，煎七分。不拘时徐徐服。

**四味消毒饮**<sub>四八</sub>　治痘疮热盛，毒气壅遏，无问前后皆可服。

人参　炙甘草　黄连　牛蒡子<sub>等份</sub>

上为粗末。每服一钱，加姜一片，水一盏，煎四分，去滓。温服，不拘时。

**六味消毒饮**<sub>四九</sub>　解痘毒。

牛蒡子　连翘　甘草　绿升麻　紫草　山豆根<sub>等份</sub>

水一盏，煎七分。温服，不拘时。

**消毒化斑汤**五十 消风散毒，清眼目咽喉。

升麻 柴胡 桔梗 甘草 连翘 龙胆草 牛蒡子 防风
蝉蜕 密蒙花

水一盏半，加淡竹叶十片，煎服。

**解毒汤**五一 治一切热毒肿痛，或风热瘙痒。

黄连 金银花 连翘

上水煎服。

**真人解毒汤**五二 治痘母。

忍冬花半斤 甘草节一两 木通 防风 荆芥 连翘各三钱
上分作三剂，用水、酒各一盏煎服，以肿消痘出为度。

**葛根解毒汤**五三 解痘毒止渴良方。

葛根 升麻减半 生地黄 麦门冬 天花粉等份 甘草减半
上取糯米泔水一盏，煎七分，入茅根自然汁一合服之。

**实表解毒汤**五四

人参 黄芪 当归梢 生地黄 甘草 白芍药 柴胡 升麻
酒片芩 玄参 地骨皮

上入薄荷叶少许，淡竹叶十片，水煎服。

**溯源解毒汤**五五 解胎毒之良方。

当归身 川芎 生地黄 白芍药 人参 生甘草 黄连 连
翘 陈皮 木通等份

水一盏，加淡竹叶十片，煎半盏。温服，无时。

**陈氏解毒防风汤**五六 治痘疮毒气炽盛。

防风 黄芩 地骨皮 白芍药炒 荆芥 牛蒡子
上每服四五钱，水煎服，或为末，白汤调下。外科解毒防风
汤方见本门六三。

**化毒汤**五七 治痘未出腹痛者。

白芍药 炙甘草各一钱 木香 青皮 枳壳各七分 山楂肉

连翘　肉桂<sub>各五分</sub>

水一盏，煎七分。温服，不拘时。

**消风化毒汤**五八

防风　黄芪　桂枝　荆芥穗　升麻　白芍　牛蒡子<sub>等份</sub>　甘草<sub>减半</sub>

上加薄荷叶七片，水一盏，煎七分。温服，无时。

**凉血化毒汤**五九　治痘疮初出，头焦黑。

归尾　赤芍药　生地黄　木通　连翘　牛蒡子　红花　紫草　桔梗　山豆根

上水煎服。或加童便一小盏亦可。

**犀角化毒丸**六十　治诸积热，及痘疹后余毒生疮，口舌牙龈糜烂等证。

犀角屑<sub>镑</sub>　生地黄　当归　防风　荆芥穗<sub>各一两</sub>　牛蒡子<sub>炒杵</sub>　赤芍药　连翘　桔梗<sub>各七钱</sub>　薄荷　黄芩<sub>炒</sub>　甘草<sub>各五钱</sub>

上为末，炼蜜丸，芡实大。每服一丸，薄荷汤下。

**五福化毒丹**六一　治胎毒，及痘后头面生疮，眼目肿痛。

生地黄　天门冬　麦门冬　玄参　熟地黄<sub>各三两</sub>　甘草　甜硝<sub>各二两</sub>　青黛<sub>两半</sub>

上为末，炼蜜丸，芡实大。每服一丸，白汤或薄荷汤化下。

**《外科》五福化毒丹**六二　方在外科七十六。治一切热毒疮疖。

**犀角散**六三　治痘疮、痈毒、时毒热盛，烦躁多渴，小便赤涩，或赤斑。

犀角<sub>镑</sub>　甘草<sub>炙，各半两</sub>　防风　黄芩<sub>各一两</sub>

上为粗末。每服二钱，水一小盏，煎五分。温服，无时。

**紫草化毒散**六四　解实热毒发痘。

紫草　升麻　炙甘草<sub>等份</sub>　糯米<sub>五十粒</sub>

水煎服。

**紫草散**六五 治痘疹黑陷，气血虚弱，疮疹不起。

紫草 黄芪炙 炙甘草 糯米各钱半

上水煎服。

**紫草饮**六六 治痘疮黑陷不起。

紫草 当归 芍药 甘草 麻黄等份

水一盏，煎。不拘时服。

**紫草饮子**六七 治倒陷腹胀，大小便秘。

紫草 人参 枳壳 山楂 木通 穿山甲土拌，炒 蝉蜕等份

水一盏，煎五分，作三四次温服。

**紫草快斑汤**六八 一名紫草汤。治痘疹血气不足，或血热不能起发，色不红活，不灌脓等证。

紫草 人参 白术 当归 川芎 芍药 茯苓 甘草 木通等份 糯米

上每服三五钱，水煎。

**紫草木香汤**六九 治痘疮里虚，痒塌黑陷闷乱

紫草 木香 人参 白术 茯苓 甘草炙 糯米

上每服三钱，水煎。

**紫草木通汤**七十 治痘疹出不快。

紫草 人参 茯苓 木通 甘草减半 糯米等份

上每服二三钱，水煎服。

**紫草膏**七一 红紫黑陷者，暂用之。

紫草茸 白附子 麻黄去节，汤泡，去黄沫，晒干用 甘草炙，各半两 僵蚕炒 全蝎炒，各八个

上为细末，用白蜜一两，好酒半盏，先将紫草煎熬成膏，旋入各药丸，皂子大。每服一丸，紫草煎汤化下，就用补药调理。如治惊搐，以金箔为衣，薄荷汤下。

**红棉散**七二 亦名天麻散。治痘疹身有大热，面赤气粗，无汗而表未散者可服之。此药以麻黄、天麻发表为主，有汗者不可服。盖腠理已开，不可再发汗也。若有汗而热，则当以惺惺散为和解之剂。故仲景之治表证，有宜发汗者，有宜和解者，有宜调和营卫者。若有汗而热者，则和解为宜；虚而热者，则调和营卫为宜，如和中散寒之类是也。

麻黄去节　天麻　荆芥　炙甘草各二钱　全蝎全者七枚

上为末。每服一钱，以水半盏，薄荷叶二片，入酒四五滴，煎二三沸。带热服之，如疹未出，再进一服，次又一服，即伤风寒证，服亦无妨。

**快斑汤**七三 治起发迟。

人参五分　当归　防风　木通各一钱　甘草三分　木香　紫草　蝉蜕各二分

水一盏，煎七分。温服，不拘时。

**快斑越婢汤**七四 治痘疮手足不起发。

黄芪炙　白芍药　桂枝　防风　炙甘草

上加生姜一片，枣一枚，水煎服。

**快透散**七五 治痘出不快。

紫草　蝉蜕　木通　芍药　炙甘草等份

上每服二钱，水煎。

王海藏先生云：身后出不快，足太阳经也，用荆芥甘草防风汤；身前出不快，手阳明经也，用升麻葛根汤；四肢出不快，足阳明经也，用防风芍药甘草汤。此皆解毒升发之药也，不可不知。

**鼠黏子汤**七六 治痘稠身热毒盛，服此以防青干黑陷，并治斑疹稠密。

牛蒡子炒　归身　黄芪　炙甘草　柴胡　黄芩酒炒　连翘

地骨皮

上等份，水煎。热退则止服。

**射干鼠黏子汤**七七　治痘疮壮热，大便坚实，或口舌生疮，咽喉肿痛，皆余毒所致。

鼠黏子四两，炒杵　甘草炙　升麻　射干各一两

上每服三钱，水一大盏，煎六分。徐徐温服。

薛氏曰：前方若痘疹初出，发热焮痛，根盘赤盛，或咽喉口舌疼痛，作渴引饮者宜用。若因胃气虚弱发热而致前证者，宜人参麦门冬散。

**钱氏独圣散**七八　治痘疮倒靥陷伏。

用穿山甲取前足嘴上者，烧存性为末。每服四五分，以木香汤入少酒服之，或紫草汤亦可。

**无价散**七九　治一切痘疮倒陷，焦黑危急之证。

人牙　猪牙　狗牙　猫牙

上以炭火烧去烟存性，等份为末。每服三分，热酒调下。如痒塌寒战泄泻，煎异功散调下。一方，人牙散：只用人牙烧去烟存性，为末，酒调服。

**三酥饼**八十　治初发热用以表汗解毒稀痘，神效。

辰砂　择上好明净无沙石者，以绢囊盛之，用麻黄、升麻、紫草、荔枝壳同煮一日夜，研细，仍用前汤飞过，晒干，再研极细，用真蟾酥另调作饼子。

麻黄　去节，汤泡过，晒干，为极细末，亦用蟾酥另调作饼。

紫草　研极细，亦用蟾酥另调作饼。

蟾酥　于端午日捉蟾取酥，捻前三饼，每饼加麝香少许，微炒。

上方如遇时行痘疹，小儿发热之初，每三岁者，将三饼各取

半分，热酒化下，盖覆出汗，如不能饮酒，用败毒散煎汤化下更好。若痘已出满，顶红紫色，为热毒之盛，宜煎紫草红花汤，或化毒汤，将辰砂、紫草二饼调下少许以解之，但痘出之后不可服麻黄饼也。盖辰砂能解毒，紫草凉心火，制过亦能发痘解毒，麻黄能发表发痘，蟾酥能驱脏腑中毒气从毛腠中作臭汗而出，此四药诚解毒稀痘之神方也。

**神应夺命丹**八一　治风邪倒陷及痘毒入里。

辰砂择墙壁镜面者，以白纱囊盛之，用升麻、麻黄、紫草、连翘四味同入砂罐，以新汲水、桑柴火煮一昼夜，取出将砂研细，仍将煮砂药汁去滓飞取末，待干听用，二钱　麻黄连根节，酒蜜拌炒焦，八分　蝉蜕洗净去足，三分　紫草酒洗，五分　红花子五分　穿山甲酒炒，五分　真蟾酥三分

上共研细末，用醋酒打丸，分作千粒，周岁者半丸，二岁者一丸，服止三丸，热酒化服，厚盖取汗，汗出痘随出也。择天医生青气日修合。此方与三酥饼功同。

**万氏夺命丹**八二　治倒陷，解发痘毒。

麻黄蜜酒炒焦　升麻各五钱　山豆根　红花子　大力子　连翘各二钱半　蝉蜕　紫草　人中黄各三钱

上研细末，酒、蜜和丸，辰砂为衣。薄荷叶煎汤下。

**东垣凉膈散**八三　解痘疹囊热良方。

黄芩　连翘为君　甘草　栀子　薄荷　桔梗　竹叶
上水煎服。

**退火丹**八四　治痘中狂妄，神方。

滑石　朱砂飞，各一钱　冰片三厘
共为细末。冷水调一分服。得睡，少时神安气宁，痘转红活矣。

**陈氏通关散**八五　通心经，降心火，利小便良方。

山栀仁　大黄炒，各一分　木通　甘草炙　车前子炒　赤茯苓

人参　瞿麦　滑石<sub>各三分</sub>　萹蓄<sub>炒，五分</sub>

上用水一盏，灯草十根，煎半盏。温服。

**玄参地黄汤**<sub>八六</sub>　治痘疹衄血。

玄参　生地黄　牡丹皮　栀子仁<sub>各钱半</sub>　甘草　升麻<sub>各半钱</sub>白芍药<sub>一钱</sub>　蒲黄<sub>炒，五分</sub>

水一盅，煎七分。温服。愚谓此方宜去升麻以塞上冲之源，勿谓但属阳明即宜用升麻也。

**万氏清肺饮**<sub>八七</sub>　治肺热喘嗽声哑。

麦门冬　桔梗<sub>各二钱</sub>　荆芥穗　天花粉　知母<sub>各一钱</sub>　石菖蒲诃子仁<sub>各八分</sub>

上水煎服。此当与清肺汤参用，方在后一四五。

**导赤通气散**<sub>八八</sub>　治心虚声不扬者。

木通　生地黄　人参　麦门冬　当归身　石菖蒲　甘草

上加灯心，水煎服。

**甘桔清金散**<sub>八九</sub>　治肺热咽痛，声不清。

桔梗<sub>一两</sub>　甘草　连翘<sub>各半两</sub>　诃子皮<sub>三钱</sub>　牛蒡子<sub>炒，七钱</sub>

上为细末。每服一钱，薄荷叶少许同煎服。

**加味甘桔汤**<sub>九十</sub>　咽喉肿痛暂用。

桔梗<sub>八分</sub>　甘草<sub>钱二分</sub>　牛蒡子　射干<sub>各六分</sub>　防风　玄参<sub>各四分</sub>

水一盅，煎服，或加生姜一片。热甚者，加黄芩，去防风亦可。

**大如圣饮子**<sub>九一</sub>　治疮疹痘毒攻咽嗌，肿痛热渴，或成肿毒不消等证。

桔梗　甘草　鼠黏子<sub>炒，各一两</sub>　麦门冬<sub>五钱</sub>

上每服二钱，水煎。

**万氏橘皮汤**<sub>九二</sub>　行滞消痰止呕吐。

橘皮<sub></sub>半去白，炒，二钱　半夏<sub></sub>一钱　白伏苓<sub></sub>钱半

上加生姜三片，水一盏，煎七分。温服。

**匀气散**九三　行气化滞。

木香　青皮<sub></sub>各五钱　山楂肉<sub></sub>二钱半

上为末。每服一钱，甘草汤调服。

**前胡枳壳汤**九四　治痰实壮热，胸中烦闷，大便坚实，卧则喘急。

前胡<sub></sub>一两　枳壳　赤茯苓　甘草<sub></sub>炙　大黄<sub></sub>各半两

上㕮咀。每服三五钱，水一大盏，煎至六分。不拘时温服。此方宜量大小加减，如身温脉微并泻者，不可服。

薛氏曰：前证若属肺胃实热，气郁痰滞，大便秘结，小便赤涩，烦渴饮冷，身热脉实者，宜用之以疏通内脏，使邪无壅滞，则痘疮轻而易愈也。

**当归丸**九五　治便坚三五日不通者。

当归<sub></sub>半两　紫草<sub></sub>三钱　黄连<sub></sub>钱半，炒　炙甘草<sub></sub>一钱　大黄<sub></sub>二钱半

上以当归、紫草熬成膏，下三味研为细末，以膏和为丸，如胡椒大。三岁以下儿服十丸，七八岁儿二十丸，食前清米饮下，渐加之，以和为度。

**百祥丸**九六　治痘疮紫黑干陷，热毒便秘里实等证。

红芽大戟不拘多少，用浆水煮极软，去骨，日中晒干，复内原汁中煮，汁尽焙干研末，水丸，粟米大。每服一二十丸，研赤芝麻汤下。

**枣变百祥丸**九七　治同前而稍缓，可代百祥丸。

红芽大戟<sub></sub>去骨，一两　青州枣肉<sub></sub>三十个

上用水一碗，同煎至水尽为度，去大戟不用，将枣焙干，可和作剂，或捣烂为丸。从少至多，以木香汤吞服，至利为度。

**排毒散**九八　治痘毒发痈。

大黄　当归梢<sub>各一两</sub>　白芷　沉香　木香<sub>各半两</sub>　穿山甲<sub>七片，</sub>
<sub>土炒焦</sub>

上为细末。看虚实大小加减，长流水煎沸调服。

**钱氏苦参丸**<sub>九九</sub>　治痘后溃烂，疮毒疥癞。

苦参<sub>一两</sub>　白蒺藜　何首乌　牛蒡子　荆芥穗<sub>各半两</sub>

上为末，酒调面糊为丸。竹叶汤下。外科苦参丸见本门
八八。

**稀痘方**<sub>百</sub>

用老鼠去皮取肉，水煮熟，量儿大小与食数次，出痘甚稀，
未食荤时与食尤效，屡试屡验。

**稀痘酒**<sub>百一</sub>　最能散毒稀痘。

麻黄<sub>去节，泡</sub>　紫草<sub>各二两</sub>

上二味，细切，布囊盛之，浸无灰酒一小坛，泥封固，凡遇
天行小儿发热时，与半杯或一杯，量儿大小服之，出微汗为佳。

**三痘汤**<sub>百二</sub>　痘发时预服之。

大黑豆　赤小豆　绿豆<sub>等份，淘净</sub>

上用甘草浸水去渣，以甘草水煮豆熟为度，逐日空心任意饮
其汁，自然出少。此方冬月煮熟，令儿常食豆尤妙。

**丝瓜汤**<sub>百三</sub>　解疮毒。一方无山楂。

丝瓜　升麻　芍药<sub>酒炒</sub>　生甘草　山楂　黑豆　赤小豆　犀
角<sub>镑，等份</sub>

上为粗散。每服三钱，水一大盏，煎至六分。不拘时徐徐温
服，量大小加减。

**辰砂散**<sub>百四</sub>　预解痘毒。

好辰砂<sub>一钱，飞</sub>　老丝瓜<sub>近蒂三寸，连子烧灰存性。此物发痘疮最好</sub>

上研末。蜜水调服，多者可少，少者可无，或以紫草甘草汤
调服尤佳。

**保婴丹**百五 稀痘。

缠豆藤或黄豆，或绿豆梗上缠绕细红藤是也。于八月生气日择取，阴干听用，二两 **防风 荆芥穗 牛蒡子**炒 **紫草茸**去根，酒浸，一两 **新升麻**盐水炒 **甘草**去皮，各五钱 **天竺黄**真者三钱 **蟾酥**真者一钱 **牛黄**真者一钱 **赤小豆 黑豆 绿豆**各三十粒，略炒勿焦 **好朱砂**用麻黄、紫草、荔枝壳、升麻同煮过，复以此汁飞过，三钱

上另用紫草二两，入水二碗，煎膏至少半碗，入沙糖一小盅，将前各药为细末，同紫草膏丸如李核大，即以朱砂为衣。于未痘之先，浓煎甘草汤，每磨服一丸，大者二丸；若已发热，用生姜汤磨服，盖被睡而表之，多者可少，少者可无，大有神效。一方无紫草茸，仍有经霜老丝瓜一个，连藤蒂五寸烧存性同用。

**洗肝明目散**百六 治痘后目疾。

当归 羌活 柴胡 密蒙花 川芎 防风 木贼 山栀仁 龙胆草各等份

上为末。每服一钱，淡沙糖水调服。

**洗肝散**百七 翳膜遮睛暂用。

归尾钱二分 防风八分 大黄八分 羌活 川芎 薄荷各四分 栀子钱半 甘草三分

水一盅，姜一片，煎服。热盛便秘加芩、柏。

**羊肝散**百八 治痘毒入眼，或无辜疳气入眼。

密蒙花二钱 青葙子 决明子 车前子炒，各一钱

上为末，用羊肝一大叶，薄批掺上，湿纸裹煨熟。空心食之。

**蒺藜散**百九 治痘疮入眼肿痛。

白蒺藜 谷精草 防风 羌活 生蛤粉等份

上为细末。每服二钱，温水调服即退。

**蝉菊散**百十 治痘疹入目，或病后生翳障。

蝉蜕<sub>去肚净</sub>　白菊花<sub>等份</sub>

每服一二三钱，水八分，加蜜少许，煎四分。食后温服。

**秦皮散**<sub>百十一</sub>　治大人小儿风毒赤眼，痛痒涩皱，眵泪羞明。

秦皮　滑石　黄连<sub>等份</sub>

汤泡热洗，日二三次。

**通神散**<sub>百十二</sub>　治痘疮入眼，生翳膜。

白菊花　谷精草　绿豆皮

上为末。每服一钱，用柿饼一个，米泔水一盏同煎，候水干，只吃柿饼，每日三五次不拘，至七日效。

**钱氏黄柏膏**<sub>百十三</sub>　用此护眼，可免痘毒入目。

黄柏<sub>一两</sub>　绿豆末<sub>二两</sub>　生甘草<sub>三两</sub>

上为细末，以麻油调成膏，用涂耳前、眼角、目下四五遍，若早涂之，痘出必稀，若既患眼，涂之必减。

**痘疔散**<sub>百十四</sub>

雄黄<sub>一钱</sub>　紫草<sub>三钱</sub>

上为细末，胭脂汁调，用银簪脚挑破黑痘，入药在内。此下二方皆痘疔之良方也。

**四圣丹**<sub>百十五</sub>　治黑疔。

牛黄<sub>钱二分</sub>　儿茶<sub>钱七分</sub>　朱砂<sub>八分</sub>　珍珠<sub>二分</sub>

上为极细末，以绵胭脂汁或油胭脂调匀。先用银针挑破黑疔，拭去恶血，乃点药疔上。

**万氏四圣散**<sub>百十六</sub>　治痘不起发，变黑而痛者，痘疔也。亦名鬼痘。

绿豆<sub>四十九粒</sub>　豌豆<sub>四十九粒，各烧存性</sub>　珍珠<sub>一分</sub>　油头发<sub>烧存性，一分</sub>

上为细末，用胭脂水调，先以簪脚拨开黑痘，以此涂之。

**神效隔蒜灸法**百十七　治痘疔毒气炽盛，使诸痘不能起发，已起发者不能灌脓，已灌脓者不能收靥，或大痛，或麻木，痛者灸至不痛，不痛者灸至痛，其毒随火而散。其法用大蒜头切三分厚，安痘疔上，用小艾炷于蒜上灸之，每五壮易蒜再灸，若紫血出后，肿痛不止，尤当用灸，治者审之。愚在京师，尝见治痘疔者，即以线针挑破出毒血，诸痘随即灌脓。若挑破不痛、不出血者难治，若用此法灸之，即知痛，更用针挑破，紫血随出，诸痘随灌，亦有生者。

**胡荽酒**百十八　辟秽气，使痘疹出快。

用胡荽一把，以好酒二盏，煎一两沸。令乳母每含一两口，喷儿遍身，或喷头面。房中须烧胡荽香以辟除秽气，能使痘疹出快。煎过胡荽悬房门上最妙。或用枣灸之，儿闻枣香，尤能开胃气，进饮食，解毒气。按：此酒惟未出之前，及初报之时宜用之，若起胀之后，则宜避酒气，亦忌发散，皆不可用也。

**茵陈熏法**百十九

用干茵陈研末，捣枣膏和丸，如鸡子大，晒干，用烈火烧烟熏之。

**水杨汤**百二十　治倒陷之良方。

水杨，即忍冬藤也。春冬用枝，秋夏用枝叶，生水边，细叶红梗，枝上有圆果，满果有白须散出。切断，用长流水一大釜，煎六七沸，先将三分之一置浴盆内，以手试其适可，仍先服煎药，然后浴洗，渐渐添汤，以痘起发光壮为度，不拘次数。洗毕照，视若累累然，起处觉晕晕有系，此浆影也。如浆不满，宜再浴之。若弱者，只浴头面手足亦可。此则不厌多洗，洗后如无起势，乃气血败而津液枯，多不可治。

**秘传茶叶方**一二一　铺床席用。

茶叶要多，拣去粗梗，入水一煮取起，再拣去梗，湿铺于床上，用草纸隔层，令儿睡上一夜，则脓水皆干。

**猪髓膏**一二二　治痘疹不靥，及痂靥不落者，涂之即落。

猪骨髓　白蜜

上二味，以火熬一二沸，退凉，用鸡翎扫上即落。

**百花膏**一二三　治痘燥痂皮溅起作痛，或疮痂欲落不落者。

白蜜不拘多少，略用汤和，时时以鹅翎润痛处，疮痂亦易落，无痕。

**荞麦散**一二四　治痘疮溃烂，以此敷之。

荞麦一味，磨取细面，痘疮破者，以此敷之；溃烂者，以此遍扑之，绢袋盛扑，或以此衬卧尤佳。

**胭脂汁**一二五　治黑痘之良方。

先用升麻一味，煎浓汤，去滓，却用绵胭脂浸于汤内揉出红汁，就以本绵蘸汤于疮上拭而涂之。

**败草散**一二六　治痘疮挞搔成疮，脓血淋漓，谓之斑烂。用盖屋盖墙烂草，多年者佳，或旷野自烂者尤佳，为末搽掺之。或气血虚，热不愈而遍身患者，须多掺席铺上，令儿坐卧其上，其疮即愈。

**白龙散**一二七　治烂痘及抓破者。

用干黄牛粪在风露中多久者，火煅成灰，取中心白者为末，以薄绢囊盛裹，于疮上扑之。

**救苦灭瘢散**一二八　治烂痘以此敷面。如误抓破者，用之敷贴最良。

密陀僧　滑石各二两　白芷半两

上为细末。湿则干掺之，或用好蜜调敷。

**灭瘢散**一二九　治痘后面疮，以此敷之。

密陀僧　白附子　白僵蚕　白芷　鹰屎白等份

上研极细末，以水调搽面黚，神效。

**辟邪丹**<sub>百三十</sub>　用烧于房中，能辟一切秽恶邪气。

苍术<sub>以黄连代之更妙</sub>　乳香　降真香　甘松　北细辛　芸香<sub>各等份</sub>

上为末，水丸，如豆大。每焚一丸熏之，良久又焚一丸，不可太多，只是略有香气，使之不断可也。

**砭法**一三一　治丹瘤。

用细瓷器击碎取锋芒者，以箸一根，劈开头夹定，用绵缚住，两指轻捻箸梢，令瓷锋正对毒顶，悬高寸许，另用一箸轻击箸头，令毒血遇刺而出，即可解散。

**蜞针法**一三二　治痘痈及丹瘤。

用水蛭大者五六根，放肿毒头上吮去恶血，可以消丹瘤，决痈肿。

**雄黄散**一三三　治痘后牙龈生疳蚀疮。

雄黄<sub>一钱</sub>　铜绿<sub>二钱</sub>

上为末，干掺之。

**绵茧散**一三四　治痘疮余毒，肢体关节生疳蚀疮，脓水不绝。

出蛾绵茧<sub>不拘多少</sub>　生白矾<sub>入茧内，以炭火煅枯</sub>

上为细末，干贴疳疮口内。此总治疮毒脓水淋漓，收敛之外剂。

**搽牙散**一三五　治痘后余毒攻牙生疳，一日烂进一分，急用此搽之。

铜绿　雄黄　五倍子　枯矾　胡黄连　北细辛　乌梅<sub>同褐子包固，火煅存性</sub>

上等份为末搽之。

**吹口丹**一三六　治疳

黄连　青黛　儿茶　片脑

上等份为末吹之。

**生肌散** 一三七　痘后痈毒不收口，用之神效。

枯矾三钱　海螵蛸　赤石脂煅，各二钱　龙骨煅　黄丹飞炒　乳香出汗　没药出汗，各一钱　血竭五分　轻粉　麝各二分

为细末，掺疮口内，外以太乙膏贴之。

**马鸣散** 一三八　治走马疳良方。

人中白即溺缸底白垩也。以物刮取，新瓦盛之，火煅如白盐乃佳，半两　五倍子生者一钱，另用一钱同矾煅之　马鸣退即蚕蜕纸也。火烧过，二钱半　枯白矾二钱。即用五倍子一钱，入矾于内煅枯者

上为极细末，先以浓米泔水浸洗疮口，以此敷之。

## 以下麻疹方

**升麻汤** 一三九　解散疹毒。

升麻去须　葛根去皮，各一钱　芍药酒浸，二钱　炙甘草一钱

水一盏，煎五分。食远稍热服，量人大小加减。

余按：此方即升麻葛根汤也。麻疹之证多属阳明火毒，凡欲解表散邪，但表实邪盛者最宜用此。然愚谓以柴胡代升麻用之更妙。若血气稍虚而邪有未解者，惟柴归饮为最妥。

**升麻透斑汤** 百四十　治疹疮初见红点一日至三日。

升麻　枳壳麸炒，各五分　柴胡钱半　桔梗　前胡各一钱　干葛　川芎　茯苓各七分　陈皮　半夏　甘草各四分

上加生姜一片，水一盅，煎五分，作十余次徐服之。

**葛根麦门冬散** 一四一　治小儿热毒斑疹，头痛壮热，心神烦闷。

葛根三钱　麦门冬四钱　人参　川升麻　茯苓　甘草各二钱　石膏半两　赤芍药一钱

上㕮咀。每服三钱，水一大盏，煎至六分。不拘时徐徐温

服，仍量儿人大小增减。

薛氏曰：前方足阳明胃经之药也，外除表邪，内清胃火，兼补元气，若非发热作渴，表里有热者不可用。若表里俱虚而发热作渴者，宜用人参麦门冬散。

**万氏麦门冬汤**一四二　治表邪内热，咳嗽甚者。此即前方去人参者，但份量稍异耳。

麦门冬　葛根去皮，各一钱　升麻去须，四分　赤芍药酒炒　茯苓各六分　炙甘草四分　石膏煅，一钱半

上水煎服。

**万氏柴胡四物汤**一四三　治疹后余热。

柴胡　当归身　川芎　生地黄　白芍药　人参　麦门冬　知母　淡竹叶　黄芩　地骨皮

上锉细。水一盏，煎七分。不拘时温服。

**生地黄散**一四四　治小儿斑疹，身热口干，咳嗽心烦者。

生地黄半两　麦门冬七钱　款冬花　陈皮　杏仁各三钱　炙甘草二钱半

上每服三五钱，水一大盏，煎六分。不拘时徐徐温服，量大小加减。

**清肺汤**一四五　治斑疹咳嗽甚者，或二母散，或麦门冬汤。

桔梗去芦　片芩　贝母各七分　防风去芦　炙甘草各四分　知母七分

上水一盏，煎五分，入捣碎苏子五分，再煎温服。

**清肺消毒汤**一四六　治疹疮收完，不思饮食，鼻干无涕。

防风　枳壳各五分　连翘　前胡　黄芩　桔梗一钱　荆芥　炙甘草

上水一盏，煎至五六分，作十余次徐服之。

**门冬清肺汤**一四七　治疹后咳嗽不止。

天门冬<sub>去心</sub> 麦门冬<sub>去心</sub> 款冬花 知母 贝母 桔梗 牛蒡子 地骨皮 杏仁<sub>去皮尖</sub> 马兜铃 甘草<sub>等份</sub>

水一盏半，前七分。食后温服。

**清肺消毒化痰汤**—四八 治疹后喘嗽，声音不清，不思饮食，眼目不清，唇口干燥。

牛蒡子 防风 荆芥穗 贝母<sub>各五分</sub> 连翘 黄芩 前胡 茯苓<sub>各七分</sub> 桔梗 枳壳<sub>各一钱</sub> 甘草<sub>二分</sub>

上水一盏，煎五分，作十余次徐服之。

**清金降火汤**—四九 治疹后肺热声哑咳喘。

当归 白芍药<sub>酒炒</sub> 生地黄<sub>酒洗</sub> 瓜蒌仁 白茯苓 陈皮 贝母<sub>去心</sub> 甘草 麦门冬 桑白皮 枯芩<sub>酒炒</sub> 山栀<sub>炒</sub> 玄参 杏仁<sub>去皮尖</sub> 苏梗 天门冬 黄连<sub>炒</sub> 石膏

上等份，加姜一片，水煎服。

**二母散**<sub>百五十</sub> 方在寒阵四九。治肺热咳嗽，及疹后嗽甚者。

**透斑和中汤**—五一 治疹疮二三日泄泻。

升麻 干葛 猪苓 泽泻 陈皮 半夏 川芎 茯苓<sub>各七分</sub> 前胡 桔梗<sub>各一钱</sub> 柴胡<sub>钱半</sub> 甘草<sub>三分</sub>

上加生姜三片，水一盏，煎至五分，作数次徐服之。

**解毒化滞汤**—五二 治疹后吃食太早，咬指甲，撕口唇，撅眼毛，看手，咬人等证。

防风 荆芥 枳壳 神曲<sub>炒</sub> 麦芽<sub>炒，各五分</sub> 连翘 黄芩 茯苓 前胡<sub>各七分</sub> 桔梗<sub>一钱</sub> 山楂 甘草<sub>各三分</sub>

上水一盏，煎五分，作十余次徐徐服之。

**大青汤**—五三 解斑疹大毒良方。

生地黄 石膏 玄参 地骨皮 知母 木通 甘草 青黛 荆芥穗<sub>各等份</sub>

上水一盏，加淡竹叶十二片，煎七分。温服，无时。

**羚羊角散**一五四　治小儿斑疹后，余毒不解，上攻眼目，羞明云翳，眵泪俱多，红赤肿闭。

羚羊角<sub>镑</sub>　黄芪　黄芩　草决明　车前子　升麻　防风　大黄　芒硝<sub>等份</sub>

水一盏，煎半盏，稍热服。

**羌菊散**一五五　治痘疹热毒上攻，眼目生翳并暴赤羞明。

羌活　甘菊花　蝉蜕　蛇蜕　防风　谷精草　木贼　甘草白蒺藜　山栀子　大黄　黄连　沙苑蒺藜<sub>等份</sub>

上为末。每服一钱，清米汤调下。


## 以下通用方

**人参理中汤**一五六　方在热阵一。

治脾胃虚寒诸证。

**六物煎**一五七　方在新因二十。

治痘疹血气不足，随证加减用。

**六气煎**一五八　方在新因二一。

治痘疮气虚，痒塌倒陷。

**九味异功煎**一五九　方在新因二二。

治痘疮虚陷，寒战咬牙，虚寒诸证。

**柴归饮**百六十　方在新因十五。

治痘疹初起，托散妙剂。

**柴葛煎**一六一　方在新因十八。

治痘疹表里俱热，散毒养阴。

**疏邪散**一六二　方在新因十六。

治痘疹初起，表邪强实者。

**五积散**一六三　方在散阵三九。

温散寒邪。

**四顺清凉饮**一六四

治血脉壅热，大便秘结。

**凉血养荣煎**一六五

治痘疮血虚血热，地红热渴。

**搜毒煎**一六六　方在新因十九。

解痘疹热毒，紫黑干枯。

**犀角地黄汤**一六七　方在寒阵七九。

治痘疹血热诸证。

**仲景黄芩汤**一六八　方在寒阵百五。

治热利。

**透邪煎**一六九　方在新因二三。

治痘疹初热未出者，宜此疏表达邪。

**化斑汤**百七十　方在寒阵三。

治阳明热渴，化斑除烦。

**小柴胡汤**一七一　方在散阵十九。

散肝胆经表邪，往来寒热。

**益元散**一七二　方在寒阵百十二。

解烦热，止渴，利小水。

**四苓散**一七三　方在和阵一八七。

利小水，去湿滞。

**导赤散**一七四　方在寒阵一二二。

降心火及小肠热证。

# 外 科

**仙方活命饮**一 治一切疮疡，未成脓者内消，已成脓者即溃，此止痛消毒之圣药也。

穿山甲<sub></sub>蛤粉炒黄 白芷 防风 天花粉 赤芍药 归尾 乳香 没药 贝母 皂刺 甘草各二钱 金银花 陈皮各三钱

酒一碗，煎数沸。温服。

**托里消毒散**二 治疮疽元气虚弱，或行攻伐不能溃散，服之未成即消，已成即溃，腐肉即去，新肉即生。若腐肉既溃而新肉不能收敛，属气虚者，四君子汤为主；属血虚者，四物汤为主；气血俱虚者，十全大补汤为主，并忌寒凉消毒之剂。

人参随证增减 黄芪盐水拌炒 当归 川芎 芍药炒 白术炒 茯苓各一钱 金银花 白芷各七分 甘草 连翘各五分

上水煎服。陈氏托里消毒散内多陈皮。方在痘疮。

**秘方托里散**三 治一切疮毒，始终常服，不致内陷。

瓜蒌大者一个，杵 当归酒拌 黄芪盐水炒 白芍药 甘草各一两半 熟地 天花粉 金银花 皂刺炒，各一两

上每用药五两，以无灰酒五茶钟，入瓷器内，厚纸封口，再用油纸重封，置汤锅内盖煮，至药香取出分服，直至疮愈。立斋曰：此方药品平易，消毒之功甚大，且不动脏腑，不伤血气，不问阴阳肿溃，屡用屡效，真仙方也。常治发背脑疽势盛者，更用隔蒜灸之。若脉沉实，大小便秘者，先用疏通而后用此，其功甚捷。若火毒已退，不作脓，或不溃者，更宜托里；溃而不敛，及脓清者，用峻补。

**神功托里散**四 一名金银花散。治痈疽发背，肠痈乳痈，及

一切肿毒，或焮痛，憎寒壮热。

金银花　黄芪　当归　甘草<sub>等份</sub>

上用酒水各一盏，煎至一盏。分病上下，食前食后服之，少顷，再服一剂，渣敷患处。不问老少虚实皆可服。若为末，酒调服尤妙。

**参芪托里散**五　治疮疡气血俱虚，不能起发，或腐溃不能收敛，及恶寒发热者。

人参<sub>气虚多用之</sub>　黄芪<sub>炒</sub>　白术<sub>炒</sub>　当归　熟地　芍药<sub>酒炒</sub>　茯苓　陈皮<sub>各一钱</sub>

上水煎服。

**参芪内托散**六　方在痘疹七。治痈疽脓毒不化，及溃后作痛。

**托里养营汤**七　治瘰疬流注，及一切痈疽不足之证，不作脓，或不溃，或溃后发热，或恶寒，肌肉消瘦，饮食不思，睡卧不宁，盗汗不止。

人参　黄芪<sub>炙</sub>　当归<sub>酒拌</sub>　川芎　芍药<sub>炒</sub>　白术<sub>炒，各一钱</sub>　熟地<sub>二钱</sub>　五味子<sub>炒研</sub>　麦冬　甘草<sub>各五分</sub>

水二盏，姜三片，枣一枚，煎七分。食远服。

**托里黄芪汤**八　治痈疽气虚作渴甚效。

黄芪<sub>蜜炒，六钱</sub>　甘草　天花粉<sub>各一钱</sub>

水二盏，煎八分。频服之。加人参一钱亦可。若气血俱虚，脓血大泄而作渴，或兼发热者，宜用托里养营汤。

**内补黄芪汤**九　治痈毒内虚，毒不起化，及溃后诸虚迭见。

黄芪<sub>炙</sub>　麦冬<sub>各一两</sub>　人参　熟地　茯苓　甘草<sub>炙，各七分</sub>　白芍药　当归　川芎　远志　官桂<sub>各五分</sub>

上每服一两，姜、枣，水煎服。

**托里当归汤**十　治溃疡气血俱虚，或晡热内热，寒热往来，或妇人诸疮，经候不调，小便频数，大便不实等证，但疮疡气血虚而发热者，皆宜服之，久服亦收敛疮口。

人参　黄芪　当归　熟地　川芎　芍药<small>各一钱</small>　柴胡　甘草<small>各五分</small>

上水煎服。

**托里健中汤**十一　治疮疡元气素虚，或因凉药伤胃，饮食少思，或作呕泻等证。

人参　白术　茯苓<small>各二钱</small>　半夏　炮姜<small>各一钱</small>　黄芪<small>一钱半</small>　炙甘草<small>五分</small>　肉桂<small>三分</small>

上姜、枣，水煎服。

**托里温中汤**十二　治疮疡脓溃，元气虚寒，或因克伐，胃气脱陷，肠鸣腹痛，大便溏泄，神思昏愦，此寒变内陷，缓则不治。

附子<small>炮，去皮脐，二钱</small>　干姜<small>炒，三钱</small>　益智　丁香　羌活　沉香　木香　茴香　陈皮<small>各一钱</small>　炙甘草<small>二钱</small>

上姜，水煎服。

**托里益中汤**十三　治中气虚弱，饮食少思，或疮不消散，或溃而不敛。

人参　白术　茯苓　炮姜　陈皮　半夏<small>各一钱</small>　木香　炙甘草<small>各五分</small>

上姜、枣，水煎服。

**托里温经汤**十四　治疮疡寒覆皮毛，郁遏经络，不得伸越，热伏营中，聚结赤肿作痛，恶寒发热，或痛引肢体。若头面肿痛焮甚，仍宜砭之。

麻黄　升麻　防风　干葛　白芷　人参　当归　芍药　甘草　苍术<small>各一钱</small>

上水二盅，煎一盅服。卧暖处，得汗乃散。或加柴胡。

**托里益黄汤**十五　治脾土虚寒，水反侮土，以致饮食少思，或呕吐泄泻等证。

人参　白术　茯苓　陈皮　半夏各一钱　炮姜　丁香　炙甘草各五分

上姜、枣，水煎服。

**托里清中汤**十六　治脾胃虚弱，痰气不清，饮食少思等证。

人参　白术　茯苓　陈皮各一钱　半夏八分　桔梗七分　甘草五分

上姜、枣，水煎服。

**托里抑青汤**十七　治肝木侮脾，脾土虚弱，以致饮食少思，或胸膈不利等证。

人参　白术　茯苓　半夏　陈皮各一钱　芍药　柴胡　甘草各五分

上姜、枣，水煎服。

**托里营卫汤**十八　治疮疡外无焮肿，内便调和，乃邪在经络也，宜用此药。

人参　黄芪　当归　甘草炙　红花　柴胡　连翘　苍术米泔浸，炒　羌活　防风　黄芩各一钱　桂枝七分

上酒，水煎服。

**托里越鞠汤**十九　治六郁所伤，脾胃虚弱，饮食少思等证。

人参　白术各二钱　陈皮　半夏各一钱　山栀　川芎　香附　苍术各七分　炙甘草五分

上姜、枣，水煎服。

**定痛托里散**二十　治疮疡血虚疼痛之圣药也。

粟壳去蒂，炒，二钱　当归酒拌　白芍药炒　川芎各一钱半　乳香　没药　肉桂各一钱

上姜、枣，水煎服。

**内托复煎散**二一　治疮疡焮肿在外，其脉多浮，邪胜必侵于内，宜用此托之。

人参　白术炒　当归　黄芪盐水炒　芍药炒　茯苓　甘草炙　地骨皮　肉桂　防己酒炒　黄芩各一钱　防风二钱

上先以苍术一升，水五升煎，去术入药，再煎至二升。终日饮之。

**内托羌活汤**二二　治臀痈坚硬肿痛，两尺脉紧无力。

羌活　黄柏各一钱　防风　当归尾　藁本　肉桂各一钱　连翘　苍术米泔浸，炒　陈皮各五分　黄芪盐水炒，一钱半

上水、酒各一盏，煎八分。食前服。

**肉塞散**二三　治阴虚阳邪凑袭患肿，或溃而不敛，或风寒袭于患处，血气不能运行，久不能愈，遂成漏证。

附子童便浸，炮　肉桂去皮　赤小豆　炙甘草　黄芪盐水炒　当归酒拌　茯苓　白芷　桔梗炒　川芎　人参　远志去骨　厚朴制，各一两　防风四钱

上为末。每服二钱，空心温酒下。或酒糊丸，盐汤下。若炼蜜为丸亦可。

**冲和汤**二四　治疮属半阴半阳，似溃非溃，似肿非肿，此因元气虚弱，失于补托所致。

人参　陈皮各二钱　黄芪　白术　当归　白芷各一钱半　茯苓　川芎　皂角刺炒　乳香　没药　金银花　甘草节各一钱

上水、酒各半煎服。

**神效酒煎散**二五　治一切疮疡，能托毒散毒，其效如神。

人参　没药另研　当归尾各一两　甘草三钱　瓜蒌一个，半生半炒

上以酒三碗，煎二碗，分四服。或以为末，酒糊丸，桐子大。每服五十丸，用酒下。善消毒活血。

**人参黄芪汤**二六　治溃汤饮食少思，无睡发热。

人参　白术　苍术　麦冬　陈皮　当归　升麻各五分　黄芪一钱　黄柏炒,四分

上水煎服。

**黄芪人参汤**二七　治溃疡虚热，无睡少食，或秽气所触作痛。

黄芪盐水炒,二钱　人参　白术　苍术米泔浸,炒　当归酒拌　麦门冬　五味子炒,敲,各一钱　甘草炙　升麻　神曲炒　陈皮各五分　黄柏酒炒,三分

水两盅，姜三片，枣一枚，煎服。

**黄芪建中汤**二八　内托痈疽诸毒。

黄芪蜜炙　肉桂各三两　甘草炙,二两　白芍药六两

上每服一两，姜、枣、水煎服。

**参术补脾汤**二九　治肺疽脾气亏损，久咳吐脓，或中满不食，必服此药，补脾土以生肺金，否则不治。

人参　白术各二钱　黄芪二钱半　茯苓　当归　陈皮各一钱　麦冬七分　北五味四分　桔梗六分　炙甘草五分

上姜、枣、水煎服。

**参芪补肺汤**三十　治肺证咳喘短气，或肾水不足，虚火上炎，痰涎壅盛，或吐脓血，发热作渴，小便短涩。

人参　黄芪　白术　当归　陈皮　茯苓各一钱　山药　山茱萸各二钱　五味子　炙甘草各五分　熟地黄一钱半　麦门冬　牡丹皮各八分

上姜、枣、水煎服。

**益气养营汤**三一　治怀抱抑郁，或气血损伤，四肢颈项等处患肿，不问软硬，赤白肿痛，或日晡发热，或溃而不敛。

人参　黄芪盐水炒　当归　川芎　熟地　芍药炒　贝母　香附　茯苓　陈皮各一钱　白术二钱　柴胡六分　甘草　桔梗各五分

上姜、水煎服。口干加五味子、麦门冬；往来寒热加软柴胡、地骨皮；脓清加人参、黄芪；脓多加川芎、当归；脓不止加人参、黄芪、当归；肌肉迟生加白蔹、官桂。

**补阴八珍汤**三二 治瘰疬等疮，足三阴虚者。

人参 白术 茯苓 甘草 当归 川芎 熟地 芍药 黄柏酒炒 知母酒炒，各七分

上水煎服。

**参术姜附汤**三三 治疮疡真阳亏损，或误行汗下，或脓血出多，失于补托，以致上气喘急，自汗盗汗，气短头晕泄泻。

人参 附子炮，去皮脐，各一两 干姜炮 白术各五钱

上作二剂，水煎服。

**附子理中汤**三四 治疮疡脾胃虚寒，或误行攻伐，手足厥冷，饮食不入，或肠鸣腹痛，呕逆吐泻。

附子 人参 白茯苓 白芍药各三钱 白术四钱

上水煎服。

**六物附子汤**三五 治四气流注于足太阴经，骨节烦疼，四肢拘急，自汗短气，小便不利，或手足浮肿。

附子制 防己 桂枝各四钱 炙甘草二钱 白术 茯苓各三钱

上作二剂，水一盅半，姜三片，煎一盅。食远服。

**附子八物汤**三六 治疮疡阳气脱陷，呕吐畏寒，泄泻厥逆。

附子炮 干姜炮 芍药炒 人参 炙甘草 茯苓各一钱 肉桂一钱 白术二钱

上水煎，食远服。

**回阳汤**三七 治脾肾虚寒，疮属纯阴，或药损元气，不肿痛，不腐溃，或腹痛泄泻，呕吐厥逆，及阳气脱陷等证。

人参 白术 黄芪各三钱 干姜炮 附子炮 甘草炙 陈皮当归各二钱 柴胡 升麻各五分

上酒、水煎服。如不应，倍加姜、附。

**薛氏加减八味丸**三八　治疮疡痊后及将痊，口干渴甚，或舌上生黄，或未患先渴。此皆肾水枯渴，不能上润，以致心火上炎，水火不能相济，故烦躁作渴，小便频数，或白浊阴痿，饮食不多，肌肤渐消，或腿肿脚先瘦。服此以降心火，滋肾水，则诸证顿止，及治口舌生疮不绝。

熟地八两，酒蒸捣膏　山茱萸酒浸，杵膏　山药各四两　泽泻蒸，焙
白茯苓　牡丹皮各三两　桂心一两　北五味四两半，炒

上为细末，入二膏加炼蜜少许，丸桐子大。每服六七十丸，五更初、言语前，或空心用盐汤送下。此即陈氏加减八味丸也，方在补阵一二三。

**加味地黄汤**三九　治肝肾阴虚，疮毒，或耳内痒痛出水，或眼昏，痰气喘嗽，或作渴发热，小便赤涩等证。

熟地　山药　山茱萸　白茯苓　泽泻　牡丹皮　柴胡　北五味各为末，等份

上将地黄掐碎，酒拌湿蒸烂杵膏，入诸药和匀，加炼蜜为丸，桐子大。每服百丸，空心白汤送下。如不应，用加减八味丸。

**当归川芎散**四十　治手足少阳经血虚疮证，或风热耳内痒痛，生疮出水，或头目不清，寒热少食，或妇女经水不调，胸膈不利，胁腹痞痛。

当归　川芎　柴胡　白术　芍药各一钱　山栀炒，一钱二分　牡丹皮　茯苓各八分　蔓荆子　甘草各五分

上水煎服。

**加味败毒散**四一　治足二阳经热毒流于脚根，焮赤肿痛，寒热如疟，自汗短气，大小便不利，或无汗恶寒，表里邪实者宜之。

羌活　独活　前胡　柴胡　桔梗　人参　茯苓　枳壳　甘草　川芎　大黄　苍术各一钱

水二盅，姜三片，煎服。

**九味羌活汤**四二　方在散阵四四。治疮疡风热郁遏，燉肿作痛，或遍身作痛，或拘急不利，及头痛恶寒脊强，脉浮紧。

**加味羌活汤**四三　即前汤加金银花、连翘，用解疮毒。

**白芷胃风汤**四十四　治手足阳明经气虚风热，面目麻木，或牙关紧急，眼目胸动。

白芷　升麻各二钱半　葛根　苍术米泔炒，各八分　炙甘草　当归各一钱半　草豆蔻　黄柏炒　柴胡　藁本　羌活　麻黄去节，各四分　蔓荆子　僵蚕各三分

上水煎服。

**葛根牛蒡汤**四五　治时毒肿痛而便利调和者。

葛根　管仲　甘草　豆豉　牛蒡子半生半炒，各二钱

上水煎服。

**犀角地黄汤**四六　治胃火血热妄行，吐衄或大便下血。

犀角镑为末　生地　牡丹皮　芍药各一钱半　黄芩炒　升麻各一钱

上水煎熟，入犀角末服。

**犀角升麻汤**四七　治时毒或风热，头面肿痛，或咽喉不利，或鬓疽、痄腮等证。

犀角镑　升麻　防风　羌活各钱半　白芷　白附子　黄芩各一钱　甘草六分

上水煎服，入犀角末服。

**玄参升麻汤**四八　治心脾壅热，舌上生疮，或木舌重舌，或连颊两边肿痛，或咽痛发斑并治之。

玄参　升麻　赤芍药　犀角镑末　桔梗炒　管仲　黄芩各一钱

甘草五分

水二盅，煎八分，入犀角末。食后服。

**升麻黄连汤**四九　治胃经热毒，腮肿作痛，或发寒热。

升麻　川芎　当归各一钱半　连翘　黄连　牛蒡子　白芷各一钱

上水煎服。若肿连太阳，加羌活，连耳后，加山栀、柴胡。

**《秘传》连翘汤**五十　治痈疽时毒肿痛焮肿。

连翘　升麻　朴硝各一两　玄参　芍药　白蔹　防风　射干各三钱　大黄一两二钱　甘草炙，五钱　杏仁八十个，去皮尖，同面炒黄，另研

上每服五七钱，水煎服。下恶物后，服内托之类。

**五香连翘汤**五一　治脑疽、痈疽、时毒、邪气郁滞不行者。

乳香　木香　沉香　丁香　香附　黄芪　射干　连翘　升麻　木通　独活　桑寄生　甘草各一钱

上水煎服。

**复元通气散**五二　治乳痈、便毒肿痛，及一切气滞肿毒，或打扑损伤，闪跌作痛，及疝气尤效。

木香　舶上茴香炒　青皮　陈皮　白芷　甘草　贝母去心　穿山甲炙　漏芦等份　一方有玄胡索、白牵牛炒用，无白芷、漏芦。

上为末。每服二三钱，温酒调下。

**当归散**五三　通经络，行血滞。

当归　穿山甲灰炒　蒲黄炒，各半两　辰砂一钱　麝香少许

上为末。每服三钱，热酒调下，如不饮酒，薄荷醋汤亦可。

**方脉流气饮**五四　治瘰疬流注，郁结肿块，或走注疼痛，或心胸痞闷，咽塞不利，胁腹膨胀，呕吐不食，上气喘急，咳嗽痰盛，面目四肢浮肿，大小便秘。

当归　川芎　芍药炒　茯苓　黄芪炙　炙甘草　紫苏　青皮　乌药　半夏制　桔梗炒　枳实麸炒　防风　陈皮各一钱　木香　大腹皮　枳壳麸炒　槟榔各五分

水二盅，姜三片，枣一枚，煎八分。食远服。

**疮科流气饮**五五　治流注，及一切恚怒气结肿痛，或胸膈痞闷，或风寒湿毒搏于经络，致成肿块，肉色不变或漫肿木闷无头。

人参　当归酒拌　黄芪盐水炒　芍药　官桂　厚朴制　甘草　防风　紫苏　枳壳　乌药　桔梗炒，各七分　槟榔　木香　川芎　白芷各五分

上水煎服。

**陈氏独圣散**五六　凡患疮疡，皆因气血凝滞，宜服香剂，盖香能行气通血也。如疮初作，便宜以此入茶饮之。

香附子姜汁浸一宿，焙干研末

上无时，以白汤调服二钱。溃后以《局方》小乌沉汤为尤妙。

**乳香定痛散**五七　治疮毒损伤，血凝气滞，壅肿拘挛，筋骨疼痛。

乳香　没药各另研　羌活　五灵脂　独活各三钱　川芎　当归　真绿豆粉　肉桂　白芷　白胶香各半两

上为末，炼蜜丸，如弹子大。每服一丸，细嚼薄荷汤或酒送下。手足损痛不能举动，加草乌五钱，盐汤送下。

**消毒散**五八　治乳痈吹乳并便毒，如憎寒壮热，或头痛者，宜先服人参败毒一二剂，方可服此药；如无前证，即服此药三二剂；或肿不消，宜服托里散。

金银花　青皮　天花粉　柴胡　僵蚕炒　贝母　当归酒拌　白芷各二钱

水二盅，煎一盅。食远服。如治便毒，加大黄一二钱煨用，空心服。

**清热消毒散**五九　治一切痈疽阳证肿痛，发热作渴。

黄连炒　山栀炒　连翘　当归　甘草各一钱　川芎　芍药　生地各一钱半　金银花二钱

上水煎服。

**东垣黄连消毒散**六十　治脑疽背疽，焮肿疼痛，或麻木。

黄连炒　羌活各一分　黄芩　黄柏　桔梗　藁本　防己各五分　归尾　连翘　防风　独活　知母炒　生地各四分　人参　甘草各三分　黄芪　苏木　陈皮　泽泻各二分

上水煎服。

**连翘消毒散**六一　治痈疽实热诸证。亦名清凉饮。亦即《局方》凉膈散。

连翘一两　栀子　大黄　薄荷叶　黄芩各五钱　甘草一两半　朴硝二钱半

上每服一两，水煎温服。

**加味解毒汤**六二　治痈疽实热，大痛不止。

黄芪盐水炒　黄连炒　黄芩炒　黄柏炒　连翘　当归酒拌，各七分　甘草炙　白芍药　栀子炒，各一钱

水二盅，煎服，痛即止。

**解毒防风汤**六三　治斑疹或痒或痛。

防风一钱　黄芪　芍药　地骨皮　枳壳炒　荆芥各二钱

水煎。徐徐服。

**陈氏解毒防风汤**六四　方在痘疹五六。治痘疹毒气炽盛。

**散肿溃坚汤**六五　治瘰疬坚硬，气血无亏，宜用之。

柴胡　黄芩各四分　白芍药炒　升麻　连翘　黄柏酒炒　蓬术　三棱酒拌微炒　干葛　归尾各三分　知母酒炒　龙胆草酒炒　天花粉

桔梗　昆布各五分　炙甘草二分

上水煎服。

**瓜蒌托里散**六六　治疮疡毒盛者，未成则易消，已成则易溃，既溃则生肌。

黄瓜蒌一个，杵碎　忍冬藤　乳香各一两　苏木五钱　没药三钱

甘草二钱

上用酒三碗，煎二碗。空心、日午、临睡分三服。或以此为末，酒糊丸，弹子大，朱砂为衣。细嚼用当归酒送下，治打扑损伤尤妙。

**万金散**六七　一名内托散。治痈疽已溃未溃者，有消毒破血之功。

瓜蒌一个，杵碎，没药一钱，研　大甘草节二钱

上用酒二碗，煎一碗，去渣，后入没药服。

**制甘草汤**六八　治悬痈不拘肿溃，亦治痈疽。

用大甘草一两，切三寸长，用涧水一碗浸透，以慢火炙干，仍投前水浸透，再炙至水干为度，却锉细，用无灰酒二盏煎七分。空心服。尝有人患此已破，服两剂疮即合。一、国老膏方：用大甘草二斤，以河水浸取浆汁，去渣，用银石器熬成膏，瓷罐收贮。每服一二匙，酒调服，或水亦可，尤解丹药之毒。一方治痈疽，用生甘草为末，酒调服二钱，连进数服自消。

**梅花饮子**六九　痈疽初起，服之可防毒气内攻。

川芎　干葛　天花粉　黄芪　乌梅　甘草　苏木各一两　忍冬藤四两

上作四剂，水煎服。

**牛胶饮**七十　治痈疽使毒不内攻，不传恶证，有益无损。

牛皮胶广中明者，四两

上用酒一碗，重汤煮化，加酒服至醉，不能饮者加白汤。

**明胶饮子**七一　治一切痈疽疖毒。

明广胶蛤粉炒珠　粉甘草各一两　橘红五钱

上作三剂，水煎服。

**护心散**七二　解金石砒硫发疽之毒。

绿豆末一两　明乳香半两，研细

上以生甘草煎汤调。时时与呷，务使药气常在膈间。

**清心内固金粉散**七三　一名金花散。解毒清心，流行气血，散滞清火，凡焮肿热痛，饮食如常者，大宜用之。

绿豆四两，研末　朱砂另研　人参　甘草　白茯苓各三钱　朴硝另研　白豆蔻各五分　麝香另研　雄黄各一钱　冰片五分

上为末。每服一二钱，蜜汤调下。

**蜡矾丸**七四　一名黄矾丸。治金石发疽，一切痈疽，托里止疼痛，护脏腑神妙，不问老少皆可服之。

黄蜡一两，黄色佳者，溶开，离火入矾末。一方只用七钱　白矾一两，明亮净者，研末

上二味和匀，众手急丸，桐子大。每服二三十丸，渐加至四五十丸，熟水或盐汤送下，日进二三服，服至三四两之上，愈见其功矣。如服金石发疽，别用白矾末一两，作三五服，温酒调下尤效。有人遍身生疮，状如蛇头，名曰蛇头疮，尤宜服之。治蛇蝎毒虫咬伤，熔化热涂伤处，痛止毒出，仍服两许。此方不惟止痛生肌而已，其护膜止泻，消毒化脓，及内痈排脓托里之功甚大。

**《千金》化毒丸**七五　治诸恶毒。

用白矾三钱糊丸。以葱头七茎煎汤送下，则肿痛俱退。再用仙方活命饮二剂以去其余毒。此本方原用矾末，以葱汤调服，因汤难服，故易为丸。一方士治疮疽，不问肿溃，先用此药二三服，后用消毒药，甚效。常治乌筊之人，用此即退，不用托里药

亦愈。若金石毒药发疽者尤效，盖矾能解金石之毒也。一方用矾末五钱，朱砂五分，热酒下亦效。此药托里固内止泻，解毒排脓，不动脏腑，不伤气血，有益无损，其药易得，其功甚大，偏僻之处不可不知此方。或虫尤所伤，当溶化热涂患处，更以热酒调末服，皆效。

**五福化毒丹**七六　治咽喉牙口疮毒肿痛，并小儿一切热毒疮疖，惊惕烦躁，口舌生疮，夜卧不宁等证。

玄参　桔梗各二两半　茯苓三两半　人参　牙硝　青黛各一两　甘草七钱半　麝香少许　金箔二十片

上为末，炼蜜丸，芡实大。每服一丸，薄荷汤化下。若痘毒上攻，口齿生疮，以生地黄汁化服，及用鸡翎扫敷患处。

**夺命丹**七七　治疔疮发背等证，或麻木，或呕吐，重者昏愦。此药服之，不起者即起，不痛者即痛，痛甚者即止，昏愦者即苏，呕吐者即解，未成者即消，已成者即溃，有夺命之功，乃恶证中之至宝也。

蟾酥酒化　轻粉　麝香各五分　枯矾　寒水石煅　铜绿　乳香　没药各一钱　朱砂三钱　蜗牛二十个，另研，无亦可

上为末，用蜗牛或酒糊捣丸，绿豆大。每服二三丸，温酒、葱汤下。或用葱白三四寸，病者自嚼烂吐于手心，包药在内，用热酒和葱送下，如人行五七里，汗出为效。重者再服一二丸，或外用一丸入疮孔内，以膏药贴之。

**飞龙夺命丹**七八　治一切疔疮毒疮，出汗则愈，神效。

干蟾酥二钱，乳化　没药　硼砂　寒水石煅　雄黄各三钱　乳香　朱砂　血竭嚼成饼者真　枯矾各一钱　轻粉　冰片各五分　蜈蚣一条去头，酒浸焙干　蜗牛四十九个，研为膏，或无亦可

上各研为细末，取蜗牛、蟾酥研匀，入诸末熟杵丸，绿豆大，朱砂为衣。每服四五丸，嚼葱白一口，吐在手心，将药包葱

内，用温酒吞下，须臾汗出，或少吐泻，毒即解。

立斋曰：前回生丹乃慓悍攻毒之剂也，盖无经不至，无气不动者。后夺命丹尚缓。若食一切禽畜毒物，及疮脉浮紧细数，毒蓄在内，并恶毒证，凡宜汗吐者，当用前丹有神效。若老弱之人，或疮毒稍轻者，宜用后丹，或更以隔蒜灸之为良。

**回生丹**七九　李颐颜先生口授，非泛常之药，万宝之秘，专治一切疔毒，并有神效。

金脚信　明硇砂　明乳香　半夏　上红丹各五分　巴豆肉不去油　明雄黄　大南星　南硼砂各一钱　大斑蝥十五个，去头足翅

上为细末，旋取蟾酥和丸，麻子大，朱砂为衣。每服十五丸，好酒下，看疮生上下，食前后服，能饮者至醉为佳。凡肿毒失治，毒气入腹，用此药能起死回生，服药后吐泻俱作乃苏。

**通气散**八十　治时毒肿甚，咽喉不利，取嚏以泄其毒。

玄参一钱半　牙皂　川芎各一钱　藜芦五分，一方无此　羊踯躅花二钱半

上为末，用纸捻蘸少许入鼻内，取嚏为度。按：此方止用皂角、川芎、北细辛三味即可，亦不必藜芦踯躅之毒品也。总不若通关散为妙，方在因阵九十八。

**栀子仁汤**八一　方在寒阵十九。治发热狂躁，咽喉肿痛。

**六味栀子仁汤**八二　治时毒肿痛，大便秘结，脉沉数。

山栀炒　枳壳　大黄煨　升麻　牛蒡子炒　郁金等份

上水煎服。或为细末，每服三钱，蜜水调下。

**清肝益营汤**八三　治肝、胆、小肠经风热血燥，筋挛结核，或耳项胸乳胁肋作痛，并一切肝火之证。

山栀　当归　木瓜不犯铁　茯苓各一钱　柴胡　芍药炒　川芎各七分　龙胆草八分　白术二钱　熟地一钱半　炙甘草五分

上姜、水煎服。

**清心汤**八四　治疮疡肿痛，发热饮冷，脉沉实，睡语不宁。

上方即防风通圣散，每料加黄连五钱，每剂用一两，水煎服。方在攻阵十六。

**济阴汤**八五　治疡毒纯阳，肿痛发热。

连翘二钱　山栀炒　黄芩炒　黄连炒　甘草各一钱　芍药一钱半
牡丹皮一钱二分　金银花三钱

水煎服。大便若秘，量加大黄。

**地骨皮散**八六　治疮疡气虚内热，烦渴不宁。

人参　黄芪　生地黄　地骨皮　柴胡各一钱半　白茯苓　石膏
煅　知母各一钱

水、姜煎服。

**一味苦参丸**八七　治一切痈疽毒疮，焮肿作痛，或烦躁。

苦参不拘多少为末

上用水糊丸，桐子大。每服二三钱，温酒下。

**陈氏苦参丸**八八　治遍身瘙痒，癣疥疮疡。

苦参四两　玄参　黄连　大黄　独活　枳壳　防风各二两　黄
芩　栀子　菊花各一两

上为末，炼蜜丸，桐子大。食后茶酒任下三四十丸，日三服。

**五利大黄汤**八九　治时毒焮肿赤痛，烦渴便秘，脉实而数。

大黄煨　黄芩　升麻各二钱　芒硝　栀子各一钱半

水一盅半，煎六分。空心热服。

**清凉饮**九十　治痈疡热毒炽盛，大便秘结。此即前连翘消毒散。

连翘一两　大黄　山栀子　薄荷　黄芩各五钱　甘草一两半
朴硝二钱半

上每服一两，水煎服。

**宣毒散**九一　治一切痈毒，其功不可尽述。

大黄煨　白芷各五钱

水二盅，煎一盅。食前服。

立斋曰：此方乃宣通攻毒之剂，若脉沉实，便秘者，毒在脏也，宜服之，其功甚大。若脏腑调和，脉不实者不可用。《医林集要》方用大黄一斤，白芷六两，为末，每服三钱，热酒调下，更用茶清调搽患处，名曰万金散，盖因其功而珍之也。或用水跌为丸，以便于服亦可。吴江申金宪兄患背疽坚硬，脉沉实，乃毒在内，用一服，大小便下污物，再服而消。恐患者忽此二药，故以此尝验者告之。

**拔毒散**九二　治一切痈疽肿毒，其功不可尽述。

乳香　没药　当归　穿山甲炮　木鳖子　连翘各一钱　甘草炙，五分　瓜蒌仁八分　牙皂炒　贝母各七分　忍冬藤二钱　大黄生熟各一钱半

上水、酒各一盅，煎一盅。食前服。此方攻毒止痛化脓之良剂也，屡用屡验。若脓成或已溃者，大黄可不用，恐泄其真气，则脓者难溃，溃者难敛也。亦有脓虽溃，脉仍洪数，或沉实，喜冷者，火邪尚在，又所宜用。

**内疏黄连汤**九三　治疮疡发热而呕，大便秘结，脉洪而实。

黄连　芍药　当归　槟榔　木香　黄芩　栀子　薄荷　桔梗　甘草各一钱　连翘　大黄各一钱半

姜、水煎，仍量虚实治之。

**桃仁汤**九四　逐瘀血。

桃仁　苏木各一两　生地黄五钱　虻虫去足翅，炒　水蛭炒，各三十个

上每服三钱，水一盏，煎六分。空心服。

**漏芦汤**九五　治脑疽、痈疽毒盛实者。

漏芦　黄芪　甘草　连翘　沉香各五钱　大黄一两，微炒

上每服四五钱，姜、枣、水煎服。

**《千金》漏芦汤**九六　治痈疽发背，丹疹时行热毒，赤肿焮痛。

漏芦　黄芩　白蔹　连翘　枳壳麸炒　升麻　粉草　麻黄去节　大黄湿纸裹煨　朴硝各一两

上每服五六钱，姜、水煎。去渣。空心服。下恶物为妙。

**漏芦升麻汤**九七　治时毒头面红肿，咽嗌堵塞，水药不下，若脏腑素有积热，发为肿毒疙瘩，一切红肿恶毒。

漏芦二钱　升麻一钱半　黄芩酒洗　生甘草　玄参　牛蒡子炒研　苦梗　连翘各一钱　蓝叶如无，用青黛　大黄酒浸，量轻重用之

水煎服。大利之结者，加芒硝。

**润肠丸**九八　治脾胃伏火，大肠干燥，或风热血结，宜用此丸通之。若结在直肠，宜用猪胆汁导之。盖肾主五液，开窍于二阴，若津液滋润，则大便通调，若津液不足，脾气亏损，必当培补，乃忌此药。

桃仁去皮尖　麻子仁各一两　羌活　归尾　大黄煨　皂刺　秦芄各五钱

上各另研为末，炼蜜或猪胆汁丸，桐子大。每服三四十丸，白汤下。若用猪胆汁导而粪不结燥者，须急补元气。

**没药丸**九九　善逐滞血。

当归一两　桂心　芍药各半两　桃仁去皮尖，研　没药各三钱　虻虫去足翅　水蛭炒，各三十个

上为末，醋糊丸，桐子大。每服三五丸，空心醋汤下。

**当归丸**百　行血，利水，通大便。

当归半两　大黄　桂心各三钱　赤芍药　葶苈各二钱　人参　甘遂面裹煨，半钱

炼蜜丸，如弹子大。空心米饮化下一丸。

**破棺丹**百一　治疮疡热极汗多，大渴便秘，谵语发狂。

大黄二两半，半生半熟　芒硝　甘草各二两

上为末，炼蜜丸，弹子大。每服一丸，童便、酒化下，白汤亦可。

**忍冬酒**百二　解诸痈毒。

忍冬藤鲜者四五两，若干者，只用一两，捣　大甘草节一两，生用

二味入砂锅内，以水二盅，煎至一盅，再入无灰酒一盅，又煎数沸，去渣，分三服，病重者昼夜两剂，至大小便通利为度，另用忍冬藤研烂，入酒少许罨患处。

**金银花酒**百三　治一切痈疽发背，疔疮喉痹等证。

用金银花藤叶捣烂，取汁半盅，和热酒半盅温服，甚者不过三五服，可保无虞。

**槐花酒**百四　治痈疡热毒最妙。

用槐花四五两炒微黄，乘热入酒二盅，煎十余滚，去渣热服，未成者二三服。已成者一二服，但察其有热毒未清者皆可用。槐花治湿热之功最为神速，惟胃寒者不宜服。大抵肿毒非用蒜灸及槐花酒先去其势，虽用托里诸药，其效未必甚速。

**蒲公英酒**百五　治乳痈吹乳，不问已成未成皆可用。

用蒲公英一握，捣烂，入酒半盅，取酒温服，渣贴患处，甚者不过三五服即愈。

**远志酒**百六　能托散诸毒，治女人乳痈尤效。

远志不拘多少，用米泔浸洗，捶去心

上为末。每服三钱，用好酒一盅调，迟少顷，澄清饮之，以滓敷患处。

**牛膝酒**百七　治杨梅风毒，腰痛。

牛膝　川芎　羌活　五加皮　杜仲　甘草　地骨皮　薏仁各

一两　生地黄十两　海桐皮二两

上咬咀，用帛裹入无灰酒浸二七日，夏月三五日。每服一杯，日三五次。

### 消瘿酒百八

昆布三钱　海藻五钱　沉香　雄黄各一钱，研末　海螵蛸二钱

上为咀，用好酒一升汤煮。任意每服一二盅，或浸十余日亦可饮。

### 桑枝煎百九　大治口渴。

取嫩桑枝细切一升炒，以水三升，煎一升。日服三五剂，更多尤妙。《抱朴子》云：疗风痹干燥，臂痛脚气，四肢拘挛，上气眩晕。久服补肺消食，利小便，轻身，耳目聪明，令人光泽，其功不能尽述。

### 神仙截法百十　治痈疽发背、一切恶疮，预服则毒气不入内。

真麻油一斤，银器内熬十数沸，候冷

上用酒两碗，入油五盏。通口热服，一日用尽，缓则数日服之。吴安世云：吾家三世用之，无有不效。又闻猎者云：凡中药箭，急饮麻油，药毒即消，屡用甚验。按：上方凡大便秘结而毒蓄于内者，最宜用之以疏通其毒。若阴毒及大便不实者，乃非所宜。

### 砭法百十一　治丹毒疔疮红丝走散，或时毒瘀血壅盛。

用细瓷器击碎，取有锋芒者一块，以箸一根，劈开头尖夹之，用线缚定，两手指轻撮箸尾，令瓷芒正对患处，约悬寸许，再另用箸一根频击箸头，令毒血遇刺皆出，毒自减退。若毒气入腹膨胀者难治。

### 刺少商穴百十二　治咽喉急痛。

穴在手大指内侧去爪甲角如韭叶，刺入二分许，以手自臂勒

至刺处，出血即消。若重而脓成者，必须针患处，否则难治。

**洪丞相蟆针法**百十三　凡痈疡势焮毒盛，血凝不散者，宜用此法以杀其势。

治痈初作，先以笔管一个，入大蚂蝗一条，以管口对疮头使蟆吮，恶血得去其毒即散。如疮大，须换三四条。若吮正穴，蟆必死矣，屡试屡效。若血不止，以藕节上泥涂之即止。若疮头未明，以井边泥涂上，先干处即是。

**骑竹马灸法**百十四　治一切疮疡，无有不愈。

其法令病人以手肘凭几而坐，男左女右，将手臂竖起要直，乃用竹篾一条，自臂腕中曲处横纹间量起，贴肉直上至中指尖尽处截断为则，不量指甲。另用竹扛一条，令病人脱衣正身骑定，前后用两人扛起，令病者脚不着地，仍使人扶定，勿令伛偻，却将前量臂篾从竹扛上尾骶骨坐处，直贴脊背量至篾尽处记之，此取中之处，非灸穴也。又用薄篾量男左女右手中指节两横纹处，截为同身寸法，将此寸篾即安前脊中点记处，两边各开一寸，尽处即是灸穴，各灸五七壮，疽发于左则灸右，疽发于右则灸左，两边俱甚则左右皆灸。盖此穴乃心脉所过之处，凡痈疽皆心火之留滞，灸此则心火流通而毒自散矣，有起死回生之功，屡试屡验。

**神仙隔蒜灸法**百十五　治一切痈疽疮毒大痛，或不痛，或麻木，及治痘疗毒气炽盛，使诸痘不能起发，已起发者不能灌脓，已灌脓者不能收靥等证。如痛者灸至不痛，不痛者灸至痛，其毒随火而散，此攻散郁毒从治之法也，大有回生之功。其法用大蒜头去皮切三分厚，安疮头上，用艾壮于蒜上灸之，五壮换蒜复灸，或三五十壮，或一二百壮，愈多愈妙。未成者即消，已成者亦杀其大势，不能为害。如疮大用蒜捣烂摊患处，将艾铺上烧之，蒜败再换。或阴毒紫白色，不起发，不痛，不作脓者，尤宜多灸，仍服托里之剂。如灸后仍不痛，或不作脓，不起发者不治，此气血虚极也。

**附子饼**百十六　治溃疡气血俱虚，不能收敛，或风寒袭之，以致血气不能运行，皆令不敛。用炮附子去皮脐研末，以唾津和为饼，置疮口上，将艾壮于饼上灸之，每日灸数壮，但令微热，勿令痛，如饼干，再用唾津调和，务以疮口活润为度。

**豆豉饼**百十七　治疮疡肿毒硬而不溃，及溃而不敛，并一切顽疮恶疮。用江西豆豉饼为末，唾津和作饼子，如钱大，厚如三文钱，置患处，以艾壮于饼上灸之，干则再易。如灸背疮，用漱口水调饼覆患处，以艾铺饼上灸之。如未成者即消，已成者亦杀其大毒。如有子效，必气血虚败也。

**木香饼**百十八　治一切气滞结肿或痛，或闪肭，及风寒所伤作痛，并效。

木香五钱　生地黄一两

上以木香为末，生地黄杵膏和匀，量患处大小作饼，置肿处，以热熨斗熨之。

**香附饼**百十九　治瘰疬流注肿块，或风寒袭于经络，结肿或痛。

用香附为末，酒和量疮毒大小作饼，覆患处，以热熨斗熨之。未成者内消，已成者自溃。若风寒湿毒，宜用姜汁作饼。

**神效桑枝灸**百二十　治发背不起，或瘀肉不溃，此阳气虚弱。用桑枝燃着，吹熄其焰，用火灸患处片时，日三五次，以助肿溃。若腐肉已去，新肉生迟，宜灸四畔。其阴疮瘰疬，流注臁疮，恶疮久不愈者，亦宜用之。大抵此法，未溃则解热毒，止疼痛，消瘀肿，已溃则补阳气，散余毒，生肌肉。若阳证肿痛，甚或重如负石，初起用此法，出毒水即内消，其日久者用之，虽溃亦浅，且无苦楚。惜患者不知有此，治者亦不肯用此也。

**神效葱熨法**一二一 治流注结核，骨痈鹤膝，肢体肿块，或痛或不痛。或风寒袭于经络，流注肢体，筋挛骨痛。或跌仆损伤，止痛散血消肿之良法。或先用隔蒜灸法而余肿未消，最宜用熨，以助气血而行壅滞，其功甚大。用葱头细切，杵烂炒热敷患处，冷即易之，再或热熨数次，肿痛即止，其效如神。或用葱煎汤，熏洗伤处亦妙。或用葱一大把，束其数节，切为薄饼置患处，用热物熨之，或铺艾灸之亦可，必易饼多熨为妙。

**神仙熏照方**一二二

雄黄 朱砂 血竭真者 没药各一钱 麝二分

上五味，研细末，用绵纸卷为粗捻，约长尺许，每捻中入药三分裹定，以真麻油润透，点灼疮上。须离疮半寸许，自红晕外圈周围徐徐照之，以渐将捻收入疮口上，所谓自外而内也。更须将捻猛向外提，以引毒气，此是手法。此药气从火头上出，内透疮中，则毒随气散，自不内侵脏腑。初用三条，渐加至五七条，疮势渐消，可渐减之，熏罢随用后敷药。

广陵李杜云：背疮所患，惟内攻与外溃耳。证属火毒，酝酿斯成，不能外散，势必内攻，不能中出，势必旁溃。医者往往以凉药围解，多罹此二患。又阴疮不起发者，只有隔蒜灸一法，然亦未见凿凿取效。此方初用药捻熏照，以火引火，毒气外散，后用药敷围，追脓止痛，毒从孔窍及疮顶中出，可免旁溃矣。阴疮一照，即起红晕，状如蒸饼，变为阳证，可保无虞，此其奇中大略也。照法日每一次，初次用捻三根或四根，次日用四根或五根，再次渐至六七根止，大率看疮轻重，酌拈多寡。重者不过六七日，腐肉尽化为脓，从疮口中陆续涌出，新肉如石榴子累累而生，此时不必再照。围药终始如一，随疮势大小，渐渐收入。照围后不可听医用膏药贴盖，以致毒气怫郁，只剖葱叶量疮口贴之。凡照时先须用猪蹄煎汤，澄清洗去围药。如法熏照，等疮势大愈，肉生将满，始可用生肌散，或护以太乙膏，平复后膏药犹不可离，此其始末细微也。内服者，大要不出十宣散、护心散等方，最忌寒凉，恐伤胃气。此疮由恼怒郁结厚味所致，受病以年计，愈久则愈甚也。调摄之法，非惩忿窒欲，清散托里，治以前方，即卢扁复生有望而走耳。又前方初止治背疽，其后一切肿毒无不收功，盖法无定则，医贵变通，神而明之，存乎其人耳。余不佞善病，故留心方术，然未经累验，不轻授人。此一方初验于化南，再验于陈大参景山，及范中翰舍初，其他证亦曾用以推广，皆应手取效，辄赘其详于此。其传则道人孙氏，今大播广陵，余先慈赖以保安者廿年云。

池阳来阳伯云：王孝廉良甫为余言，广陵人有善神灯照者，疗渠发背神良，已求得其禁方矣，余识之。己酉岁，余客广陵，偶胕肿比于股，招所谓善疗者照之，不脓得愈。又馆友胡含素患发背，大如覆盂，神懵懵愦愦矣，延疡医至，束手，待肉腐糜方可用膏，徐长肌肉。问其术曰至此，问其候曰百日。果如其说，则含素将成乌有矣。遂急同弟辈求得前方刻本，按法治之，一日痛止，二三日神清，如脱桎梏、释重负，肉肿如盂者日缩而小，并未尝腐糜也。不月余脓尽，爽然起矣。奇矣哉！不表而汗，不针而溃，不灸而陷举，不补而实，不下而毒尽，凡医人之针刺不必用也。至理归于易简，大道本在目前，所谓不可不思议者也。古今道术入妙者皆如此类，兹重刻之，故为此叙。

曲梁聂云翰云：戊戌春暮，余病疽京邸，疽据背中，前与心对，初发微若黍粒，搔之痛痒关心，寒热交作，甫十日大若升，再十日大若斗，食逆便结，匝月目不一瞬，医方所载诸死候业已十犯八九，两绝复苏，自分无生，手条后事。偶从杨楚璞得李肖衡所传异人指授仙方，如法熏敷，越二日毒渐解，乃有起色，不易方而竟就痊，距初发浃廿旬。归家出以试人，轻仅逾月，重亦不出百日，靡不起者。盖余所感毒极重，势极大，又治极迟，即二三内外科名家皆束手失色，以为从所未闻未见，及试人则取验更捷，盖感有轻重，治有迟早也。顾念非此异方，不能起余必死异证，非余起死回生，不能白此方之神异，余以此方活，安忍天下人以此证危？因虑此方莫获广沛于天下，又虑天下忽视此方而不加笃信，或乱于耻功不已出之医口，疑似转盼间，致误大事而悔无及也，因赘数语以为此方之引。

咸林王维英云：丙午端阳日，余左臂患疽，其大如拳，用骑竹马法，灸之百十壮，疱起如铜钱，四围肿觉退。笥中蓄此仙方，命制药料，欲俟破后熏之，不识其初亦可熏也。客有备言可熏者，因于当日即熏十条，疮顶高收，四围色白，夜间毒肉从边化为稠脓，徐徐内溃，黏同胶鳔。每日如法熏照洗贴，五六日，中尖毒肉脱落一条，共有十三孔，疮外一指许旁串三孔，且痛且痒，即极力照之，初出黄水，次出稠脓，后流清浆，瞬息口收，并未再串。其原载敷药，长安中若不产豨莶、五龙二草，只用金银花三色敷之。干则觉痛，即去之不敷，并未用生肌散，惟护以太乙膏，月余尽痊。当此疮将愈，左臂又患一疽，正对无二，即照拈十条，敷以麸炒醋调文蛤膏，一日数更。次日五条，三日顶破脓出，不痛不痒，其毒尽散。同时有患别疮者，余付此药熏之，随熏即散，并未成形。乃知是方也，真仙方哉！真仙方哉！持此疗疮，天下无疮矣。余恐世人但知疮破后可照，不识照初发者尤易散；又恐因敷药不全，并弃前方，不识敷药不用亦可也，故备述终始，以神此方之用。

**洗药神效散**一二三　　洗阴湿诸疮。

蛇床子二两　朴硝一两

上每用一两，水二碗，煎数沸，洗疮拭干，掺生肌药。

**雄黄解毒散**一二四　　治一切痈肿溃烂。毒势甚者，先用此药二三次，以后用猪蹄汤。

雄黄一两　白矾四两　寒水石煅，一两半

上俱为末，用滚汤二三碗，乘热入药末一两洗患处，以太乙膏或神异膏贴之。

**猪蹄汤**一二五　治一切痈疽杖疮溃烂，去恶肉，润疮口，止痛。

白芷　黄芩　当归　赤芍药　独活　生甘草　露蜂房连子者佳，各五钱

用猪蹄一只，水四五碗，煮熟去油渣，取清汤，入前药一两许，煎十数沸，去渣温洗，恶肉随洗而下，随用膏药贴之。按：此汤不必用黄芩，或以白矾易之更佳。

**集香散**一二六　洗痈疽溃烂。

白芷　藿香　茅香　香附　防风各三钱　木香　甘草各一钱

上用水三碗，煎数沸，去渣，淋洗患处。

立斋曰：此乃馨香之剂也，血气闻香则行，得臭则逆也，凡疮毒将尽未尽宜用之。若有瘀肉，宜先用雄黄解毒散解之，后用此方，洗后须即用膏药贴护，勿使风入肌肉易生，直至收口为度。最忌用生肌之药。

**敷药方**一二七

车前草　豨莶草　金银花　五爪龙草

上四味，鲜草，一处捣烂，加多年陈米粉，即常用糨衣者，初起时仍加飞盐少许，共调为稠糊敷疮上，中留一顶拔脓出。若冬时无鲜者，用干叶为末，陈醋调敷亦可。或五龙草一时难得，即单用四味亦能奏功，不必拘执也。阳伯曰：疮毒初起毒盛者，须内服败毒药数剂；其有气血薄弱者，亦须用托里药数剂，则万全之计耳。

**《秘传》围药铁井栏**一二八　敷一切恶毒，即收敛消肿，

神效。

牛粪灰晒干烧灰，用新瓷罐盛之，干处加倍用　铁线草　草乌　文蛤　白及　白蔹　贝母心　陈小粉炒极黄色，各等份

上为末，用高醋熬热调药如糊敷疮，四围中留钱孔以出毒气，干则易之。疮势恶甚者，用飞龙夺命丹等药，出汗，无不效。

**大黄揭毒散**一二九　敷热壅肿毒。

大黄一两半　白及一两　朴硝二两

上为末，井水调搽，干则润之。

**草乌揭毒散**百三十　治一切痈疽肿毒。

草乌　贝母　天花粉　南星　芙蓉叶等份

上为末，用醋调搽四围，中留头出毒，如干，用醋润之。

**抑阴散**一三一　治疮疡元气虚寒，焮肿不消，或不溃敛，或筋挛骨痛，一切冷证。

草乌二两　南星煨　赤芍药炒　白芷各一两　肉桂五钱

上为末，葱汤调涂，热酒亦可。

**抑阳散**一三二　一名洪宝丹。治疮属纯阳，肿痛发热。

天花粉三两　姜黄　白芷　赤芍药各一两

上为末，茶汤调搽患处。

**阴阳散**一三三　治疮属半阴半阳。

紫荆皮炒，五两　独活去节，炒，一两　赤芍药炒　白芷　石菖蒲各二两

上为末，葱酒调搽。

**神功散**一三四　诸发背痈疽，及诸疮，不问肿溃皆效。

黄柏炒　草乌炒，各一两

上为末，用漱口水调入香油少许搽患处，如干，仍用水润之。

**清凉救苦散**一三五　治大头瘟肿甚者，以此药敷之。

芙蓉叶　霜桑叶　白蔹　白及　大黄　黄连　黄芩　黄柏
白芷　雄黄　芒硝　山慈菇　赤小豆　南星　金钱重楼

上等份为末，蜜水调敷肿处，以翎频扫之。

**二黄膏**一三六　敷一切肿毒，热浮在外，或时气热壅者。

黄柏　大黄各等份

上为末，用醋调敷，如干，用水润之。

**回阳玉龙膏**一三七　治阴疽发背，寒邪流注，风湿冷痹，诸
脚气冷痛无红赤者，及跌仆所伤为敷凉药，或人元气虚寒，肿不
消散，或不溃敛，及痛肿坚硬，肉色不变，久而不溃，溃而不
敛，或鼓雄风筋挛骨痛，一切阴寒冷证第一药也。

草乌　肉桂各五钱　姜黄炒　南星煨　白芷　赤芍药炒，各一两

上为末，葱汤或热酒调涂。

**冲和膏**一三八　治一切疮肿，不甚焮热，积日不消。

紫荆皮炒，五两　独活去节，炒，三两　赤芍药炒，二两　白芷
菖蒲各一两

上为末，葱头煎汤调搽。

**麦饭石膏**一三九　治疮疽初起，先以麦饭石膏涂之，俟疮根
渐收，即敷神异膏敛之。但麦饭石膏难于修合，用神异膏亦效。

白麦饭石炭火段，醋淬数次，研极细二两。据《本草》所载，凡石如饭
团，粒粒黏结成块者即是，皆可用也。鹿角生取带脑骨者，断之，用炭火烧烟尽，
研极细四两

上用米醋调和，入砂器煎，以竹片不住手搅熬成膏。先用猪
蹄汤洗患处，以鹅翎拂涂四围，干则以醋润之，若腐烂者，用布
帛摊贴之。李氏曰：麦饭石膏治发背痈疽神妙，惜世罕知。有患
痈不溃而危者，全用此膏，一夕顿溃。凡疽得脓，其毒始解，或
有不溃者，须用此膏，故录之俾精择修合，以取十全之功也。尝

见世间医者，每有妙方，秘而不传，或更改以惑人，诚可恶也。余思西华麦饭石膏守死不传，其立心私刻，君子鄙之矣。

**黑末子**百四十　治疥毒。

用羊角连内骨烧存性，为末。酒调三钱，分上下服之，疮可散。立斋曰：此方未尝用，盖秘方也。尝治面上或身卒得赤斑，或痒或癔毒，此而不治，亦乃杀人。以羚羊角烧存性，研为极细末，以鸡子清调涂之，甚效。本草亦云然。

**乳香定痛散**一四一　治疮疡溃烂，疼痛不可忍，诸药不效者。

乳香　没药各二钱　寒水石煅　滑石各四钱　冰片一分

为细末，搽敷患处，痛即止。此方乳没性温，佐以寒剂制之，故寒热之痛皆妙。

**乌金膏**一四二　治发背中央肉死，涂之即腐；未死，涂之即生。若初起肿痛，用点数处，则解毒顿消，若瘀肉腐黑，涂之即溃。若恶疮顽疮，元气无亏，久不收敛者，内有毒根，以纸牛蘸纤其内。有等发背因元气虚弱，或因克伐，元气亏损，毒气散漫，中黯外赤，不腐不溃，须服大补之剂，中涂三四寸许，至五六日间，赤黯之界自有裂纹如刀划之状，中央渐溃渐脱，内用纯阳之药以接其元气，庶能收敛。若妄用刀针，去肉出血，则阳随阴散，元气愈伤，或涂凉药则毒气不解，气血愈虚，非徒无益，适以害之矣。其方用巴豆去壳炒黑，研为膏，点肿处，或涂瘀肉上，则自消化，或加乳香少许亦可。如涂疮内，或加香油少许调稀可用。若余毒不敛者，以此纤之，不致成痛。

**透骨丹**一四三　此溃脓药，外科不可缺。

蟾酥　硼砂　轻粉　巴豆各五钱　蜗牛二个　麝香一分

上先将巴豆研如泥，次入蜗牛、麝香再研，后入各药研极细，以小瓷瓶收藏。每用少许以乳汁化开，先用铁轻轻拨破毒头，挑药米粒许纳于疮口，外用清凉膏贴之。

**铁头散**一四四　治一切顽疮，内有脓管瘀肉，或瘰疬结核不化，疮口不合，宜此药追蚀腐之。

赤石脂五钱　轻粉　麝香各五分　乳香　白丁香各三钱　生砒黄丹各一钱　蜈蚣一条，炙干

上为末，搽瘀肉上，其肉自化。若疮口小或痔疮，用糯米糊和作细条，阴干纴入，外以膏药贴之。凡疮口久不合者，内有脓管，必须用此腐之，内服托里之药。

**代针膏**一四五　治疮疡脓熟不溃。

乳香二分　白丁香真者是　巴豆炒焦　碱各五分

上为末，热水调点疮头上，常以碱水润之，勿令其干。

**替针丸**一四六　治脓成不溃者。

白丁香　硇砂另研　真没药　乳香各一匙

糯米　四十粒，先以矿灰拳大一块，置瓷碗内，量入井水，待热气将息，以米排入灰中，良久候米如水晶状，取出用之，如米未就，再用灰制。

上各另为末，然后和匀收贮。用时以饭丸麦粒大，每用一粒，水湿粘疮头上，其脓自出。凡疮疡血气壮实，脓成不溃者，宜用此药以泄其毒，则肌肉易生，疮口易敛。若气血亏损者，须用甘温之剂以培根本，否则不惟不溃，且难收敛。若附骨疽及紧要之地，当及时针砭出之为善。

**三合散**一四七　治痈疽不肯作脓。

新巴豆肉　明砒　斑蝥等份

上为细末，纴疮内，恶肉自化。

立斋曰：此方药性太毒，果有恶毒之证，宜用腐之，取其以毒攻毒也。若以阳气虚，不能腐化成脓者，宜用大补之剂及桑木灸之。丹溪云：气血壮实，脓自涌出。大抵疮之溃敛迟速，总由血气之盛衰使然也。

**藜芦膏**—四八　治一切疮疽胬肉突出，不问大小长短，用藜芦一味为末，以生猪脂和研如膏涂患处，周日易之。

**生肌散**—四九　治疮口不合。

木香　轻粉各二钱　黄丹　枯矾各五钱

上为细末，用猪胆汁拌匀晒干，再研细，掺患处。

立斋曰：此方乃解毒去腐搜脓之剂，非竞自生肌药也，盖毒尽则肉自生。常见患者往往用龙骨、血竭之类以求生肌，殊不知余毒未尽，肌肉何以得生，反增腐烂耳。若此方诚有见也。

**收口糁药**百五十

李氏云：龙游有患背疽者，大溃，五脏仅隔膜耳，自谓必死。用鲫鱼去肠，实以羯羊粪，烘燥为末，干糁之，疮口自收。此出洪氏方，屡用有效，故附于此。须候脓少欲生肌肉时用之。

**桔梗汤**—五一　治咳嗽吐脓，痰中有血，胸膈两胁作痛，烦闷作渴，或出臭浊，已成肺痈证。

桔梗炒　贝母　当归酒浸　瓜蒌仁　枳壳麸炒　薏仁　桑白皮炒　百合蒸，各一钱五分　五味子炒　知母炒　地骨皮　甜葶苈炒　甘草节　防己　黄芪　杏仁各五分

水二盅，煎服。

**《济生》桔梗汤**—五二　治肺痈咳嗽脓血，咽干多渴，大小便赤涩。

方如前，但少五味、葶苈、知母、地骨皮四味。

用水二盅，姜五片，煎八分。食远服。大便秘者，加大黄。

**人参五味子汤**—五三　治气血劳伤，咳脓咯血，寒热往来，夜出盗汗，赢瘦困乏，一切虚损肺痿之证并治。

人参　五味子炒，捣　熟地黄　当归酒炒　白术炒　白茯苓　炙甘草　陈皮　桔梗炒　前胡各一钱　黄芪炙　地骨皮　桑白皮炒　枳壳炒　柴胡各七分

水一盅半，生姜三片，煎八分。食后服。

**四顺散**一五四　治肺痈吐脓，五心烦热，壅闷咳嗽。

贝母<sub>去心</sub>　紫菀<sub>去苗</sub>　桔梗<sub>炒，各一钱半</sub>　甘草<sub>七分</sub>

水一盅半，煎七分，食远服。如咳嗽，加杏仁。亦可为末，白汤调服。

**合欢饮**一五五　治肺痈久不敛口。

用合欢皮、白蔹，二味同煎服。合欢皮即槿树皮也，亦名夜合。

**紫菀茸汤**一五六　治饮食过度，或煎煿伤肺，咳嗽咽干，吐痰唾血喘急，胁痛不得安卧，肺痿等证。

紫菀茸<sub>去苗</sub>　桑叶<sub>经霜者</sub>　款冬花　百合<sub>蒸焙</sub>　杏仁<sub>去皮尖</sub>　阿胶<sub>蛤粉炒</sub>　贝母<sub>去心</sub>　半夏<sub>制</sub>　蒲黄<sub>炒，各一钱</sub>　人参　犀角<sub>镑末</sub>　甘草<sub>炙，各五分</sub>

水一盅半，生姜三片，煎七分，入犀角末。食后服。

**升麻汤**一五七　治肺痈胸乳间皆痛，吐脓腥臭。

川升麻　桔梗<sub>炒</sub>　薏苡仁　地榆　黄芩<sub>炒</sub>　赤芍药<sub>炒</sub>　牡丹皮　生甘草<sub>各一钱</sub>

水二盅，煎八分。食远服。

**如金解毒散**一五八　治肺痈。

桔梗<sub>一钱</sub>　甘草<sub>一钱半</sub>　黄连<sub>炒</sub>　黄芩<sub>炒</sub>　黄柏<sub>炒</sub>　山栀<sub>炒，各七分</sub>

水二盅，煎八分。徐徐陆续饮之，不可急服。按：此方乃降火解毒之剂也，凡发热烦渴，脉洪大者，用之即效。若脉数，咳痰腥臭，或唾脓瘀者，宜用桔梗汤。

**如圣栝黄丸**一五九　治肺痈咳而腥臭，或唾脓瘀，不问脓之成否并效。肺家之病虽有方，惟此方功效甚捷，不可忽之。

栝黄<sub>一两，为末</sub>　百齿霜<sub>即梳垢，二钱</sub>

用糊为丸，如桐子大。每服三五十丸，米饮下。柘黄，乃柘树所生者，其色黄，状如灵芝，江南最多，北方鲜有。

**葶苈散**百六十 治过食煎煿，或饮酒过度，致肺壅喘不能卧，及肺痈浊唾腥臭。

甜葶苈 桔梗炒 瓜蒌仁 川升麻 薏苡仁 桑白皮炒 葛根各一钱 甘草炙，五分

水一盅半，生姜三片，煎八分。食后服。

**知母茯苓汤**一六一 治肺痿喘嗽不已，往来寒热，自汗。

知母炒 茯苓 炙甘草 人参 白术 五味子炒，捣 麦门冬 半夏制 薄荷 桔梗 柴胡 款冬花各一钱 阿胶蛤粉炒 黄芩炒，各二钱 川芎五分

水二盅，姜三片，煎一盅。食远服。

**四味排脓散** 一六二 治肺痈吐脓，五心烦热，壅闷咳嗽。

嫩黄芪盐水炒 白芷 五味子研，炒 人参等份

上为细末。每服三钱，食后蜜汤调下。

**八味排脓散**一六三 治肠痈少腹胀痛，里急后重，脉滑数，或时时下脓。

黄芪炒 当归酒拌 金银花 穿山甲蛤粉炒 白芷 防风 连翘 瓜蒌各三钱

水二盅，煎八分，食前服；或为末，每服三钱，食后蜜汤调下。如脓将尽，去穿山甲、连翘，倍当归，加川芎。

**薏苡仁汤**一六四 一名瓜子仁汤。治肠痈腹中疗痛，或胀满不食，小便短涩。妇人产后多有此证，纵非痈，服之尤效。

薏苡仁炒，五钱 瓜蒌仁三钱 牡丹皮 桃仁去皮尖，各二钱

上水煎。空心服。

**牡丹皮散**一六五 治肠痈腹濡而痛，时时下脓。

牡丹皮 人参 黄芪炒 白茯苓 天麻 白芷 桃仁去皮尖

薏苡仁　当归　川芎各一钱　官桂　甘草各五分　木香三分

上水煎服。

**梅仁汤**一六六　治肠痈壅痛，大便秘涩。

梅仁九个，去皮尖　大黄炒　牡丹皮　芒硝　犀角镑，各一钱
冬瓜仁三钱，研

上水煎，入犀角末服。

**大黄汤**一六七　一名牡丹皮汤。专治肠痈小腹坚肿而热，按之则痛，肉色如故，或焮赤微肿，小便频数，汗出憎寒，其脉沉紧，脓未成者，急服之。

牡丹皮　瓜蒌仁各三钱　桃仁去皮尖　大黄煨　芒硝各二钱

水二盅，煎一盅。食前服。本方去瓜蒌，即名大黄牡丹汤。立斋曰：此方乃行血破血之剂也，如发热自汗恶寒，小腹作痛，小便如淋，脉未数者有效。丹溪曰：小腹肿痞，按之痛，小便如淋，或自调，发热身无汗，复恶寒，其脉迟紧者，脓未成，宜下之，当有血，此结热所成也，故《金匮》用大黄利之，即此方也。若无前证，恐不宜用。其有脉滑数，腹内胀痛，或时时后重，而脓已下，宜用八味排脓散、蜡矾丸，及托里之药。

**射干汤**一六八　治胃脘痈吐脓血。

射干去毛　山栀仁　赤伏苓　升麻各一钱　白术五分　赤芍药
一钱半

上水煎服。

**槐花散**一六九　治肠风脏毒下血。

槐花炒　熟地黄　青皮　白术炒　荆芥穗　当归身酒拌　升麻
各一钱　川芎四分

上为末。每服三钱，空心米饮调下。水煎服亦可。

**除湿和血汤**百七十　方在和阵二一九。治阳明虚陷，湿热便血腹痛。

**夏枯草汤**一七一 治瘰疬马刀，已溃未溃，或日久漏者。

夏枯草六两

水二盅，煎七分，去渣。食远服，此生血治瘰疬之圣药，虚甚者，当煎浓膏服，并涂患处，多服益善，兼十全大补汤加香附、贝母、远志尤善。

**必效膏**一七二 治瘰疬气血尚无亏损，疬核不愈，内服此药，外以针头散腐之。若气血虚者，先服益气养营汤数剂，后服此药。服后疬毒尽下，再服煎汤数剂。

南硼砂二钱半 轻粉一钱 麝香五分 巴豆五个，去膜 白槟榔一个 斑蝥四十个，去头翅，同糯米炒

上同为极细末，取鸡子二个，去黄用清调药，仍入壳内，以湿纸数重糊口，入饮瓶蒸熟，取出曝干研末。虚者每服半钱，实者一钱，用炒生姜酒或滚汤于五更调服。如觉小腹痛，用益元散一服，其毒俱从小便出。胎妇勿饵。疮毒去后，多服益气养营汤，疮口自合。此药斑蝥、巴豆似为峻利，然巴豆能解斑蝥之毒，用者勿畏。余于京师遇一富商，项有疬痕一片颇大，询其由，彼云因怒而致，困苦二年，百法不应，忽有方士与药一服即退，二三再服顿退，四服而平，旬日而痊，以重礼求之，乃是必效散，因修合济人，无有不效。丹溪亦云，必效散与神效瓜蒌散相兼服之，自有神效，常以二剂兼补剂用之，甚效，故录之。但此药虽云峻利，然疬毒之深者，非此不能解，故宜用之。惟血气虚者不可用，恐其有误也。又一道人治此证，用鸡子七个，每个入斑蝥一枚，饭上蒸熟，每日空心食一个，求者甚多。考之各书瘰疬门及《本草》亦有之，然气血虚者恐不能治也。

**射干连翘散**一七三 治寒热瘰疬。

射干 连翘 玄参 赤芍药 木香 升麻 前胡 栀子仁 当归 甘草各一钱 大黄二钱

水煎。食后服。

**如神散**—七四　治瘰疬已溃，瘀肉不去，疮口不合。

松香末<sub>一两</sub>　白矾<sub>三钱</sub>

为末。麻油调搽，干渗亦可。

**遇仙无比丸**—七五　治瘰疬未成脓，其人气体如常，宜服此丸。形气觉虚者，宜先服益气养营汤，待血气少充，方服此丸，核消后，仍服前汤。如溃后有瘀肉者，宜用针头散，更不敛，亦宜服此丸，敛后再服前汤。

白术<sub>炒</sub>　槟榔　防风　黑丑<sub>半生半炒取头末</sub>　密陀僧　郁李仁<sub>炮，去皮</sub>　斑蝥<sub>去足翅，用糯米同炒，去米不用</sub>　甘草<sub>各五钱</sub>

为细末，水糊丸，梧子在。每服二十丸，早晚煎甘草槟榔汤下。服至月许，觉腹中微痛，自小便中取下疬毒如鱼目状，已破者自合，未脓者自消。

**《肘后》治瘿方**—七六

凡项下卒结囊欲成瘿者，用海藻一斤，洗去咸，浸酒饮之，不可间断，须要时时饮二三杯，有酒气方妙。

**神效开结散**—七七　消瘿块甚效。

橘红<sub>四两</sub>　沉香　木香<sub>各二钱</sub>　珍珠<sub>四十九粒，入砂罐内，以盐泥封固，煅赤取出，去火毒用</sub>　猪靥肉子<sub>四十九枚，用豚猪生项间如枣子者</sub>

上为末。每服一钱，临卧酒调徐徐咽下。患小者三五服，大者一剂可愈。切忌酸咸油腻滞气之物。须用除日于静室修合。

**生地黄丸**—七八　治师尼、寡妇、室女乍寒乍热而患疮疡，及颈间结核，肝脉弦长而出鱼际，外无寒邪，内多郁火者，宜此治之。

生地<sub>一两，酒拌杵膏</sub>　秦艽　黄芩　硬柴胡<sub>各半两</sub>　赤芍药<sub>一两</sub>

上为末，入地黄膏加炼蜜为丸，桐子大。每服三五十丸，乌梅汤日进二服。

《外台》昆布丸—七九　治项下结囊欲成瘿者。

昆布<sub>酒洗</sub>　海藻<sub>酒洗，各等份</sub>

上为末，炼蜜丸，弹子大。含化咽之。

《济生》玉壶散百八十　治三种毒瘿。

海藻　海带　昆布　雷丸<sub>各一两</sub>　广茂　青盐<sub>各半两</sub>

上为细末，老米饮为丸，桐子大。不拘时噙化四五丸。

**神效瓜蒌散**—八一　治乳痈及一切痈疽，初起肿痛即消，脓成即溃，脓出即愈。治痈之方甚多，独此方神效，瘰疬疮毒尤效，凡一切痈疽余毒皆宜用之。

瓜蒌<sub>一个，烂研</sub>　当归<sub>酒洗</sub>　生粉草<sub>各半两</sub>　乳香　没药<sub>各一钱</sub>

上用酒煎服，良久再服，如不能饮，以酒水各半煎之。如数剂不效，宜以补气血之药兼服之。若肝经血虚，结核不消，佐以四物、柴胡、升麻、白术、茯苓。若肝脾气血虚弱，佐以四君、芎、归、柴胡、升麻。若忧郁伤脾，气血亏损，佐以归脾汤。

**海藻散坚丸**—八二　治肝经瘿瘤。

海藻　昆布　龙胆草<sub>酒拌炒焦。各二两</sub>　小麦<sub>醋煮炒干，四两</sub>

上为末，炼蜜丸，桐子大。每服二三十丸，临卧白汤送下，或噙化咽之尤好。凡患瘰疬，服调治之药未应，宜佐以此上二方。一方有柴胡二两。

**连翘饮子**—八三　治乳内结核。服数剂如不消宜兼服八珍汤。初起有表证者，宜先解散。

连翘　川芎　瓜蒌仁<sub>研</sub>　皂刺<sub>炒</sub>　橘叶　青皮　甘草节　桃仁<sub>各一钱半</sub>

上水煎。食远服。

**清肝解郁汤**—八四　治肝经血虚风热，或郁火伤血，乳内结核，或为肿溃不愈，凡肝胆经血气不和之病，皆宜用此药。

人参　熟地黄　芍药<sub>炒</sub>　茯苓　山栀<sub>炒</sub>　贝母<sub>各一钱</sub>　柴胡

牡丹皮 川芎 陈皮各五分 当归 白术各一钱半 甘草五分

上水煎服。

**羌活白芷散**一八五 治风热血燥，手掌皱裂，或头面生疮，或遍身肿块，或脓水淋漓。

羌活 白芷 荆芥 软柴胡 蔓荆子 防风 甘草 牙皂 黄芩酒炒 黄连酒炒，各一钱

上水煎服。

**胡麻散**一八六 治风热瘾疹瘙痒。

胡麻子一两二钱 苦参 荆芥穗 何首乌各八钱 威灵仙 防风 石菖蒲 牛蒡子炒 甘菊花 蔓荆子 白蒺藜炒 炙甘草各六钱

上为末。每服二钱，食后薄荷汤调服，茶清亦可。

**四生散**一八七 治臁腿疮淫不愈，或眼目昏花，名肾脏风，并治风癣疥癞，血风疮证。

黄芩 独活 白附子真者 白蒺藜等份

上为末。每服二钱，用猪腰子一枚，批开入药，湿纸包裹煨熟，空心连腰子细嚼，盐汤送下。

**槟苏散**一八八 治风湿流注，脚胫酸痛，或呕吐不食。

槟榔 木瓜 陈皮 炙甘草各一钱 香附 紫苏各五分

水一盏半，生姜三片，葱白三茎，煎一盏。空心服。

**升麻和气饮**一八九 治风癣疮疥热结，大便不通。

当归 陈皮各一钱半 枳壳麸炒 芍药酒炒 半夏制 桔梗炒 白芷 苍术米泔浸，炒 干葛 白茯苓 甘草炙，各一钱 干姜炒 大黄各五分 升麻三分

上水煎服。

**当归饮**百九十 治风湿血热，瘾疹痒痛，脓水淋漓，疮疥发热等证。

当归　川芎　生地黄　白芍药　白蒺藜<sub>炒</sub>　黄芪　何首乌<sub>不见铁。各钱半</sub>　防风　荆芥　甘草<sub>各一钱</sub>

上水煎服。

**羌活当归散**一九一　治风毒血热，头面生疮，或赤肿，或成块，或瘾疹瘙痒，脓水淋漓。

羌活　当归　川芎　升麻　防风　白芷　荆芥　鼠黏子<sub>蒸</sub>　黄连<sub>酒炒</sub>　黄芩<sub>酒炒</sub>　连翘　甘草

上用酒拌晒干。酒煎服。

**一扫散**一九二　治癣疥。

防风　荆芥　苦参　地骨皮　薄荷<sub>等份</sub>　甘草<sub>减半</sub>

上为末。蜜水调服三钱，不过三五服可净。或炼蜜丸，桐子大。每服五七十丸，食远茶清送下。

**乌金散**一九三　敷肾囊破烂、下疳等证。

麸炭　紫苏叶

上等份为末。香油调搽，用紫苏叶包裹之。

**蛇床子散**一九四　治一切风癣疥癞瘙痒，脓水淋漓。

蛇床子　独活　苦参　防风　荆芥<sub>各三钱</sub>　枯矾　铜绿<sub>各一两，二味另为末</sub>

上为末。麻油调搽。

**金黄散**一九五　敷天疱湿热等疮。

滑石　粉甘草<sub>此当半用为是</sub>

上等份为末。搽敷。此方或加绿豆末，以治湿热肥疮更妙。当以此方加枯矾少半，用治肥疮大效。

**白粉散**一九六　治诸疳疮。

海螵蛸<sub>三分</sub>　白及<sub>一分</sub>　轻粉<sub>一分</sub>

上为末。先用浆水洗拭，干傅。

**滑石散**一九七　治小儿天疱疮。

好滑石　黄柏

上共为末敷之。仍内服荆防败毒散，或金银花散。热甚者，宜服大连翘饮。一方名碧玉散，以青黛调前二味如泥，用皂刺挑破泡水，次敷药，神效。

**《秘方》仙遗粮汤**一九八　治一切杨梅疮，不拘始终虚实，皆可取效。

土茯苓即名仙遗根。用鲜者二两，洗净，以木石臼捶碎。

用水三碗，煎两碗，去渣，入后药煎服。

当归　生地　防风　木通　薏仁各八分

金银花　黄连　连翘各一钱　白术　白鲜皮各七分　皂刺六分甘草四分

加灯心二十根，用遗粮汤二碗，煎一碗。食远服。

**土萆薢汤**一九九　治杨梅疮及瘰疬、咽喉恶疮，痈漏溃烂，筋骨拘挛疼痛皆妙。

用土萆薢即土茯苓二三两，以水三盅，煎二盅，不拘时徐徐服之。若患久，或服攻击之剂，致伤脾胃气血等证，以此一味为主，外加对证之药，无不神效。

**五加皮饮**二百　治杨梅棉花疮，百发百中，亦可煮酒以治结毒。

当归　木瓜　生地黄　熟地黄　羌活　薏仁各一钱　防风荆芥　赤芍　苦参　大枫藤各七分　五加皮二钱　甘草　僵蚕各五分

上每服入土茯苓四两，猪肉四两，用水二大碗，煎一碗。食前温服，渣再煎，连肉食之。忌生冷、鱼腥沙气牛肉茶酒醋。所用土茯苓忌铁器。若治疯毒，口服此药外，以此药煎膏，或丹收，或粉收贴之。

**换肌消毒散**二百一　一名萆薢汤。治时疮不拘初起溃烂。

土茯苓五钱或一二两　当归　白芷　皂刺　薏仁各一钱半　木瓜

不犯铁器　白鲜皮　木通　金银花各一钱　甘草五分

上水煎服。甚者，土茯苓用至四五两更妙。

**蠲痹消毒散**二百二　治时疮肢节筋挛。

姜黄　土茯苓　独活各五钱　白术　当归各一钱半　芍药一钱
白芷五分

上水煎服。

**七贴方**二百三　治杨梅棉花疮。

防风　忍冬　皂刺　蝉蜕去头足　连翘　白鲜皮　五加皮
荆芥　穿山甲炒，各一钱　生地　木瓜去心，忌铁　僵蚕炒，各一钱半
皂子七个　薏仁三钱　土茯苓四两

上用水四碗，煎二碗。食远分二次服之。忌牛羊茶酒醋
房事。

**茯苓膏**二百四　治杨梅疮，并治疯毒。

当归　白蒺藜　羌活　生地　熟地　甘草去皮　连翘　木通
各三钱　土茯苓半斤

上为粗末，用水五六碗，熬将半，用绢滤去滓，再熬成膏，
晾冷。每服一大酒盅，日三服。轻者五六料，重者十料，痊愈。
熬药须用砂锅。忌房事、鸡、鱼、牛肉、椒、醋等发物。

**五宝丹**二百五　治九种杨梅结毒，并及儿女者。

琥珀透明血色者，用甘草水煮过，三分半　珍珠炒过，三分半。一方用
豆腐包蒸　朱砂透明者，三分半　钟乳石用木香、甘草各一钱同煮干，用三
分半　飞罗面炒过，三分半　冰片半分，临时加

上俱为极细末，瓷罐收贮听用。服法：每日用土茯苓成块者
一斤，洗净，用石敲碎，先入水二升，煮取汁四碗，收瓷器内，
将前渣再入水四五碗，煮汁二碗，并入前汁内为一日之用。若病
在上者，加木香二钱；病在下者，加牛膝一两，与土茯苓同煎。
病者不得另饮茶汤，但将土茯苓汤时时饮之。若饮汤半盅，加五

宝丹二厘，饮一盅，加四厘，体厚者，加六七厘，一日内服尽此汤为度。在上饱服，在下饥服。忌茶酒并一切发风动气之物。其毒贴清凉膏，或加掺药收口。若旧有轻粉等毒，服药后当尽发出，无则不发也。大忌房事。轻者十服，重者二七服痊愈。

**《医统》杨梅痈漏方**二百六　不问年深者并效。

土茯苓五两　金银花一两　皂刺　花椒　牛蒡　郁金　当归各五分　黑铅三两熔化，入水银五钱，乘热擂为粉，分五分，听临后另入煎药用

上咀，分作五帖。用水二盅，入葱一根，煎至一盅，去渣，再入铅粉一分，煎至八分。食远服。

上铅粉煎后，仍可取起，盖杨梅痈漏多因服轻粉积毒而成，此以水银、花椒、黑铅，仍收引轻粉之毒从类而出也。此药每以五帖为一料，初服一帖，要取微汗。取汗法先以金银花一两，或忍冬藤叶尤妙，防风、荆芥、花椒各半两，煎汤二斗，于不透风处先熏后洗，自然汗出。即患二三十年者，只用此四料，四汗之，无不痊愈，忌牛肉烧酒，真妙方也。世人珍秘不传，徐春甫得之，用以治人，一一获效，故详载之以济人也。

**会脓散**二百七　治恶毒便毒初起之妙方也。

白芷　僵蚕炒　穿山甲煨，各二钱　大黄四钱　乳香　没药各一钱

上为末，以当归四钱，用酒、水各一盅，煎一盅，去渣，量人强弱，或全用，或一半调服之。此药若嫌太多，则咬咀为饮，大黄生加，煎服之尤妙。

**牡蛎散**二百八　治便毒，亦名血疝。

当归酒拌　甘草节　滑石煅，各一钱半　牡蛎二钱　大黄三钱　木鳖子五个，杵。非有大热者此味不可用，当去之，亦不必用。

水二盅，煎一盅，露一宿。五更顿服，冬月火温服。无论已未溃，脓血俱从大便出。此方乃咸寒导滞之剂，若久旷房室，大

小便秘，发热焮痛，或交感时强固精气，以致交错壅滞，而结为肿痛便秘者，最宜用之。若劳倦虚弱之人，不甚焮痛，大小便无热秘者，不宜轻用。

**牛黄双解散**二百九　治便痈内蕴热毒，外挟风邪，或交感强忍精气，以致淫精交错，壅结肿痛，或大小便秘，先用此药通解，更用调补之剂。

肉桂　大黄炒　芍药　牵牛杵炒　泽泻　桃仁去皮尖,炒,各二钱半　炙甘草　干姜各一钱

上分二剂，水煎。空心食前服。

**内托羌活汤**二百十　治臀痈肿痛，两尺脉紧，按之无力者。

羌活　黄柏各二钱　黄芪盐水炒　防风　当归尾　蒿本　肉桂连翘各一钱　炙甘草　苍术　陈皮各半钱

上水、酒煎服。

**加味泻肝汤**二一一　治肝经湿热不利，阴囊肿痛，或溃烂皮脱，睾丸悬挂，或便毒及下疳肿痛，或溃烂，皆治之。

龙胆草酒炒　当归梢　车前子炒　生地黄　芍药炒　泽泻　黄连炒　黄柏酒炒　知母酒炒　防风各一钱　甘草梢五分

水二盅，煎八分。食前服。外敷乌金散。

**加味托里散**二一二　治悬痈不消不溃。

人参　黄芪盐水炒　当归　川芎　麦门冬　芍药炒　黄柏酒炒知母酒炒　金银花　制甘草　柴胡各一钱

水二盅，煎八分。食前服。

**加味十全大补汤**二一三　治悬痈溃而不敛，或发热饮食少思。

人参　黄芪盐水炒　白术炒　熟地黄　当归　川芎　芍药炒茯苓各一钱　甘草炙　肉桂　五味子捣,炒　麦门冬各五分

水二盅，煎一盅。食前服。茎肿，加青皮。小便赤，加酒炒

黄柏、知母。小便涩，加车前子、山栀子俱炒用。

**五味当归散**二一四 治妇人阴中突出一物，长五六寸，名阴挺。

当归 黄芩各二两 牡蛎煅，一两半 猬皮炙，一两 赤芍药五钱

上为末。每服二钱，食前温酒调下，滚汤亦可。如不应，须以补中益气汤倍加柴胡、升麻兼服之。又方：用当归、穿山甲炒、蒲黄炒各半两，辰砂一钱，麝香少许，俱为末。每服三钱，酒调下，尤效。

**妇人阴疮**二一五 治妇人阴户生疮作痒。

杏仁炒 雄黄 白矾各五钱 麝香二分

上为末。敷入患处。

**塌肿汤**二一六 治妇人阴户生疮，或痒痛，或脓水淋漓。

甘草 干漆各三钱 生地黄 当归 黄芩 川芎各二钱 鳖甲五钱，炙

上用水数碗，煎数沸，去渣。当洗患处。

**白芷升麻汤**二一七 治妇人阴内脓水淋漓，或痒或痛。

白芷 升麻 黄连 木通 当归 川芎 白术 茯苓

上水煎服。更用塌肿汤浴洗之。

**痔漏肠红方**二一八 其效无比。

黄连去芦毛净一两，好酒浸一宿，捞起阴干为末 百草霜用草茅烧者，松柴者不用，一两，研细 乌梅肉一两，蒸软，即用前浸黄连酒蒸烂

上以三味同捣一处为丸，桐子大，如太干，仍如前酒捣丸之。每空心用酒送下四五十丸，三日见效，十日痊愈。

**地榆散**二一九 治血痔。

上用地榆为细末。每服二钱匕，食前米饮调下，日三服。

**臭椿皮散**二百二十 治痔漏下血，及脓不止。

臭椿皮微炒 酸石榴皮 黄连去须 地榆 阿胶炒珠，各一两

艾叶<sub>三钱，微炒</sub>

上为细末。每服二钱，食前粥饮调下。

**秦艽防风汤**二二一　治痔漏结燥，大便作痛。

秦艽　防风　当归<sub>酒拌</sub>　白术　黄柏　陈皮　柴胡　大黄<sub>煨</sub>泽泻<sub>各一钱</sub>　桃仁<sub>去皮尖</sub>　红花　升麻　甘草<sub>各五分</sub>

上水煎。空心服。

**猪脏丸**二二二　治大便痔漏下血。

猪大脏<sub>一条，控干，以槐花炒为末，填入脏内，两头扎定，瓦器内米醋煮烂</sub>

上捣和，再加糕糊为丸，桐子大。每服五七十丸，食前米饮或当归酒下。此方用黄连、猪脏二味，亦名猪脏丸，尤效。一方：先用海螵蛸炙黄，去壳为末，以木贼草煎汤调下，三日即效，或后服黄连猪脏丸。

**痔疮方**二二三

雄黄<sub>五分</sub>　五灵脂<sub>烧断烟</sub>　五倍子<sub>炒过，各一钱</sub>　没药<sub>三钱半，明者</sub>　白矾<sub>半生半熟，三钱</sub>

上为极细末，用纸托贴疮口上。

**三品锭子**二百二十四

上品　去十八种痔。

白明矾<sub>二两</sub>　白砒<sub>一两零五分</sub>　乳香　没药<sub>各三钱半</sub>　牛黄<sub>三钱</sub>中品　去五漏，及翻花瘤、气核。

白明矾<sub>二两</sub>　白砒<sub>一两三钱</sub>　乳香　没药<sub>各三钱半</sub>　牛黄<sub>二钱</sub>下品　治瘰疬，气核，疔疮，发背，脑疽诸恶证。

白明矾<sub>二两</sub>　白砒<sub>一两半</sub>　乳香　没药<sub>各二钱半</sub>　牛黄<sub>三分</sub>上将砒末入紫泥罐内，次用矾末盖之，以炭火煅令烟尽取出，并各药俱研极细方用糯米糊和为挺子，状如线香，阴干。纴疮内三四次，年深者五六次，其根自腐。如疮露在外，更用蜜水调搽，干上亦可。尝有一老媪，用此治瘰疬，索重价始肯为治。其方法乃是中品锭子，纴疮内，以膏药贴之，其根自腐，未尽再用，去尽更搽生肌药，数日即愈，人多异之。凡见其治气血不虚者果验，惟气血虚者，虽溃去亦不能愈。盖此与必效散相为表里，皆攻毒去邪之药也。

**羊胆膏**二二五　治痔漏、下疳疮。

腊月取羊胆一枚，入片脑末一分，置风处挂干。用时以凉水化开，频敷患处，内服槐子酒，或加味泻肝汤。若得熊胆更佳。如眼痛者，点之尤效。

**水银枣子膏**二二六　治虫痔痒不止。

水银一两　枣肉二两

上和研水银不见星，捻如枣核状。薄绵裹，内肛门中，明日虫出。若痛，加韶粉三分丸内之。

**熊胆膏**二二七　治痔痛极效。

熊胆五分　冰片一分

上研细。用井花水调，鸡翎扫痔上。

**蜗牛膏**二二八　敷痔痛极效。

蜗牛一枚，负壳有角者　冰片　麝香各少许

上同研烂，以瓷器盛，次早取汁敷痔上。

**芫花线**二二九　系痔漏瘤核。

用芫花一握，洗净，入木臼捣烂，加少水绞汁，于石器中慢火煎成膏，将丝线于膏内度过，晾干。以线系痔，当微痛，候痔干落，以纸捻蘸膏纳窍内去根，当永除根也。一方只捣汁浸线一夜用，不得使水。

**枯痔水澄膏**二百三十　治痔护肉。

郁金　白及各一两　一方加黄连。

上二味为细末。如患内痔，候登厕时翻出在外，用温汤洗净，侧卧于床，其痔即出。用蜜水调药得中，以篦簁涂谷道四边好肉上，留痔在外，以纸盖药上良久，然后用后枯药搽痔上，仍用笔蘸温水于纸上润之，勿令药干及四散。

好白矾四两　生信石二钱半　朱砂一钱，研极细

上各研为细末；先将砒入紫泥罐底，次将矾末盖之，用火煅令烟尽，其砒尽从烟去，止借砒气于矾内耳。将矾为极细末，看痔头大小，置矾末于掌中，乃入朱砂少许。以唾调稀，用篦簁涂痔上周遍，一日三上，看痔头颜色焦黑为效。至夜有黄水出，切勿他疑，水尽为妙。至中夜。上药一遍，来夜依然上药三次，有小痛不妨。换药时以碗盛温汤，用笔轻洗去旧药，更上新药，仍用护肉药，间用荆芥汤洗之。三两日之后，黄水出将尽，可于药中增朱砂，减白矾，则药力即缓，三两日可增减，渐渐取之，庶不惊人。全在看色增减，敷药厚薄，方是活法。此药只是借砒信之气，又有朱砂能以解之。一方士将此二方在京治人多效，致富。一富商以百金求得之，录于余，余虽未用，传人无不言效。但枯药则赵宜真炼师已刊于《青囊杂纂》，如神。《千金方》则未见刊传。大抵今人言能取痔者皆此方也。其有气血虚或挟内邪者，还当兼治其内，庶不有失。

**如神千金方**二三一　治痔无有不效。

好信石黄明者三钱，打如豆粒　明白矾一两，为末　好黄丹飞砂，五钱　蝎梢七个，洗净，瓦上焙干为末　草乌光实者，去皮生研，五钱

上用紫泥罐先将炭火煅红放冷拭净，先下明矾烧令沸；次下信入矾内拌匀，文武火煅，候沸再搅匀，次看罐通红烟起为度，将罐掇下，待冷取研为末，方入黄丹、草乌、蝎梢三味，再同研极细，以瓷罐收贮。如欲敷药，先煎甘草汤或葱椒汤洗净患处，然后用生麻油调前药，以鹅毛扫药痔上，每日敷药三次，必去黄水如胶汁，则痔头渐消。其年远者，不出十日可取尽，日近者俱

化为黄水。连根去净，更搽生肌之药。凡五痔皆可去之。此乃临安曹五方，为高宗取痔得效，后封曹官至察使。

《秘传》**正骨丹**二三二　治跌打损伤，骨折血瘀，而伤之重者，用此可续筋骨。

降真香　乳香　没药　苏木　松节　自然铜<sub>醋煅七次</sub>　川乌<sub>炮</sub>　真血竭<sub>各一两</sub>　地龙<sub>去土，酒浸烘干</sub>　生龙骨<sub>各一钱</sub>　土狗<sub>十个，浸油内死，烘干</sub>

上十二味，共重八两八钱，同为末。每服五钱，随病上下酒调服。觉药自顶门而至遍身，搜至病所，则飒飒有声，而筋骨渐愈，病人自知之。服药后仍服人参、白术、黄芪、当归、川芎、肉桂、甘草、白芷、厚朴以调补元气。

《本事》**接骨方**二三三　治打折损伤。

接骨木<sub>半两</sub>　乳香<sub>半两</sub>　当归　赤芍药　川芎　自然铜<sub>炒，醋淬，各一两</sub>

上为末，用黄蜡四两，溶化入前药搅匀，众手丸，龙眼大。如打伤筋骨及闪痛不堪忍者，用一丸，热酒浸开，乘熟饮之，痛即止。

**没药降圣丹**二三四　治跌打损伤，接续筋骨。

当归<sub>酒炒</sub>　白芍药　川芎　生地黄　苏木　川乌头<sub>炮　去脐</sub>　骨碎补<sub>炙</sub>　乳香<sub>另研</sub>　没药<sub>另研</sub>　自然铜<sub>火煅，醋淬十次，为末，各一两</sub>

上为末，生姜汁共蜜和丸，每一两作四丸。每服一丸，用米酒各半盏，煎至八分，空心热服。立斋曰：脾主肉，肝主筋。若肝脾气血亏损，或血虚有热而不愈者，当求其本而治之。

**十味没药丸**二三五　治打扑损伤，筋骨疼痛，或气逆血晕，或瘀血内停，肚腹作痛，或胸胀闷。

没药　乳香　川芎　川椒　当归　芍药　红花　桃仁　血竭<sub>各一两</sub>　自然铜<sub>四钱，火煅七次，醋淬</sub>

470

上为末，同黄蜡四两溶化，入前末，速搅匀，众手丸，弹子大。每服一丸，酒化下。立斋曰：按接骨散、没药丸，惟元气无亏者宜用，若肾气素怯或高年虚弱者，必用地黄丸，或补中益气汤以固根本为善。

**花蕊石散**二三六　治打扑损伤，腹中瘀血，胀痛欲死，服之血化为水，其功不能尽述。

硫黄明者四两　花蕊石一两

上为末，和匀，先用纸筋和盐泥固剂瓦罐一个，候干入药，再用泥封口，安在砖上，虚书八卦方位，用炭三十斤煅之，候罐冷取出。每服一钱，童便调下。立斋曰：前方若被伤已甚，元气亏损，内有瘀血，不胜疏导者，用前药一服，其血内化，又不动脏腑，甚妙，甚妙。

**黑丸子**二三七　一名和血定痛散。治跌打损伤，筋骨疼痛，或瘀血壅肿，或外感风寒，肢体作痛，或手足缓弱，行步不前。若流注膝风初结，服之自消；若溃后气虚发热，与补药兼服自敛。

百草霜　白芍药各一两　川乌炮　南星各三钱　赤小豆两半　白蔹一两六钱　白及　骨碎补　当归各八钱　牛膝六钱

上各另为末，酒糊丸，桐子大。每服三四十丸，盐汤、温酒任下，孕妇忌服。

**封口药**二三八　凡损伤皮肉破裂者，以此封之。

牡蛎煅　赤石脂生研　红丹上好者，等份

上为细末，香油调涂疮口。若欲消肿散血合口，加血竭干掺之。

**当归导滞散**二三九　治跌仆瘀血在内，胸腹胀满，或大便不通，或喘咳吐血。

大黄　当归等份

上为末。每服三钱。温酒下。阳气虚者，须加肉桂。

**复元活血汤**二百四十　治跌打损伤，瘀血流于胁下作痛，或小腹作痛，或痞闷，及便毒初起肿痛。

柴胡一钱半　天花粉　穿山甲炒，各一钱　当归酒拌　大黄酒炒，各一钱　红花　甘草各七分　桃仁二十，去皮尖研

上水一盏半，加酒半盏，煎八分。食前服之，以利为度。

**金疮方**二四一

凡金疮出血不止，用牛胆、石灰掺之即止。其主以腊月牛胆入风化石灰，悬当风候干用。一方：单用三七捣烂敷之，神效。又方：金疮出血不止，以五倍子生为末，干贴之；如不止而血热者，宜用犀角地黄汤之类。大凡金疮出血不止，若素本怯弱者，当补其气；若阴虚或有热者，当补其血；若因怒者，当平肝；若烦热作渴昏愦者，当补脾气；若筋挛搐搦者，当养肝血，不应，用地黄丸以滋肾水。

**金疮降真散**二四二

降真香用节佳　松香　文蛤

三味等份为末。无论诸伤血出断折，掺破处夹缚定，神效。

**金疮灰蛋散**二四三　治金疮出血不止，及久年恶疮。

石灰细研　鸡蛋清以和灰，成饼为度

上将灰蛋饼子煅过，候冷研细。遇金疮掺之；若多年恶疮，以姜汁调敷。一方单以石灰掺伤处裹定，亦血止而愈。

**龙骨散**二四四　治金疮。

龙骨　赤石脂　五倍子　黄丹　海螵蛸各等份

上各研，入麝香少许，共研匀掺上，如干，先以盐水洗，挹干掺之。

**桃花散**二四五　治金疮，并一切恶疮。

黄丹　软石膏煅过，等份

和研匀如桃花色。掺伤处，甚妙。

### 刀伤跌打经验方二四六

凡刀伤磕损跌仆肿痛，或出血，用葱白细切杵烂，炒热敷患处，葱冷再易，神效。一方以三七捣烂罨之，神效。

立斋曰：《医学纲目》称前方有神效，余尝以治前证，青肿不散，死肉不溃，佐以健脾胃之药，其功尤捷，此内外所以合一也。

### 损伤敷夹法二四七

凡损伤骨折者，先须整骨使正，随用川乌、草乌等份为末，以生姜汁调贴之，夹定，然后服药，无有不效。

### 罨跌闪肿痛二四八

用生姜、葱白同捣烂，和面炒热罨之。如热服而痛者，用栀子加面炒热罨之。

### 洗损伤方二四九　凡伤重者，用此淋洗，然后敷药。

荆芥　土当归　生葱切断，二方用生姜

上同煎汤，温洗。或只用葱一味煎洗亦可。

### 箭镞竹木刺方二百五十

《百一》方治竹刺在肉，以蛴螬虫研敷立效

《衍义》方治竹木刺入肉，嚼牛膝根罨之即出。

《肘后》方治箭镞入骨，以巴豆肉微炒，同蜣螂研匀涂伤处，俟痒极，拔出之。

孙真人治箭镞针刺，杵蝼蛄敷涂患处自出。

### 罨跌打夹棍伤二五一

生姜　陈酒糟各一斤

同捣烂，炒热。罨伤处。

### 治拶伤二五二

凡拶伤手指者，用皂矾二两，水四五碗，砂锅内熬滚，将手熏洗良久，即血活疼止，不致溃烂。熬水忌铜铁器。其洗手水过夜即臭恶不可闻。

### 杖疮四方 二五三

用川大黄一两，加上好冰片二分，另研，俱为末，和匀，凉水调如糊，摊杖处，即时止痛，一日后换膏药贴之。

又方：加甘草一两。

又方：摊药

大黄　白芷　生半夏 各七钱

上为末。以鲜姜汁调敷，干即再敷，以黑处血红为度，即换贴膏药，神效。

又方：

生半夏　松香 各一两

上研一处，蜜水调成膏贴之。勿令见风。如干再换一个，即愈。

### 诸骨诸物鲠 二五四

治诸骨鲠，用苎麻根杵烂丸，弹子大，将所鲠物煎汤化下。

治鱼骨鲠，用细茶、五倍子等份为末，吹入咽喉立愈。

治稻芒、糠谷鲠喉，将鹅吊上一足取涎，徐徐咽之即消。

治吞钉铁、金银铜钱等物，但多食肥羊脂及诸般肥肉等味，必随大便而下。

治吞铁或针，用饴糖半斤，浓煎艾汁调和服之。

治吞发绕喉不出者，取自己乱发烧灰，白汤调服一钱。

### 破伤风敷药 二五五　治打扑损伤伤风肿痛者。

南星　半夏　地龙 等份

上为末。用生姜、薄荷汁调搽患处。

### 豨莶酒 二五六　治破伤风外邪初入，或风入于脏者，神效。

凡头面身体因破损伤风者，顷刻发胀，迟则不救。速用豨莶草一二两，酒、水各半煎服，被盖暖卧，少顷即可消散。能饮者，纯用酒煎尤妙。

**防风汤**二五七　治破伤风表证未传入里，急服此。

防风　羌活　独活　川芎等份

上每服五钱，水煎调蜈蚣散服。方在后二六四。

**白术防风汤**二五八　治破伤风服表药过多自汗者。

白术　黄芪各一两　防风二两

上每服五七钱，水煎服。脏腑已和而自汗出者可服此药。若脏腑秘，小便赤而自汗者，急以后大芎黄汤下之。

**羌活汤**二五九　治破伤风在半里半表间，宜和解之，急服此汤，稍缓则邪入于里，不可用矣。

羌活　麻黄　菊花　川芎　防风　细辛　前胡　蔓荆子　黄芩　石膏　白茯苓　枳壳　甘草各一钱　薄荷　白芷各五分

上每服五钱，姜、水煎。日二三服。

**羌活防风汤**二百六十　治破伤风初传在表，脉浮紧。

羌活　防风　藁本　当归　芍药　甘草各四钱　地榆　细辛各二钱

上咬咀。每服五七钱，水一盏半，煎八分。热服。量紧慢加减用之。热盛，加黄连、黄芩各二钱。大便秘，加大黄二钱。自汗，加防风、白术各五分。

**大芎黄汤**二六一　治破伤风邪传于里，舌强口噤，项背反张，筋惕搐搦，痰涎壅盛，宜疏导者，急服之。

川芎　羌活　黄芩　大黄各一两

上每服五七钱，水煎服。

**《本事》玉真散**二六二　一名定风散。亦名夺命丹。治打扑金刃破伤风重者，牙关紧急，腰背反张，并蛇犬所伤。

天南星汤泡七次，如急用，以湿纸裹煨　防风等份上为末。每服二钱，温酒调服；若牙关紧急，腰背反张者，每服三钱，用童便调服。虽内有瘀血亦愈，至于昏死心腹尚温者，速进二服，亦可保全。若破伤风疮口及疯犬咬伤，须用漱口水或热童便洗净，随用生南星为末掺之，或以水调涂之，出水为妙。

**养血当归地黄汤**二六三　治破伤风气血俱虚，发热头痛，服此以养气血，祛风邪，不拘新旧并可治之。

当归酒拌　熟地各二钱　芍药　川芎　藁本　防风　白芷　北细辛各一钱

水二盅，煎一盅。食远服，甚者加酒助之。

**蜈蚣散**二六四

蜈蚣一对，炙　鳔胶三钱，煅

上为末，用防风、白术煎汤调下。

**破伤风灸法**二六五　治跌打损伤，或虫兽伤破皮肤，以致风邪入内，牙关紧急，腰背反张，或遍体麻木，甚者不知人事。急用蒜捣烂涂伤处，将艾壮于蒜上灸之，多灸为善，仍用膏药护贴，内服玉真散。如毒蛇疯犬咬伤，先刺患处去毒血，如前法治之。

**海藏愈风丹**二六六　治疬病手足麻木，眉毛脱落，遍身生疮，及癞风瘾疹，皮肤瘙痒，搔破成疮，并皆治之。

皂角一斤，锉寸许，无灰酒浸一宿，以水一碗挼成汁，去渣，用砂罐文武火熬热　苦参一斤，取末四两　乌稍蛇　白花蛇　土花蛇各一条，去肠阴干，酒浸，取净肉晒干为末

上为末，入前二味和丸，桐子大。每服六七十丸，空心煎通圣散送下，干物压之，日三服，间日浴之，汗出为度。

**二圣散**二六七　疏风和血，去疬毒。

皂角刺烧存性，为末　大黄半两

上用大黄半两煎汤调下皂刺末二钱。早服桦皮散，午以升麻汤下泻青丸，晚服二圣散。

《局方》**桦皮散**二六八　治肺壅风毒，遍身瘾疹瘙痒。

桦皮　枳壳去瓤，各四两，俱烧存性　荆芥穗一两　灸甘草半两　杏仁二两，去皮尖，用水一碗煮令减半，取出晾干为研

上共为末，瓷器收贮。每服二钱，食后温酒调服。

**升麻汤**二六九　治诸风热癫，肌肉极热，身如虫行，或唇反绽裂。

升麻三分　人参　茯神　防风　羌活　犀角镑　羚羊角镑，各一钱　肉桂五分

水二盅，姜三片，入竹沥少许，煎八分。不拘时服。或用下泻青丸。

《宝鉴》**醉仙散**二百七十　治疠风遍身麻木。

胡麻子炒　牛蒡子炒　枸杞子　蔓荆子炒，各一两　白蒺藜　苦参　天花粉　防风各半两

上为细末，每一两五钱，入轻粉二钱拌匀。每服一钱，茶清调，晨午各一服，至五七日，于牙缝中出臭涎，令人如醉，或下脓血，病根乃去，仍量人轻重虚实以用之。病重者，须先以再造散下之，候元气将复，方用此药。忌一切盐醋灸煿厚味，正可食淡粥时菜，及诸蛇肉以淡酒蒸熟食之亦可，以助药力。

**子和浮萍散**二七一　治风癣疥癞。

浮萍四钱　荆芥　川芎　麻黄去节　当归　赤芍药　甘草各二钱

水二盅，葱二茎，豆豉一撮，煎服，汗出为度。

《宝鉴》**换肌散**二七二　治疠风久不愈，或眉毛脱落，鼻梁崩坏，其效如神。

白花蛇　黑花蛇各三两，酒浸　地龙去土　当归　川芎　赤芍

药　天门冬去心　甘草　何首乌不犯铁　沙参　胡麻子炒　天麻

紫参　苦参　白蒺藜炒　细辛　白芷　蔓荆子　威灵仙　荆芥穗

菊花　木贼草　不灰木　石菖蒲　定风草即草乌茎　草乌炮，去皮脐

苍术　木鳖各一两

上各另为末，和匀。每服四五钱，食后温酒调服，加饮数杯
尤妙。

**通天再造散**二七三　治大风实热内壅，宜此攻之。

郁金半两　大黄炮　皂刺炒，各一两　白丑头本，半生半炒，六钱

上为细末。每服五钱，日未出时，面东以无灰酒调下，晚利
下黑头小虫，病轻者只利臭秽之物。忌荤腥厚味半年，犯则再作
不可救。此药服三五次即愈。

**白花蛇丸**二七四　治疠风。丹阳荆上舍得疠疾，一僧治而
愈，以数百金求方，秘不肯传，馆客袁生窥知藏衲衣领中，因醉
之而窃录焉，用者多效。

白花蛇一条，去头尾，连骨生用　乌梢蛇一条，去头尾，生用　蝉蜕
去土　防风去苗　金银花去叶　枸杞子　槐花　苦参　生地各二两
全蝎醋浸一日，去盐味　黄芩　黄连　栀子　黄柏　乌药　牛膝
川芎　牛蒡子　何首乌不犯铁　连翘　天花粉　白蒺藜　威灵仙
荆芥穗　细辛　蔓荆子　金毛狗脊　胡麻子炒，各一两　漏芦半斤，
洗净去苗取四两

上为末，米糊丸，桐子大。每服五六十丸，茶清送下，空心
午前临卧各一服。

**白花蛇膏**二七五　治诸风癞疾，遍身生疮。

白花蛇肉四两，酒浸　天麻七钱　荆芥　薄荷叶各三钱

上为细末，用好酒二升，蜜四两，以银瓷器熬成膏。每温服
一酒杯，日三次，煎饼压下，于暖处发汗效。

**防风天麻丸**二七六　治疠风癞病。此方应是仙传，一年中常

疗数人，初服药有呕吐者，不可疑，服而得愈，其效如神。

防风去芦　天麻　升麻　白附子炮　定风草　细辛去苗　川芎　人参去芦　丹参去芦　苦参　玄参去芦　紫参去芦　蔓荆子　威灵仙　穿山甲炒　何首乌另捣，各二两　蜈蚣二条

上为细末，同何首乌末拌匀；外用胡麻一斤，淘净晒干炒香熟，另研为细末，乃入前药末二两，又拌匀，炼蜜和为丸十丸。每服一丸，细嚼，温浆水送下，不拘时候，日三服。宜食淡白粥一百二十日，大忌房劳，并将息慎口。

**行药方**二七七　治疠毒。

大黄　白牵牛　槟榔各一两　甘草三两　轻粉五钱

上共为细末。每服二钱，用白蜜三匙，姜汁二匙，五更时调服。病势重者，七日行一次；稍轻者，半月一次；轻者，一月一次，或二十日一次，以三五遍为度。

**皂角散**二七八　治大风。

皂角刺烧存性，一钱　大黄一钱　轻粉五分

上为末。空心酒调服，取下恶物。服药数日，齿缝出血甚臭。

**雷丸散二百**二七九　取大风虫。

雷丸　贯众二味先另研　阿魏各二钱　麝香一分　水银　硫黄　雄黄各二钱半，用乳钵入醋少许，研令水银尽为度

上为细末。每服一钱，天明温酒送下。

**黑虎丹**二百八十　治大风诸癞恶疮，毒虫内蚀，形骸变坏。

天灵盖三两　人中白　桃仁炮，去皮尖，各二两　老皂刺烧存　穿山甲炒，各半两　轻粉二钱　麝香五分　干蛤蟆二个，去头足，烧存性

上为末，炼蜜丸，桐子大。每服三十丸，月首五更米饮连日服，取虫尽即愈。杀劳虫通用。

**苦参酒**二八一　治癞风，及疮疹疥癣最多者。

苦参五斤，切片

上以好酒三斗浸三十日。量饮一合，日服不绝，觉痹即瘥。

**硫黄酒**二八二　杀疠风诸虫。

明硫黄研极细

上用酒浸。空心饮清汁。明日添硫黄，再研入酒如前饮之。

**七珍汤**二八三　浴洗大风。

青蒿　艾叶　忍冬藤　苍耳子　桑条　槐条　柳条三条，俱捶碎用

上煎水一桶，入炒盐半斤。间日一洗浴，密室中以蕈席围之，洗出汗为妙，不过十次愈。

**乌头汤**二八四　治大风疮癞。

草乌　麻黄根　艾叶　地骨皮　朴硝各一两

上为粗末，用水一桶，椒一合，葱三十根同煎汤，入醋一盅。于密室中自用手巾围搭四肢，候汤可浴，令汗透，务使面上如珠，徐起或坐或卧，片时汗干着衣，避风五日，再浴，如此三五次，每浴后更服换肌丹等药。

**敷疠方**二八五

雄黄　硫黄　白矾　草乌　蛇床子烧存性，等份

上为末，用香油或浓蜜水调敷患处。

**《直指》洗疠方**二八六　浴洗大风疮。

苦参　荆芥　防风　白芷　羌活　独活　藁本各一两　洛阳花四两，火酒喷过一宿

上作三次，煎水。洗令出汗。

**梅花白癣**二八七

用香油二碗，入鸡蛋黄三枚熬将焦，去渣，熬油至一碗许。

外用雄黄一钱　白矾三分　花椒五分

上共为细末，入油内再熬熟，收贮候用。每用猪毛汤热洗疮

垢，搽油三五次即愈。愚按：此方于蛋焦去渣之后，入水银五钱，微火渐热之，然后再加朱砂细末二钱，并雄黄、白矾等末搅熬匀熟收用必妙。

### 腊梨疬二八八

用杏仁百枚炒为炭，入葱白、蜂蜜共捣烂。先用花椒煎汤洗净，然后用此药搽之，新旧疬疮皆可用，但勿见风方好。

疬疮二方二八九

大枫子仁　木鳖仁　蛇床子各半两　水银三钱，研散于内

上先以刀刮去疮痂，花椒汤洗净，外用麻油熬成珠，调药敷之，八日即愈。

又方：用猪骨髓和轻粉捣拦罨之，过夜即愈。

### 头面黄水肥疮二百九十　治小儿头面患疮，浓汁作痒，痂厚者名曰粘疮，当用此方，或只用矾、丹二味亦可。若作痒出水，水到即溃者，名曰黄水疮，当用后一方。

松香　枯矾　官粉　飞丹

上等份为末，麻油调敷，或加香烟垢更效，于香炉盖上刮取用之。一方：用绿豆、松香等份为末，麻油调敷极效，或内服荆防败毒散等药。又方：用益元散加枯矾少半，以麻油调敷，大妙，大妙。

### 诸癣疥顽疮二九一

油核桃　大枫子　樟脑　水银

上四色研匀擦之，此治有虫者大效。凡无虫而忽尔生疮肿痛，或湿烂者，但以柏油搽之即可愈。

### 白虎丹二九二　发则头面四肢眼目俱肿，而惟额上指尖两耳不肿及不见赤色者，方是其证。

先将马桶洗净，用沸汤倾入，盖少顷，倾出盆内浴之，数次即退。再用车前草、九里香、马蹄香、枸杞苗即雁棱菜同捣烂，

和麻油遍身自上而下擦之。大忌鸡鱼、生冷炙煿、日色火光、灯烟汤气，极须谨慎。

又方：用生香附末冷茶调服一二钱即愈。

又方：擂绿豆水，去渣，饮一二碗妙。

### 紫白癜风歌二九三

紫癜白癜一般风，附子硫黄最有功，姜汁调匀茄蒂擦，若经三度永无踪。

又歌：

紫癜白癜两般风，水银轻粉最成功，捣取生姜自然汁，只须一擦便无踪。

又方：治紫白癜汗斑等风。

雄黄　硫黄　黄丹　密陀僧　南星

上为末。先用葱擦患处，次用姜蘸药末擦之，擦后渐黑，次日再擦，黑散则愈矣。

又四神散：

雄黄　雌黄　硫黄　明矾

各等份，先浴令通身微汗，以姜蘸擦之，再以热汤淋洗，当日色淡，五日除根。

### 汗斑四方二九四

大黄二钱　枯矾　椒红各五分

上用猪脂、沙糖同捣拌，俟浴起以细麻布包擦至痛而止，数日即愈。或只用硫黄少入麻油研如糊，浴用麻布蘸擦数次即愈。

又方：

密陀僧　硫黄各三钱　轻粉二钱　雄黄一钱　人言五分

上为末，姜汁调。用茄蒂蘸擦，三日内不沐妙。

又方：

雌黄　雄黄各一钱　硫黄五分　麝半分

浴后姜蘸擦，二三日勿洗。

又方：

硫黄一两，用醋煮半日，海螵蛸三个共为末。浴后以生姜蘸擦患处，须避风少时，数度即愈。

### 漆疮方二九五

用香油调铁锈涂之。胃气实者，内服黄连解毒汤。胃气弱者，以漆毒侵犯中气致虚，多有作呕不能饮食者，宜用六君加砂仁、藿香、酒炒芍药之类。又解漆毒法见因阵二三五。

### 手足甲疽二九六

凡手足间或因修甲伤肉，或因损足成疮，溃烂上脚。用绿矾置铁板上，煅沸色赤如熔金色者为真，沸定取起研末，以盐汤洗搽。

### 坐板疮二九七　肿痛多脓者。

密陀僧　生矾　大黄

等份为极细末。敷之。

### 臁疮神效膏二九八　治臁疮脚疮。

先看疮形大小，用绵纸裁成四方块十二张，四角用小捻钉住听用。外以好香油二两，用铜勺以文武火熬之，先下花椒四十九粒，煎黑取起。次下槐枝长一寸者四十九节，煎黑又取起。再次下黄占一两，轻粉二分，枯矾一分溶清，却入前纸浸油内令透，不可令焦，取起听用。凡贴疮时，先将槐枝、葱、椒煎汤洗疮令透，拭干，乃此膏纸贴上，外面再以油单纸盖护，乃用软帛缚定，一日取下，揭去一层，复用汤药洗净，又贴之，尽十二张，无有不愈者。

### 隔纸膏二百九十九　治臁疮神效。

黄芪末五钱　轻粉　乳香　没药各一钱　银珠一钱　血竭五分　铜绿二分

上为细末，真香油调成膏，摊油纸上。再用油单纸一层，以针刺孔数十，掩膏药上贴之，一日一易其膏。

**二味隔纸膏**三百　治臁疮湿毒疮。

石膏煅　枯矾等份

上为末，用桐油调成膏，作隔纸膏贴之，更服荆防败毒散。如数剂不愈，再服黄芪人参汤。

**烂脚疮久不愈方**三百一

用米糖即胶饴也，以碗盛于饭锅内蒸化，先用花椒、荆芥、防风等药煎汤洗疮净，乃将胶饴薄摊疮上，外以软竹箸盖定，用绢缚之，数日即愈，神效。

**冻疮方**三百二

沥青末　黄蜡各一两　麻油一两

上三味溶化。搽患处。

**汤火六方**三百三

凡初被汤火所伤，速用冷灶柴草灰一二升，入盐少许，以凉水调如稀糊，尝味微咸为度，用以厚摊伤处，觉热则易之，连易数次，则火毒皆拔于灰中，必肿痛随散，结痂而愈，诚神妙方也。

又方：治溃烂肿痛者。用生桐油调人中白敷之即愈，亦妙方也。

又方：用皂矾研细，和以冷水浇伤处，其疼立止，其肿即消。

又方：用大黄、芒硝等份为末，鸡子清调贴之神效。

又方：用石膏末香油调敷即愈。

又赤石脂散　治汤火伤肉烂赤痛。

赤石脂　寒水石　大黄等份

上为末。新汲水调涂。

**汤火至圣膏**三百四　治汤火伤疮，用鸡子黄置银石器内熬油，调胡粉敷之。锦衣杨永兴厨下夜间回禄，凡睡此房已死将死者，灌以生萝卜汁，良久悉愈。凡遇此患者，以此治之，其应如响。

**汤火止痛散**三百五　止痛生肌。

大黄末微炒　当归末等份

上用麻油调搽，或干掺亦可。

**小儿丹毒**三百六

此毒多生头面四肢，色赤或肿，游走不定，甚者宜用前瓷锋砭法，使毒血遇刺皆出，更以神功散敷之，内服荆防败毒散或五福化毒丹，若使毒气入腹则不治。或愈而复发，皆因母食辛辣炙煿以致内热，宜于母药中加漏芦煎服，或令自服亦愈。

**小儿鹅口**三百七　凡小儿口内白屑满口者为鹅口疮，则不能饮乳。用发或软绢缠指蘸井水拭舌上使净。如屑不能脱，浓煮栗木汤以绵缠箸头拭洗，却用飞过黄丹搽之。

**加味太乙膏**三百八　一切疮疡并宜贴之。先用隔蒜灸，更服活命饮以收全功。

当归　生地黄　芍药　玄参　大黄各二两　加甘草四两

用麻油二斤煎，丹收。

**景岳会通膏**三百九　凡诸痈毒、痞块、风气骨节疼痛，无所不治。

大黄　木鳖仁　当归　川芎　芍药　生地　麻黄　细辛　白芷　防风　荆芥　苍术　羌活　川乌　甘草　乌药　南星　半夏　香附　官桂　苍耳　骨碎补　草乌　艾叶　皂角　枳壳　三棱　蓬术　萝卜子　水红花子　巴豆　五倍　独活　桃仁　苏木　红花　续断　连翘　栀子　苦参　槐花　皂刺　干姜　蓖麻子　透骨草晒干　穿山甲　全蝎　僵蚕　蜂房各一两　蛇蜕一大条　蜈蚣十

四根　蛤蟆三只　血余一团　独蒜四头

上五十四味，用麻油五斤，浸三日，先煎血余、蓖麻、木鳖、桃仁、巴豆、蛤蟆、独蒜，待半枯，然后入余药煎黑，去滓丹收，后下细药十味。

阿魏二两　乳香制　没药制，各一两　木香　丁香　雄黄　朱砂　血竭　儿茶各五钱　麝香不拘一二钱

上麝香、丁香、木香三味宜最后下之。以上收油法，凡熬成熟油一斤，下飞净好红丹八两；若欲微嫩，则止下七两五钱。

**神异膏**三百十　治痈疽疮毒及收口甚效，此疮疡中第一方也。

麻油二斤　黄丹十二两　黄芪　杏仁　玄参各一两　蛇蜕半两　男发如鸡子一团　蜂房子多者佳，一两

上先以黄芪、杏仁、玄参入油煎至将黑，乃入蛇蜕、蜂房、乱发，再煎至黑，去渣，徐徐下丹慢火煎收，黄丹不必拘数；但以得中为度。凡膏药用久，必至老硬，煎时预留嫩膏少许，如硬，量和之。

**清凉膏**三一一　治一切疮疡溃后宜用之。

当归二两　白芷　白及　木鳖子　黄柏　白蔹　乳香　白胶香各五钱　黄丹五两，净　麻油十二两

上用油煎前六味，以槐柳枝顺搅，油熟丹收，然后下乳香等二味。

**阿魏膏**三一二　治一切痞块，更服胡连丸。

羌活　独活　玄参　官桂　赤芍药　穿山甲　生地黄　两头尖　大黄　白芷　天麻　红花各半两　木鳖十枚，去壳　乱发一团　槐柳　桃枝各半两

上用麻油二斤四两，煎药黑去渣，入发再煎，发化仍去渣，入上好真正黄丹煎收，软硬得中，入后细药即成膏矣。

阿魏　芒硝　苏合油　乳香　没药各五钱　麝香三钱

上凡贴膏药，须先用朴硝随患处铺半指厚，以纸盖，用热熨斗熨良久，如硝耗再加熨之，二时许方贴膏药。若是肝积，加芦荟末同熨之。

**朱砂膏**三一三　治一切顽疮破疮，杖疮痈疽，发背破伤者，最妙最佳。

麻油一斤　飞母六两　水银一两　朱砂佳者一两半，飞　好黄蜡四两

先下油熬数沸，下鸡子二枚，敲开连壳投之，熬焦捞去子，退火俟油定，下水银五钱，再加微火搅熬，饭顷，即入丹渐收成膏，后下黄占再搅，候大温，下极细好朱砂一两五钱搅匀，瓷罐收贮。

**神效当归膏**三一四　治一切发背疮疡，汤火疼痛等证，去腐肉，生新肉，其效如神。凡洗拭换膏，必须预备即贴之，新肉畏风故也。如用白蜡尤好。此药生肌止痛，补血续筋，故与新肉相宜。

当归　生地黄　黄蜡各二两。白蜡当减半　麻油六两

上先将当归、地黄各一两入油煎黑去渣，又将二味各入一两煎至微焦，复去滓，乃入蜡溶化，候冷搅匀即成膏矣。用涂患处，以纸盖之，如有死肉，须用利刀剪去，则生肌尤速。

**攻坚败毒膏**三一五　亦名乾坤一气膏。专攻痞块，诸疮毒，痔漏。

当归　熟地　生地　白芍药　赤芍药　南星　半夏　三棱蓬术　木鳖　两头尖　穿山甲　巴豆仁　肉桂　五灵脂　桃仁续断　玄参　玄胡索　蓖麻子仁　白芷　羌活　独活　大黄　红花　川乌　草乌　苏木　川芎　防风　杏仁各一两

上用麻油四十两，浸诸药三日，桑柴火煎成，丹收后下

细药。

乳香<sub>制</sub>　没药<sub>制，各一两</sub>　真阿魏<sub>一两半</sub>　麝香<sub>三钱</sub>

上方于细药中加芦荟、木香各一两，蟾酥三钱，即名消痞大成膏。

### 消痞膏<sub>三一六</sub>

三棱　蓬术　穿山甲　木鳖仁　杏仁　水红花子　萝卜子
透骨草<sub>晒干</sub>　大黄<sub>各一两</sub>　独头蒜<sub>四个</sub>

上用香油一斤，入前药十味煎油成，以飞丹收之，后下细药。

真阿魏　乳香　没药<sub>各一两</sub>　麝香<sub>三钱</sub>

上先下乳、没、阿魏三味，后下麝香，搅匀待冷，倾水中浸数日，用瓷瓶收贮，勿使泄气。用时以白布或坚白纸摊贴，八九日一换。或见大便去脓血，勿以为异，亦有不去脓血而自愈者。若治泻痢，可贴脐腹。忌房事生冷。凡贴癥积痞块，先用荞麦面和作一圈，围住患处四边，其块上放皮硝二三两，盖厚纸以熨斗熨，令热气内达，然后去硝用膏药贴之。上原方用白花菜同透骨草另煎膏二两，搅入膏内收用，但白花菜惟西北方间有之，求觅不易，故余用独蒜、萝卜子代之，其功亦不减也。

### 琥珀膏<sub>三一七</sub>　治颈项瘰疬，及腋下初结小核、渐加连珠，不消不溃，或溃而脓水不绝，经久不瘥，或成漏证。

琥珀　白芷　防风　当归　木鳖子　木通<sub>各一两</sub>　丁香　桂心　朱砂　木香　松香<sub>各半两</sub>　麻油<sub>二斤</sub>

上先将琥珀等六味为末，其余药入油煎黑，滤去渣，徐入黄丹再煎，软硬得中，入前药成膏贴之。

### 贴痞琥珀膏<sub>三一八</sub>　贴癥积痞块。

大黄、朴硝各一两为末，以大蒜同捣膏贴之。

### 水红花膏<sub>三一九</sub>　贴痞块。

用水红花或子，每一碗以水三碗，用桑柴文武火熬成膏，量痞大小用纸摊贴，以无方为度，仍将膏用酒调服。忌荤腥油腻。不饮酒者，白汤下。

**火龙膏**三百二十　治风寒湿毒所袭，筋骨挛痛，及湿痰流注，经络壅痛，不能行步，并治历节风、鹤膝风，其效如神。

生姜八两，取汁　乳香为末　没药为末，各五钱　麝香一钱　真牛皮广胶二两

上先将姜汁并胶熔化，方下乳香、没药调匀，待少温下麝香即成膏矣。摊贴患处，更服五积散。如鹤膝风，须服大防风汤。

**赵府膏**三二一　专贴疼痛肿毒。

干蛤蟆三个　全蝎　僵蚕各一两　蜈蚣四条　斑蝥四十个　商陆根一两六钱　花椒一钱　童子发六分　鸡内金二个　槐枝三寸长者各四十根

细药：

儿茶　乳香　没药　血竭　龙骨　黄占　白占各五钱　麝香一钱

上用麻油二斤煎，飞丹收。

**密陀膏**三二二　此膏治臁湿诸疮、风痛等证神效。凡治疼痛，先以葱、姜擦患处，然后贴之。

先用密陀僧一二斤打碎，将童便煮之，觉其浊性去而童便气清乃可止矣。用便煮过则贴疮不痛。晾干，研极细如面候用。

用桐油不拘几斤，熬至将黑为度，每熟油一斤，用陀僧六两收之，于将成膏之顷取起，离火候稍凉，谅膏多少，入冷水数碗徐搅之，恐其泛出，俟少定，即逼去其水，再上火熬化，复入水数碗搅逼如前，或三次更妙，然后熬净其水，每油一斤，再入官粉二两熬收，其色方黑。凡熬此者，铜锅须大方可用。

**八仙红玉膏**三二三　治诸疮。

龙骨　赤石脂　儿茶　血竭　没药　乳香各一钱　轻粉五分或一钱　冰片二分

上用麻油二两，入当归五钱煎枯去滓，入龙、石、茶、竭四味，再煎一二沸，次入乳、没略煎匀后，入黄占五钱溶化，冷定入轻、冰摊贴。

**碧油膏**三二四　止痛排脓，灸后宜用之。

桃枝　柳枝　桑枝　槐枝各二两　乳香另研　血竭各五钱　黄丹四两，净

上用麻油十两煎，膏成后下乳香、血竭。

**长肉膏**三二五

人参　黄芪　当归　夜合树皮　玄参各一两　血余三两　老鼠一个

细药：

血竭　龙骨　赤石脂　白腊各五钱

上用麻油一斤煎，飞丹收。

**保养元气膏**三二六　此膏助元阳，补精髓，通血脉，镇玉池，养龟存精，百战百胜，待妇人经净之时，去膏而泄则可成孕，并治腰膝疼痛，五劳七伤，诸虚百损，半身不遂，膀胱疝气，带浊淫淋，阴痿不举，无不效者。

此邵真人进御方也。

麻油一斤四两，入甘草二两，先熬六七滚，然后下诸药。

生地黄　熟地黄俱酒洗　麦门冬　肉苁蓉酒洗　远志肉　蛇床子酒浸　菟丝子酒浸　牛膝酒洗　鹿茸　川续断　虎骨　紫稍花木鳖仁　谷精草　大附子　肉桂各五钱

上熬成，以煮过松香四两，飞丹半斤收之，次下细药。

次下：龙骨　倭硫黄　赤石脂各二钱

又次下：乳香　沉香　丁香　木香各一钱

又次下：阳起石三钱　麝香五分　蟾酥　鸦片各一钱

又次下：黄占五两

上煎成，入井中浸三四日。每用膏七八钱，红绢摊贴脐上，或腰眼间，每贴五六十日再换。

**煮松香法**三二七　凡用松香收膏药者，必用水多煮一二遍，去其涩燥之性，方可贴疮不痛。若用贴癥痞血块，则当加药如后法煮过用之方妙。

大都松香三斤　用皮硝一碗　水红花四两　大黄　当归　生地各二两　三棱　蓬术各一两

上药七味，用水一桶，先熬汁，去滓净，用煮松香，徐徐添入，以汁完为度，收用之极佳。收油之法，凡煮过松香一斤，入熬熟药油五两，即成膏矣。


# 以下通用方

**四君子汤**三二八　方在补阵一。

治疮疡脾胃虚弱，或因克伐，肿痛不散，溃敛不能，宜用此以补脾胃，诸证自愈。若误用攻毒，则七恶随至。脾胃虚弱，饮食少思，或食而难化，或欲作呕，或大伤不实。若脾胃气虚，疮口出血，吐血便血，尤宜用之，盖气能摄血故也。凡气血俱虚之证，宜于此汤但加当归，脾胃既旺，饮食自进，阴血自生。若用沉阴之剂，脾胃复伤，诸症蜂起。

**六君子汤**三二九　方在补阵五。

治脾胃虚弱，或寒凉克伐，肿痛不消或不溃敛，宜服此汤以壮营气，则诸证自愈。

**加味四君子汤**三百三十　方在补阵二。

治痔漏下血，面色萎黄，凡诸气虚脾虚不能摄血等证。

**四物汤**三三一　方在补阵八。

治疮疡血虚发热，或因失血，或因克伐，或因溃后，致晡热内热，烦躁不安，皆宜服之。盖血生于脾，脾虚不能生血者，宜用四君子加当归、酒炒白术以补脾。

**八珍汤**三三二　方在补阵十九。

治疮疡脾胃损伤，恶寒发热，烦躁作渴，或疮疡溃后气血亏损，脓水清稀，久不能愈。

**十全大补汤**三三三　方在补阵二十。

治疮疡气血虚弱，肿痛不愈，或溃疡脓清、寒热，自汗盗汗，食少体倦，发热作渴，头痛眩晕似中风状者。

**补中益气汤**三三四　方在补阵三十。

治疮疡元气亏损，恶寒发热，或因克伐，肢体倦怠，饮食少思，或不能起发消散，生肌收敛，或兼饮食劳倦，头痛身热，烦躁作渴，脉洪大弦虚，或微细软弱。

**归脾汤**三三五　方在补阵三十三。

治疮疡忧思伤脾，血虚发热，食少体倦，或脾不摄血，以致妄行吐下，或健忘怔忡，惊悸少寐，或心脾作痛，自汗盗汗，或肢体肿痛，大便不调，或妇人经候不调，晡热内热，或唇疮流注，及不能消散溃敛等证。

**独参汤**三三六　方在补阵三七。

治疮疡一切失血，或脓水出多，气血俱虚，恶寒发热，作渴烦躁。盖血生于气，故血脱者宜补气，阳生阴长之理也。用人参一两，枣十枚，姜十片，水煎徐徐服。

**人参养营汤**三三七　方在补阵二一。

治疮疡脾胃亏损，发热恶寒，血气俱虚，四体倦怠，肌肉消瘦，面色萎黄，汲汲短气，食少作渴，凡大病后最宜用此。

**五味异功散**三三八　方在补阵四。

治脾胃虚弱，饮食少思。即四君子汤加陈皮。

**生脉散**三三九　方在补阵五六。

治疮疡胃气亏损，阴火上冲，口干喘促。或肢体倦怠，肌肉消瘦，面色萎黄，汲汲短气，汗出不止，食少作渴。或脓水出多，气血俱虚，烦躁不安，睡卧不宁。或湿热大行，火土合病，脾胃虚弱，身重气短。或金为火制，绝寒水生化之源，肢体痿软，脚欹眼黑等证。

**当归补血汤**三百四十　方在补阵四五。

治疮疡脾胃虚损，或服峻剂致血气俱虚，肌热，大渴引饮，目赤面红，昼夜不息，其脉洪大而虚，重按全无，此病多得于饥饱劳役者，若误服白虎汤必死。

**黄芪六一汤**三四一　方在补阵五十。

治疮疡阴阳俱虚，盗汗不止。

**参术膏**三四二　方在补阵四十。

治疮疡中气虚弱，诸药不应，或因用药失宜，耗伤元气，虚症蜂起，但用此药补其中气，诸症自愈。

**东垣圣愈汤**三四三　方在补阵九一。

治脾胃亏损，脓水不止，或金疮出血，心烦不安，眠睡不宁，五心烦热，饮食少思。

**钱氏七味白术散**三四四　方在小儿七。

治疮疡胃气虚弱，或因克伐，或因吐泻，口干作渴，饮食少思。

**陈氏五味子汤**三四五　方在补阵五九。

治疮疡肾水枯涸，口燥咽干，喘促虚烦作渴。

**参附汤**三四六　方在补阵三十八。

治疮疡失血过多，或脓瘀大泄，或寒凉汗下，真阳脱陷，上气喘急，自汗盗汗，气短头晕等证，急服此汤以救元气，缓则不治。

**人参理中汤**三四七　方在热阵一。

治疮疡脾胃虚寒，呕吐泄泻，饮食少思，肚腹作胀或痛，或胸膈虚痞，饮食不入。

**六味丸**三四八　方在补阵百二一。

此壮水之剂。夫人之生，以肾为主，凡病皆由肾虚而致，此方乃天一生水之剂，无有不可用者。若肾虚发热作渴，小便淋秘，痰气壅盛，咳嗽吐血，头目眩晕，小便短少，眼花耳聋，咽喉燥痛，口舌疮裂。齿不坚固，腰腿痿软，五脏齐损，肝经不足等症，尤多用之，水能生木故也。若肾虚发热，自汗盗汗，便血诸血，失喑。此水泛为痰之圣药，血虚发热之神剂也。

**八味丸**三四九　方在补阵百二二。

治命门火衰，不能生土，以致脾胃虚寒，而患流注鹤膝等症，不能消溃收敛，或饮食少思，或食而不化，脐腹疼痛，夜多溲溺。

**陈氏加减八味丸**三百五十　方在古补百二三。

治肾水不足，虚火上炎，发热作渴，咽喉疼痛，口舌生疮，寝汗憔悴等证。

**还少丹**三五一　方在补阵一三七。

治足三阴经虚损，致患鹤膝风等证。又补脾肾、进饮之良剂也。

**大防风汤**三五二　方在补阵九九。

治足三阴亏损，外邪乘虚内患，鹤膝风或附骨疽肿痛，或肿而不痛，不问已溃未溃，用三五剂后，更全用调补之剂。

**十宣散**三五三　方在痘疹十四。

治疮疡脉缓涩，体倦恶寒，或脉浮紧细，用之以散风助阳也。

**薛氏四神丸**三五四　方在热阵一五二。

治疮疡脾肾虚弱，大便不实，饮食少思，或小腹作痛，或产后泄泻，肚腹作痛，不思饮食。

**五积散**三五五　方在散阵三九。

治风寒湿毒容于经络，致筋挛骨痛，或腰脚酸疼，或拘急，或身重，并皆治之。

**二陈汤**三五六　方在和阵一。

治疡痈中脘停痰，呕吐恶心，或头目不清，饮食少思等证。

**小柴胡汤**三五七　方在散阵十九。

治肝胆经风热，瘰疬结核，或肿痛色赤，或寒热往来，或日晡发热，或潮热身热，默默不欲饮食，或怒火口苦，耳聋咳嗽，皆用此药。

**小青龙汤**三五八　方在散阵八。

治肝肺受寒，咳嗽喘急，宜服此发散表邪。

**人参败毒散**三五九　方在散阵三六。

治疮疡外有表邪，焮痛寒热，或拘急头痛，脉紧有力。

**不换金正气散**三百六十　方在和阵二二。

治疮疡脾气虚弱，寒邪相搏，痰停胸膈，致发寒热。服此以正脾气，则痰气自消，寒热不作。

**加味逍遥散**三六一　方在补阵九四。

治疮疡肝脾血虚，内热发热，或遍身瘙痒，寒热，或肢体作痛，头目昏重，或怔忡颊赤，口燥咽干，或发热盗汗，食少不寐，或口舌生疮，耳内作痛，或胸乳腹胀，小便欠利。

**防风通圣散**三六二　方在攻阵十六。

治时毒热毒，便秘热燥邪实等症，若非大满大实者，不可轻用此药。

**消风散**三六三　方在散阵四七、四九。

治风热瘾疹瘙痒，及妇人血风瘙痒，或头皮肿痒，或诸风上攻，头目昏眩，项背拘急，鼻出清水，喷嚏声重，耳作蝉鸣。

**犀角散**三六四　方在痘疹六三。

治时毒痈疡热盛，烦躁多渴，赤斑等症。

**黄连解毒汤**三六五　方在寒阵一。

治疮疡焮痛，烦躁饮冷，脉洪数，或发狂言。

**普济消毒饮**三六六　方在寒阵十三。

治天行时毒，头面肿痛，或咽喉不利，若饥馑之后患此者最宜用之，仍当兼固胃气。

**栀子清肝散**三六七　方在寒阵六十。

治三焦、足少阳风热，耳内作痒生疮，或出水疼痛，或胸乳间作痛，或寒热往来。

**柴胡清肝散**三六八　方在寒阵五九。

治鬓疽及肝胆三焦风热怒火之症，或项胸作痛，或疮毒发热。

**加味龙胆泻肝汤**三六九　方在寒阵六四。

治肝经湿热，或囊痈便毒，下疳悬痈，焮肿作痛，或溃烂不愈，或睾丸悬挂，小便涩滞，或妇人阴疮痒痛，或男子阴挺，痔漏，肿痛，或出脓水。

**清心莲子饮**三百七十　方在寒阵三二。

治膀胱阴虚湿热，玉茎肿痛，或茎窍涩滞，口苦咽干，小便色赤，或白浊，夜安静而昼发热。

**黄芩清肺饮**三七一　方在寒阵三八。

治疮疡肺经阴虚火燥而小便不通。

**东垣清胃散**三七二　方在寒阵五四。

治膏粱积热，唇口肿痛，齿龈溃烂焮痛，上连头面，或恶寒发热。

**竹叶石膏汤**三七三　方在寒阵五。

治痈疽胃火盛，肿痛作渴。

**竹叶黄芪汤**三七四　方在寒阵七。

治痈疽气血虚，胃火盛而作渴。

**滋肾丸**三七五　方在寒阵一六三。

治疮疡肾经阴虚发热，作渴便赤，足热腿软等证。凡不渴而小便秘，热在下焦血分也，最宜此药。经云：无阴则阳无以化，若脾肺燥热所移，此当清其化源。

**泻青丸**三七六　方在寒阵百五一。

治肝经实热，瘰疬肿痛寒热，或胁乳作痛，大便秘结。

**大芦荟丸**三七七　方在小儿百十五。

治肝火下疳溃烂，或㿗肿作痛，或治小儿疳膨食积，口鼻生疮，牙龈蚀烂等疮，并虫蚀肛门痒痛。

**五苓散**三七八　方在和阵一八二。

治疮毒下部湿热，小便短少。

**五淋散**三七九　方在寒阵百十七。

治膀胱有热，水道不通，或溺如豆汁，或如沙石，或如膏油，或热沸便血。

**八正散**三百八十　方在寒阵百十五。

治下疳便毒，小便淋漓，脉证俱实者。

**清肺饮**三八一　方在和阵三五一。

治疮疡渴而小便不利，乃肺经有热，是绝寒水生化之源，宜用此药以清化源，其水自生而便自利。

**益元散**三八二　方在寒阵百十二。

治疮疡小水不利，内生烦热作渴。

**四顺清凉饮**三八三　方在攻阵二五。

治疮疡烦躁饮冷，㿗痛脉实，大便秘结，小便赤涩。

**玉烛散**三八四

治便痈初起，肿痛发热，大小便秘，宜用此行散之。若邪实毒甚者，宜桃仁承气汤。

**人参平肺散**三八五　　方在寒阵三七。

治火克肺金，传为疳瘘，咳嗽喘呕，痰涎壅盛，胸膈痞满，咽嗌不利。

**葶苈大枣泻肺汤**三八六　　方在和阵百四十。

治肺证胸膈胀痛，上气喘急，或身面浮肿，鼻寒声重。

**枳壳散**三八七　　方在寒阵百一。

治烦热便血。

**失笑散**三八八　　方在妇人百四。

治跌仆、产后心腹绞痛，或不知人事，或经行瘀血作痛成痫。

**槐角丸**三八九　　方在寒阵一七五。

治痔漏肿痛，便血脱肛。

**紫金锭**三百九十　　方在因阵二百二。

治痈疽诸毒。

**《良方》通关散**三九一　　方在古因九八。

搐鼻，开牙关。